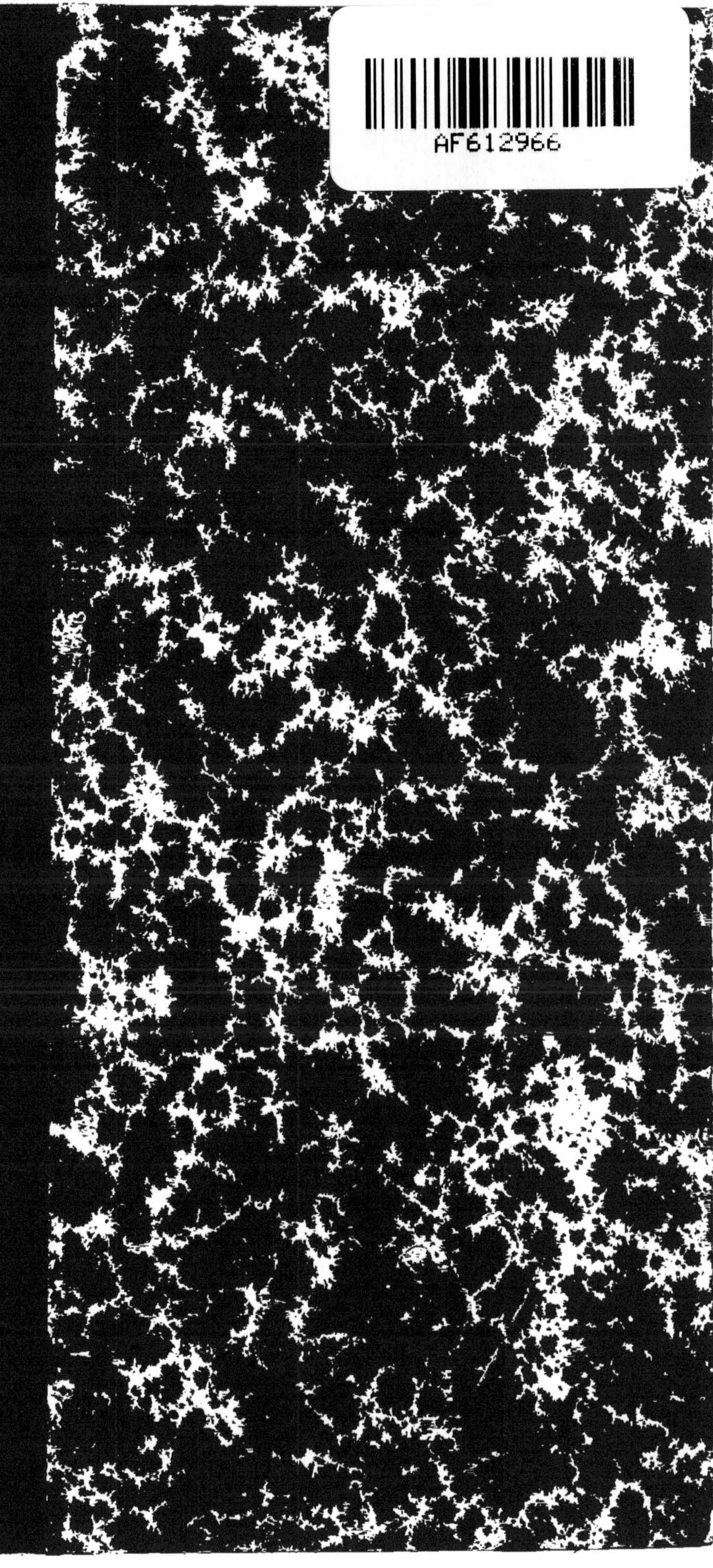

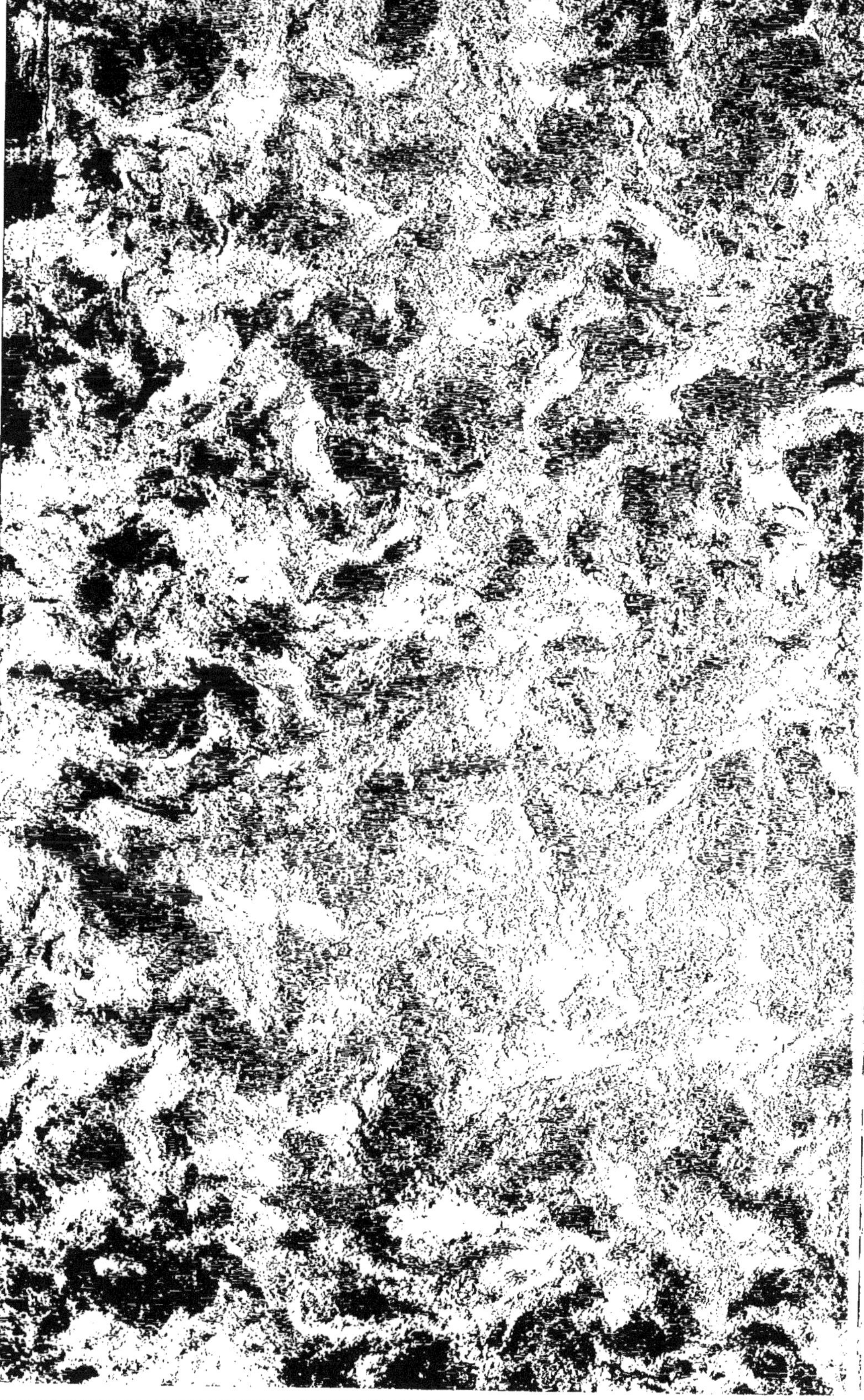

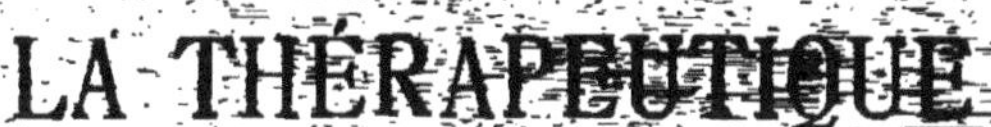

LA THÉRAPEUTIQUE

DES

VIEUX MAITRES

Par le Docteur Ch. FIESSINGER

Membre correspondant de l'Académie de Médecine

(Deuxième édition revue et augmentée)

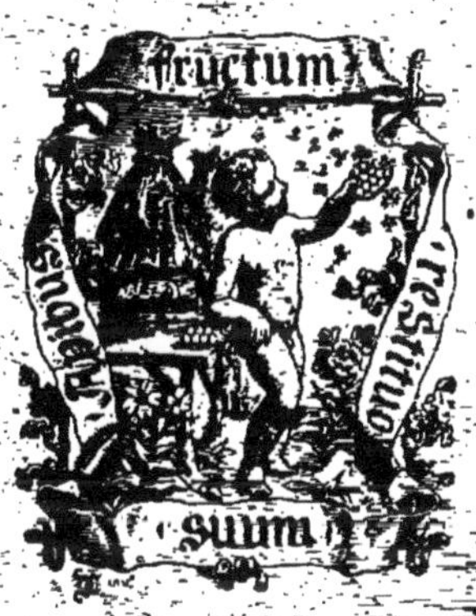

PARIS
SOCIÉTÉ D'ÉDITIONS SCIENTIFIQUES
PLACE DE L'ÉCOLE DE MÉDECINE
4, Rue Antoine-Dubois, 4

1897

LA

THÉRAPEUTIQUE DES VIEUX MAITRES

PRINCIPAUX TRAVAUX DU MÊME AUTEUR

Du rôle pathogénique des Ptomaïnes (Mémoire de 320 pages couronné par le Société de Médecine de Toulouse; prix Gaussail, 1887).

De la croissance au point de vue morbide (Mémoire de 400 pages, couronné par l'Académie de Médecine. Prix d'hygiène de l'enfance, 1889).

La grippe infectieuse in-8°, 210 pages, Ach. Doin, éditeur. Paris, 1889. Couronné par l'Académie des Sciences et l'Académie de Médecine, 1890.

Recherches sur la scarlatine, la néphrite aiguë et le rhumatisme articulaire. Ensemble de mémoires. Couronnés par l'Académie des Sciences et l'Académie de Médecine. Paris, 1893.

Recherches sur la fièvre typhoïde, la rougeole, la septicémie puerpérale, la diarrhée épidémique, la pneumonie. Ensemble de mémoires. Récompensés cinq fois par l'Académie de Médecine. (5 médailles d'or, 1891-1895).

Nombreux mémoires de clinique et thérapeutique médicales sur le cancer, le traitement des dyspepsies, l'usage des bains tièdes dans les maladies de l'enfance, l'anémie pernicieuse, la tétanie et son traitement, la pleurésie, etc., dans la Gazette Médicale de Paris, la Revue de Médecine, la Semaine Médicale, le Journal des Praticiens, la Revue Internationale de Thérapeutique, le Lyon Médical, etc.

EN PRÉPARATION :

Études de Clinique et de Thérapeutique médicales.

LA THÉRAPEUTIQUE

DES

VIEUX MAITRES

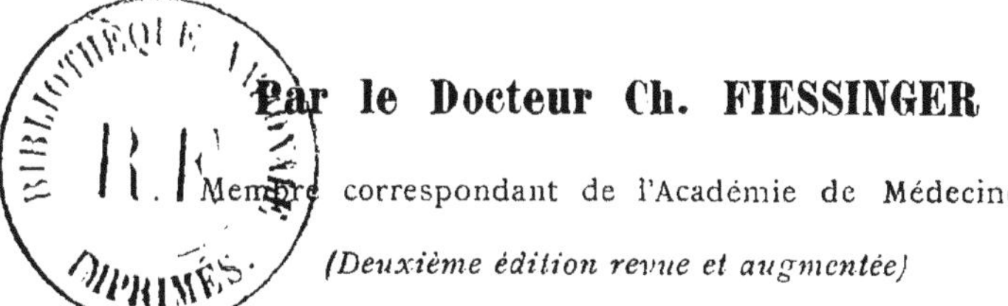

Par le Docteur Ch. FIESSINGER

Membre correspondant de l'Académie de Médecine

(Deuxième édition revue et augmentée)

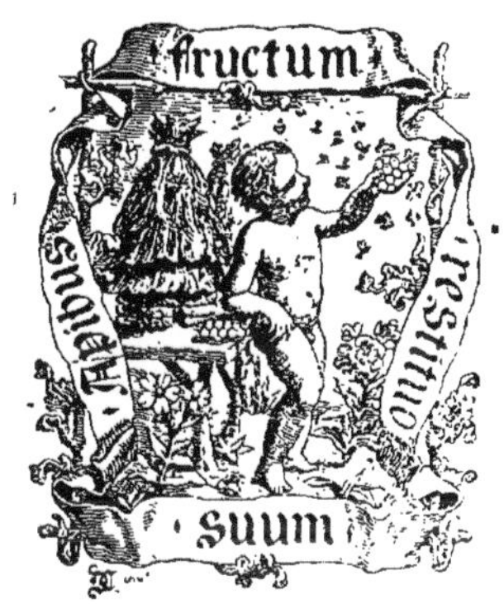

PARIS

SOCIÉTÉ D'ÉDITIONS SCIENTIFIQUES

PLACE DE L'ÉCOLE DE MÉDECINE

4, Rue Antoine-Dubois, 4

1897

A Monsieur le Docteur A. ROBIN

PROFESSEUR AGRÉGÉ A LA FACULTÉ DE MÉDECINE

MÉDECIN DE L'HÔPITAL DE LA PITIÉ

MEMBRE DE L'ACADÉMIE DE MÉDECINE

Si votre nom en tête de ce volume pouvait éclairer le corps médical sur la dette de reconnaissance que j'ai contractée envers vous, le plaisir que j'ai eu d'écrire ces pages en serait doublé.

Pendant dix-huit mois, j'ai manié les in-folio : de grand matin, avant la venue des malades, ils étaient feuilletés sur mon bureau ; le jour, ils m'accompagnaient dans mes courses, s'ouvraient sur mes genoux dans la voiture, se posaient sur les tables des gares, me délassaient en attendant l'heure du train.

Vivre dans le passé, quelle chose exquise ! Que pèsent les lourdeurs de l'heure présente à qui s'enfonce dans la lecture des vieux maîtres ? Leur foi en la science leur soufflait l'énergie au travail ; l'agitation d'une époque troublée maintenait leur esprit en haleine ; ils se sentaient vivre ; le scepticisme ne les avait pas atteints.

Et cela encore, je vous le dois : non seulement de m'avoir ouvert les horizons de la médecine, de m'avoir tant d'années soutenu amicalement par la main, mais aux jours de défaillance, de m'avoir retrempé en révélant le champ de l'histoire à mon besoin de travail.

Vous m'avez engagé à écrire la Thérapeutique des Vieux Maîtres : la voici dans ses grandes lignes.

Puisse cet essai ne pas être indigne de la protection indulgente dont vous m'avez honoré.

PRÉFACE DE LA DEUXIÈME ÉDITION

Dans cette seconde édition tout a été remanié : langue, érudition, idées. De nouvelles biographies ont été intercalées : Leonhard Fuchs, Guy Patin, Van Swieten, Laennec. Les conclusions de la première édition ont été supprimées. Elles étaient un peu chagrines, leur inspiration se ressentant de l'amertume du présent quand on le compare à la poésie du passé. De nouvelles conclusions les remplacent.

A la fin du volume figure la liste des livres que nous avons consultés.

Ainsi transformée, notre œuvre se représente au public. Il a fait à la première édition un accueil dont nous le remercions. Puisse sa sympathie rester acquise à cet essai rajeuni et complété.

La coquetterie dans l'érudition est ce que nous avons cherché. Si abandonnée est l'histoire de la médecine que pour ramener l'intérêt sur elle, nous avons tenté de retenir le lecteur par l'attrait de l'érudition animée d'aperçus philosophiques, égayée d'anecdotes.

Très sévère du reste dans le choix des documents que nous avons recueillis, puisant toujours à la source originale, nous ne nous sommes jamais permis le moindre accroc à la vérité et dans nos efforts à faire vivre l'homme dans son milieu, avons utilisé tous les éléments dont la comparaison impartiale rendît nos appréciations légitimes.

La critique nous a encouragé dans cette voie. Les

journaux scientifiques ont publié sur « La Thérapeutique des vieux Maîtres », des articles flatteurs signés par nos maîtres et nos confrères : M. le Dr Huchard, le grand clinicien dont le tour d'esprit expert à embrasser les perspectives d'un mal, débrouille les problèmes thérapeutiques avec une lucidité et un art qui font revivre Trousseau ; M. le Prof. Lépine (de Lyon), dont les encouragements tout au début de notre carrière nous ont donné l'élan au travail ; MM. Helme (de Paris) et Coriveaud (de Blaye), qui joignent l'un à la pratique habile d'une spécialité, l'autre à celle de la médecine générale, les ressources d'un talent littéraire infiniment exercé et d'une délicatesse si appréciée du public médical ; d'autres encore, MM. Deléage (de Vichy), Noir (de Paris) et aussi des inconnus, des anonymes qui vous sourient au passage et dont le salut vous va droit au cœur.

Destinée aux hommes de science, la « Thérapeutique des vieux Maîtres » a obtenu quelques entrées de faveur dans le monde littéraire. Son premier introducteur a été cet étincelant écrivain issu de la plus pure tradition française, M. Maurice Talmeyr. Grâce à sa haute recommandation, connaissance immédiate a été faite avec le grand public.

A lui, à nos maîtres, à nos confrères, à tous ceux dont la plume s'est détournée vers notre humble volume, nous adressons l'expression de notre sincère reconnaissance.

M. le Dr Dureau, le savant bibliothécaire de l'Académie de Médecine, a également droit à notre gratitude. Ses conseils nous ont été précieux et les indications qu'il a bien voulu nous fournir assurent le prix de certaines pages.

LA THÉRAPEUTIQUE PRIMITIVE

ET DES

PREMIERS MAITRES

I

Trois sortes d'influences ont, semble-t-il, présidé aux destinées de la thérapeutique lors de sa venue au monde. La femme, le prêtre, le berger ont tour à tour doté le nouveau-né des attributs qui ont fixé sa valeur parmi les hommes.

La femme a donné la fantaisie, le prêtre le mystère, le berger l'observation.

Dans nos campagnes une maladie existe : la maladie des soies. Un enfant a la diarrhée, on lui barbouille le dos de farine délayée dans l'eau; le duvet s'imprègne de ce mélange qui, desséché, se concrète en grumeaux raides. Le poil follet se dresse; on jurerait d'un piquant de hérisson. C'est la maladie des soies. Les soies irritent l'intestin, elles causent la diarrhée de l'enfant : il faut les chasser au dehors : la pâte à la farine les attire à la peau. Les soies sortent, l'enfant est guéri.

A quel siècle remonte l'invention de cette puérilité nosologique et dans quel cerveau a germé la conception qui l'édifiait ? Ce ne peut être qu'une mère de famille qui a établi un rapport de cause à effet entre ces deux coïncidences ramassées sur son enfant : une diarrhée et l'imprégnation fortuite du duvet par une préparation farineuse qui servait à la cuisine.

Et la maladie des soies s'est répandue dans les villages, en sorte qu'au début de notre pratique, nous avons été mal jugé de ne pas la connaître.

C'est que les campagnes mieux que les villes enveloppent d'une atmosphère propice les récits étranges. L'invraisemblable naît dans la solitude. La culture moindre du paysan l'expose davantage à l'envahissement par la légende.

Un si grand silence baigne la nuit des champs, l'esprit des campagnards, en dehors des occupations prévues est si peu sollicité par une distraction que, le soir venu, c'est autour du foyer la bride lâchée à l'imagination amplifiée de tout un excédent de force nerveuse que le travail physique, moindre par les jours d'hiver, n'a pas suffisamment dissipé.

Chez la femme surtout : elle peine parfois autant que l'homme, mais possède en réserve des provisions de tendresse que son entourage fermé n'absorbe pas. C'est alors un trop plein de sève qui, ne trouvant pas issue dans les sentiments affectifs, s'échappe en un bouillonnement de mots où la vérité se noie. Plus un fait est extraordinaire, plus il a chance d'être accueilli. Qu'il s'agisse d'une cure heureuse et qui passait pour désespérée, chacun d'en développer le côté fantaisiste avec cette ardeur qui prend sa source dans des énergies physiques ou de sentiment incomplètement utilisées.

Ce qu'est la femme de nos campagnes aujourd'hui, il est probable qu'elle l'a été de tout temps. Ses fonctions de reproduction n'en ont jamais fait qu'un être éminemment sensitif qui porte de la vie pour deux : pour elle et les enfants qui se développent dans son sein. Pendant les mois de grossesse, cette dose double d'influx nerveux est partagée entre la mère et le fœtus. En temps ordinaire, la femme la réserve à son entretien seul. C'est trop. Il en résulte une surexcitabilité du système nerveux, un besoin de prodiguer son excès de charge émotive en paroles, conseils, activités menues.

La femme de l'âge de pierre ne connaissait pas ça : la pléthore de l'influx nerveux ne l'incommodait pas ; elle secondait le mâle dans sa lutte âpre, le suivait à la chasse, se battait avec lui contre l'ours des cavernes. A pareil travail on bavarde peu.

Les mœurs patriarcales ramenaient plus tard la sécurité du foyer, les après-midi passés à filer la laine ; aussitôt les conversations de s'échanger, les recommandations d'assaillir qui ne les demandait pas, les recettes de jaillir des imaginations excitées. Quelles recettes? Celles qu'une coïncidence heureuse avait fait paraître efficaces, celles encore que l'obsession du flux de langue tirait tout simplement d'un cerveau fertile en chimères.

Le prêtre, lui, furetait dans les récits, retenait, comparait, condensait le résultat de ses enquêtes dans des formules de pratiques mystérieuses qu'il exaltait d'un parfum religieux. Le malade qui absorbait les remèdes proposés passait par divers sentiments : le respect pour le caractère du prêtre, la crainte de l'inconnu où ce prêtre pénétrait, l'étonnement devant l'étrangeté du rite thérapeutique, autant de facteurs émotifs qui tenaient l'attention en éveil. Or l'attention mène à la confiance : le patient espère davantage en une médication dont la complexité ou la bizarrerie arrêtent son intérêt. Un remède dépouillé des artifices qui en rehaussaient la valeur, n'eut pas produit cet effet.

Les choses simples échappent aux hommes : comme les animaux, ils n'attachent aucune importance au contenu de leur horizon coutumier. Cueillir sans pompe une herbe dans la prairie est dépourvu de prestige ; si active soit la drogue, elle sera avalée avec défiance et mince résultat.

Entre les mains des prêtres, la médecine enfermait ce double avantage : elle rehaussait la dignité sacerdotale, assurait les chances de guérison. Les dieux étaient remerciés, le malade sauvé.

Dans le temple d'Esculape à Rome, des marbres

portaient les inscriptions suivantes : « Lucius, attaqué d'une pleurésie et abandonné des hommes, consulta l'oracle qui lui ordonna de prendre des cendres sur l'autel, d'en faire une pâte avec du vin et de l'appliquer sur le côté malade, ce qu'il fit, et il fut guéri. Il en rendit publiquement grâces au Dieu de ce temple. »

« Julien, attaqué d'un crachement de sang et abandonné des hommes, consulta l'oracle qui lui ordonna de prendre sur l'autel des pigeons et d'en manger pendant trois jours avec du miel ; il le fit et fut guéri ; il en rendit grâces au Dieu du temple devant tout le peuple. »

Suggestion, diront nos contemporains. Soit ; quand même est-ce là de la bonne thérapeutique puisqu'elle remue le système nerveux au point de ramener la vie dans les organes menacés. Telle une source d'eau vive que l'ébranlement de l'arbre fait sourdre entre les racines desséchées.

La suggestion pendant des siècles a constitué le grand remède, et ce n'est que peu à peu que l'observation l'a allégée de sa charge de guérisseur unique.

Le rôle des bergers commençait, exercé parallèlement il est vrai, à celui des prêtres. Méditatifs et immobiles, ils gardaient les troupeaux, avaient appris les plantes que préféraient leurs bêtes indisposées, celles qui purgeaient et rendaient le poil luisant. Rentrés chez eux, ils essayaient sur les hommes les simples qui avaient réussi aux bêtes. Mélampe, le médecin grec le plus ancien, était berger ; les chèvres lui avaient enseigné l'usage de l'ellébore ; les filles du roi avaient des vapeurs ; il les guérit en les purgeant avec cette racine.

II

Avant Hippocrate, les pratiques thérapeutiques essentielles étaient vulgarisées : on saignait, on purgeait, on recommandait la diète. Le Maître de la médecine n'ajouta pas de remèdes à la liste de ceux qu'on employait avant lui. Bien qu'il trouvât la matière médicale des Cnidiens un peu maigre dans les trois médicaments auxquels ils se bornaient, le lait, le serum lactis et le suc épaissi de concombre sauvage, lui-même ne se montra jamais prodigue de drogues. Ses purgatifs consistaient en drastiques : ellébore blanc, extrait d'ésule, versé goutte à goutte sur des figues sèches, racine de thapsie, racine de turbith, suc et racine de scammonée, feuilles de garou, graines de daphne laureola, fleurs et semences de carthame. Dans la foule des préparations végétales, à peine quelques agents minéraux : l'alun, des sels de cuivre ou de plomb. Cette pénurie n'inquiétait nullement le Maître. La nature elle-même se chargeait de guérir les malades et il ne faut pas troubler ses opérations par l'administration de remèdes énergiques : épier ses indications. évacuer les humeurs par les voies qu'elle suit naturellement, coucher les fiévreux, leur administrer des boissons délayantes préparées avec le gruau et acidulées par l'oxymel, baigner souvent les malades dans l'eau tiède, au cours de la péripneumonie, donner jusqu'à deux bains par jour ; car le bain calme la douleur, hâte la coction des crachats, facilite la respiration, active la diurèse ; en toutes circonstances aider la nature, éviter de la contrarier et le médecin aura dignement rempli sa tâche.

En chirurgie, Hippocrate appliqua les bandages, attribuait à la chaleur une grande efficacité pour la guérison des plaies, admettait les avantages de la suppuration dans les plaies contuses. Il faisait pratiquer l'extension et la contre extension dans les fractures : des attelles médiocrement serrées maintenaient le membre brisé. Des machines compliquées servaient à réduire les luxations des grandes articulations, deux instruments, la tryphine et notre trépan ordinaire lui permettaient d'affronter la trépanation du crâne.

Entre Hippocrate et Galien, pendant les six cents ans qui les séparent, surgissent quelques grands noms, mais leur œuvre incomplète ou perdue ne nous apparaît qu'à travers les appréciations ou compilations des commentateurs. Les disciples d'Hippocrate mirent une enseigne sur leur pratique. Elle s'appela dogmatisme et se flattait d'allier l'observation au raisonnement. L'étiquette était belle et la prétention noble. Il suffit que celle-ci ait été justifiée par les efforts qu'elle suscitait.

Cent ans après Hippocrate, Dioclès, né dans l'île d'Eubée, est cité avec éloges par Pline et Galien. Quelques points de sa thérapeutique sont originaux : il faisait avaler une balle de plomb aux malades atteints d'iléus, traitait les hémoptysies par un breuvage où la colle forte cuite dans l'eau était mêlée avec de la farine et une infusion de feuilles de ronces.

Vers le même temps Praxagore de Cos combattait la passion iliaque au moyen d'injections d'air par l'anus : il pratiquait la laparotomie, incisait le ventre, ouvrait l'intestin, évacuait les matières, terminait par la suture des parois. L'anatomie s'ébauchait, elle, à Alexandrie. Erasistrate et Herophile disséquaient, au dire de Celse, des prisonniers vivants.

Sautons deux siècles et nous trouvons la grande figure d'Asclépiade, qui préféra traiter les pauvres de Rome plutôt que de se rendre à la cour de Mithridate : les présents du grand roi ne troublèrent pas son cœur. Le premier il semble avoir pratiqué la trachéotomie. Il saignait dans la pleurésie, l'épilepsie, les maladies convulsives, défendait de saigner les fiévreux, jugeait l'opération inutile dans la péripneumonie qui n'était pas accompagnée de douleurs comme la pleurésie. Un grand nombre de ses pratiques nous ont été transmises par Celse. Plus active, la thérapeutique d'Asclépiade se fie moins que celle d'Hippocrate à la force curative de la nature. Une méditation sur la mort, cette thérapeutique-là. Du moins ainsi la qualifie Asclépiade.

Dans Arétée de Cappadoce se révèle un autre médecin de génie. Il vivait à la fin du premier siècle. C'est à lui qu'on doit le vésicatoire cantharidé. L'invention de la thériaque est contemporaine d'Arétée : ce médicament, appelé chef-d'œuvre de l'empirisme par Bordeu, avait été composé par Andromaque, médecin de Néron.

Quelques noms encore : Thémison, disciple d'Asclépiade, qui fut le parrain d'une doctrine : le méthodisme et de deux médicaments : le sirop diacode et les sangsues; Soranus, dont nous retrouverons la doctrine dans Cælius Aurélianus, et nous voici en face de Galien.

Entre temps pullulaient des industriels peu scrupuleux. Ils s'imposaient par des tas de remèdes, écrasaient le malade sous leurs médications charlatanesques, décoraient leur mauvaise foi d'un nom : l'empirisme. Plus d'observations ni d'études, se fier à son étoile et en avant les drogues. Quand une école n'exige de ses adeptes que beaucoup de chance dans la carrière et peu de travail, elle devient, cette école-là, tout de suite prospère. Sérapion, son fondateur, eut beaucoup de disciples. Après la glorification du hasard vint celle de la dialectique; c'est Galien qui la célébra.

Le grand maître de la médecine du moyen-âge raisonna là où Hippocrate n'avait fait que constater. Des subtilités d'argumentation fleurirent l'aridité du fait nu. La médecine devint affaire de rhétorique. Mais sous une forme différente, le fond resta le même. Galien faisait reposer sa pratique sur deux principes déjà familiers à Hippocrate : guérir une maladie par son contraire, aider la nature par des procédés analogues à ses manifestations.

Après Galien, l'inertie commence : les compilateurs, Alexandre de Tralles, Aëtius, Paul d'Egine, donnent l'illusion d'un effort suprême avant que le champ d'activité soit déplacé. Le christianisme s'impose : d'abord les martyrs, puis la théologie. Les médecins de l'âme détiennent la faveur publique; des médecins du corps on s'occupe peu. C'est tout au plus au commencement du moyen-âge s'ils étaient acceptés comme émules des baigneurs.

Nos études de thérapeutique ne s'arrêtent pas à cette période de honte scientifique : vis-à-vis Celse et Cælius Aurelianus, nous jetons un pont de dix siècles, et les thérapeutiques d'Avicenne et de l'École de Salerne nous conduisent immédiatement à la Renaissance.

III

Le lecteur de ce volume s'étonnera peut-être de la valeur inégale des auteurs qui se succèdent à travers ses pages.

Loin de toute bibliothèque, nous limitions forcément nos études au hasard des trouvailles de librairie. Ce n'est pas là un inconvénient eu égard au plan que nous nous étions proposé. Nous n'avons pas eu l'intention d'écrire une histoire de la thérapeutique, mais d'en faire valoir les fluctuations essentielles en les rattachant à certaines figures, les unes de premier ordre, les autres d'envergure moindre. Il est tel masque pittoresque qu'il eût été dommage de ne pas mettre en lumière. Dans une œuvre de longue haleine peut-être n'est-il pas mauvais que la sévérité des pages soit de temps à autre éclairée d'un sourire. Nous espérons que le lecteur pensera comme nous.

LA THÉRAPEUTIQUE DE CELSE

Ier Siècle

I

Dans la Rome des Césars pratiquaient deux classes de médecins : sans diplôme les uns et les autres, ils ne se distinguaient au regard du public que par un détail de comptabilité : médecins bénévoles, ils offraient leurs soins gratuits ; médecins de profession, ils réclamaient des honoraires. Les clients assaillaient la porte des premiers et accordaient leur confiance aux seconds. Ou du moins cela devait-il se passer ainsi ! Acheté, l'espoir en la guérison est plus solidement acquis ; fourni à titre gracieux, il se dissipe très vite. Cet inconvénient, on le voit, était de réparation aisée aux Romains. La bonne parole médicale ne s'échappait pas contre remboursement ; loisible à chacun de courir s'y désaltérer. La soif de remèdes était apaisée et cela ne coûtait rien.

Celse rentrait dans la catégorie des médecins qui respectent la bourse de leurs clients ; ses biographes le font descendre de la famille Cornélia, une des plus riches de Rome. N'ayant pas besoin de la médecine pour vivre, il était très occupé. Son ouvrage « de Re medica » constitue un modèle de manuel où sont exposées, en langue remarquable et formant un ensemble de huit livres, la pathologie générale, la séméiotique, la matière médicale, la pathologie interne et la chirurgie. Empruntés en partie aux doctrines d'Hippocrate et d'Asclépiade, à la pratique des chirurgiens Triphon et Mégès, les préceptes qu'adopte Celse n'en indiquent pas moins à mainte page un praticien qui a observé par lui, et coule en un moule original les leçons qu'il a reçues des maîtres. Il vivait dans le siècle d'Auguste, sans qu'on connaisse au juste la date de sa naissance et de sa mort. A la vérité la biographie importe peu quand l'œuvre reste et celle-ci nous emplit d'admiration. Ce sentiment est doublé par un de ces étonnements qui vont à l'extraordinaire et à l'incompréhensible, lorsque nous apprenons que ce livre si fouillé sur la médecine, ne représente qu'un fragment d'une vaste encyclopédie où tour à tour tenaient leur place : l'agriculture, la rhétorique, le droit, la philosophie et l'art militaire. Quel prodigieux entassement de connaissances et quelle perte pour le monde moderne! Car seul le Traité de médecine nous est parvenu, les autres parties de l'œuvre ayant été égarées on ne sait où ni quand.

Être enthousiasmé par un manuel, l'impression n'est point banale ; et cependant, tous ceux qui ont lu Celse, l'ont ressentie. Dans la préface de l'édition que nous possédons et qui est dédiée à Guy Patin, Celse est placé au-dessus de Galien. Plus de fleurs dans celui-ci, nous annonce le commentateur, plus de fruits dans celui-là. L'océan de l'un nous apporte moins de renseignements sur l'art de guérir que le ruisseau de l'autre. L'éloge est formulé en beau langage et nous ne trouvons rien à y contredire, rhétorique en moins.

Aussi bien Boerhaave avait déjà observé que bien des découvertes modernes n'étaient que des réminiscences de Celse, et cette remarque n'a pas cessé d'être juste. Ainsi le procédé de la ligature dans la fistule à l'anus. Celse usait d'un fil de lin, Desault et Foubert d'un fil de plomb et les Anglais modernes d'un fil de caoutchouc. Telle encore l'opération de la taille latérale. Perfectionnée par Foubert et Thomas, le mérite de la description première revient à Celse. Les modernes s'imaginent avoir posé les premiers le diagnostic différentiel entre l'hystérie et l'épilepsie. Le médecin latin les a très irrévérencieusement précédés. Dire après cela que Celse n'était qu'un simple dilettante et que son volume a été écrit pour les gens du monde ne semble guère fondé.

On n'entre pas dans de tels détails quand on s'adresse au profane; d'autre part un dilettante en médecine ne se permet pas d'opinion personnelle, il raconte, ne se produit pas. Celse intervient à plusieurs reprises, discute, conclut, affirme. Que les compilateurs des premiers siècles Aëtius, Oribase, Paul d'Égine aient dédaigné la manière concise de Celse, eux qui n'estimaient un ouvrage que par la quantité des pages, on le comprend assez. De même Galien : à côté de ses in-folio, le Manuel de Celse ne comptait pas. A quoi bon parler de ce petit auteur qui a si peu écrit? Et nul ne s'en inquiète, ni Galien ni les compilateurs. N'empêche que Celse a été imprimé avant eux tous, la première édition du Manuel ayant paru à Florence en 1478. Cet empressement de l'éditeur, que veut-il dire? Après Avicenne, Celse est le premier auteur médical qui ait été à l'impression. A l'endroit d'un amateur sans conséquence, un tel honneur serait au moins excessif. Nous en concluerons donc que Celse était médecin : ses connaissances encyclopédiques du reste en témoigneraient presque à elles seules, bien qu'on ait cherché à les faire servir à l'argument contraire : à savoir que s'occuper de tant de choses atteste qu'on n'exerce le métier correspondant à aucune. Or tous les vieux médecins étaient encyclopédistes, à commencer par Galien et personne n'a jamais songé à lui contester le titre de médecin sous prétexte qu'il avait écrit deux cent cinquante traités sur la philosophie, l'histoire, la grammaire, la rhétorique, les sciences. De toute cette discussion se dégage malheureusement l'impression que rien n'est plus flottant que la précision en histoire : une fois qu'on commence à argumenter les preuves abondent à quelque fin qu'on les destine. Le pour et le contre sont soutenus à grand renfort de citations. L'historien est enchanté, mais le lecteur étouffe un bâillement, ce que d'avoir provoqué, nous lui demandons pardon.

II

A près de vingt siècles de distance, les remèdes spécifiques abondent si peu en thérapeutique qu'il ne faut pas s'étonner de l'ignorance de Celse. Il n'en connaissait pas un. Des mesures hygiéniques minutieuses compensent dans la mesure de leur puissance cette lacune que nous n'avons pas la prétention d'avoir comblée.

En l'absence de quinquina, Celse soumettait ses paludiques à un régime rationnel qui visait à la fois l'expulsion de la matière morbifique et la réparation du système nerveux épuisé.

Dans la fièvre quotidienne, il ordonnait la diète pendant trois jours. Si l'accès se reproduisait, il attendait sa disparition pour prescrire des bains tièdes et du vin à l'intérieur.

La fièvre tierce était traitée par des vomitifs et des purgatifs. Le malade buvait du vin le troisième, cinquième, septième jour; des promenades, des frictions sur les membres étaient conseillées dans les jours d'apyrexie. On gardait au contraire le repos au jour attendu de l'accès.

Contre la fièvre quarte, on utilisait les mêmes moyens; en plus, le malade buvait après l'accès une grande quantité d'eau chaude.

Le traitement des fièvres pestilentielles n'a guère varié depuis l'époque où Celse préconisait de l'eau en abondance, les bains tièdes et le vin pur. Des feuilles de vigne trempées dans l'eau froide étaient posées sur l'estomac du patient, la toux constituant une contre-indication à ce procédé hydrothérapique.

On saignait, si les forces le permettaient; en cas d'affaiblissement ou de fièvre peu forte, on se contentait de l'administration d'un vomitif.

La reprise de l'alimentation était l'objet d'une sollicitude attentive : le premier jour quelques aliments très légers; observer la susceptibilité du malade; si la fièvre se reproduit, retour à la diète.

Dans l'asthme, la thérapeutique se ressent un peu de la confusion qui englobait sous cette dénomination des états morbides divers : à côté de recommandations utiles, des remèdes étranges. Les malades étaient soulagés par la saignée, les laxatifs, le lait de chèvre à jeun, les cataplasmes chauds autour du thorax. Ils buvaient des infusions d'hysope ou de racine de caprier. L'électuaire suivant leur était recommandé : on choisit du nitre, du cresson, de l'ail grillé qu'on broie et associe à du miel ; d'autre part, on fait cuire un mélange de miel, galbanum et térébenthine. Du tout, avaler journellement un petit bol de la grosseur d'une fève. Étaient également indiqués les diurétiques, certaines pratiques d'hygiène, telles que promenades et frictions. Le foie de renard broyé, desséché et réduit en poudre, son poumon rôti étaient adjuvants de la médication.

Le traitement des crachements de sang s'inspire de la cause qui le provoque : s'il vient de la gencive, on mâchera du pourpier, on se gargarisera de vin pur et de vinaigre. Des ventouses à l'occiput viendront à bout des hémorrhagies plus rebelles : une femme en retard de ses règles verra le flux de sang buccal arrêté par l'application de ventouses scarifiées aux aines. Ici, se place un détail qui prouvera quel recul avait subi la chirurgie au moyen-âge. En plein seizième siècle, Amatus Lusitanus dut apprendre à scarifier aux chirurgiens de Ferrare. Familière à Celse, cette petite opération était ignorée quinze cents ans plus tard.

Aux hémorrhagies de la gorge ou des organes profonds, notre auteur opposait d'autres remèdes : la saignée, l'absorption de vinaigre ou d'encens, ce dernier associé au suc de plantain ou de poireau. En outre, des liens constricteurs étaient posés autour des chevilles, des aines, des avant-bras. des bras. La tête haute était couverte de compresses d'eau froide ; le malade restait soumis au repos absolu et à l'abstinence de vin ou de tout aliment irritant.

Si paralysé que fût l'effort par l'insuffisance de la matière médicale, on s'aperçoit que le but était quand même assez heureusement atteint. Mais avec quels succès plus éclatants en chirurgie, un fait suffit à l'établir. Avant Albucasis, avant Ambroise Paré, Celse opérait la ligature des vaisseaux. « Après la castration, dit le médecin latin, veines et artères doivent être liées. »

L'oubli de ce précepte a encore été plus préjudiciable aux blessés que la désuétude où était tombée l'application des ventouses scarifiées. D'autres méthodes chirurgicales abandonnées pour cause de barbarie inutile : dans l'ozène, nez fendu jusqu'aux os, fosse nasale largement ouverte, cautérisée au fer rouge, puis narines recousues ; dans la blépharite chronique, neuf grandes incisions sur les téguments du crâne, cautérisation de l'os au fer rouge, plaies bourrées de charpie : toutes ces méthodes, dont le temps a fait justice, ne laissent pas moins déplorer la perte, avec elles, d'interventions précieuses dont la chirurgie moderne s'est enorgueillie, nous l'avons dit, comme d'autant d'acquisitions neuves : citons, dans cette catégorie, les autoplasties par glissement, la ligature en masse des tumeurs hémorrhoïdales, du staphylome, de l'exomphale, l'incision par la méthode sous-cutanée des calculs arrêtés dans l'urèthre, le prépuce d'abord tiré avec force et, dans sa rétraction en arrière, venant recouvrir la plaie uréthrale, le broiement de la cataracte, l'usage des gouttières dans les fractures des os.

Il était difficile d'ajouter beaucoup à telle richesse de documents. Seule, la révolution de l'antisepsie a permis d'édifier en monument puissamment agrandi cet art chirurgical dont les fondations étaient solidement établies dès le siècle d'Auguste.

III

Comparée à la médecine latine, la médecine du moyen-âge doit son infériorité à des conditions multiples : l'anarchie politique, la foi religieuse, les livres perdus des auteurs anciens. La tradition d'Hippocrate n'a commencé à revivre qu'au seizième siècle. Avant cette époque, les malades imploraient plus volontiers l'assistance de Dieu que de l'homme de l'art, et de celui-ci, les gouvernements ne se souciaient guère.

Charlemagne avait bien ordonné d'adjoindre la médecine aux connaissances enseignées dans les écoles des couvents. Mais combien médiocre, cet enseignement ! Celse était connu de quelques moines médecins du moyen-âge ; seulement, sa pratique n'était guère suivie et c'était plutôt celle de Cælius Aurélianus qu'adoptaient ceux qui estimaient un peu trop clairsemées les guérisons par miracles. Prier, c'était bien, mais il n'était pas interdit d'aider l'action de la prière par l'efficacité d'un remède.

Avec les bénédictins de Salerne, apparaissait une tentative suivie en faveur de la restauration de l'hégémonie scientifique, et bientôt après, les universités de Montpellier et Paris ouvraient leurs portes. L'unité de la nation reconstituée permettait de faire face aux besoins de l'instruction ; sur la féodalité chancelante, s'installait le souci de satisfaire la curiosité des intelligences. Un esprit plus mûr se répandait sur les peuples moins jeunes; à travers l'exaltation de la foi, la dépense en aventures guerrières de l'énergie physique, voici venir la méditation calme, la recherche désintéressée de la science, le triomphe progressif de la pensée. Circonscrite dans le domaine intellectuel, la lutte s'affinait de toute la brutalité en moins qu'elle avait déposée sur les champs de bataille; n'était la crainte exagérée que l'Église avait de la discussion libre, combien, dégagée des entraves de la scholastique, cette lutte fût-elle devenue immédiatement plus féconde pour la science et plus glorieuse à tous! La renaissance médicale du seizième siècle eût sans doute été reculée sans le coup de tonnerre de la Réforme, qui signifiait aux esprits qu'ils étaient aptes à comprendre par eux-mêmes. L'imprimerie naissante fortifiait, en la diffusant dans les masses, cette conscience que chacun ressentait de sa force. Des commentaires étaient publiés sur les éditions des auteurs anciens. L'imprimerie donnait le livre, la Réforme l'esprit critique. A la raison qui réclamait sa pâtée, la foi était tenue de concéder une place à ses côtés dans les préoccupations des hommes. On priait toujours, mais on pensait un peu, et si peu que cela fût, la résurrection de l'intelligence ne s'imposait pas moins.

LA THÉRAPEUTIQUE

DE

CÆLIUS AURÉLIANUS

IIe Siècle

I

« Dans la péripneumonie, Dioclès soutient que les veines du poumon sont atteintes, Erasistrate opine pour les artères, Praxagore accuse les parties du poumon accolées à l'épine dorsale, Hérophile s'en prend à l'ensemble du poumon, Asclépiade restreint la lésion aux bronches, Apollonius l'étend à la fois aux artères et aux veines, Soranus estime que tout le corps est malade, mais le poumon avec plus de véhémence que le reste. »

Cette citation suffit. Elle démontre l'étoffe de compilateur que possédait Cælius Aurélianus. Nous sommes renseignés sur la pratique de chacun, particulièrement sur celle de Soranus, dont notre homme a traduit les œuvres en latin. Dans ce traité sur les maladies aiguës et chroniques qui est son bagage parvenu à la postérité, Aurélianus renonce à toute opinion personnelle. Il est prudent. C'est toujours un voisin qui parle; l'auteur répète sans commentaires; à peine de temps à autre une variante peu compromettante. Quand tant d'hommes éminents interviennent dans la discussion, on ne se risque pas à contrecarrer leurs jugements. C'est un acte sacrilège que de mettre en doute les enseignements des maîtres.

Très précieux un pareil ouvrage ! S'il fait peu d'honneur à l'intelligence de celui qui l'a écrit, en revanche, il nous initie à des écoles curieuses. Tout le système du méthodisme y est exposé. Élaboré par Thémison, ce système parmi ses défenseurs recruta Soranus, l'auteur traduit par Aurélianus et dont celui-ci rapporte la doctrine fidèle :

Une double faculté distingue les solides chez les êtres vivants : l'aptitude à se contracter ou à se relâcher. L'état de santé parfaite résulte de l'équilibre entre ces deux modes d'activité. Dans la maladie, l'équilibre est rompu : il y a excès dans la contraction ou le relâchement. L'excès de contraction amène la dureté, la raideur, la sécheresse des tissus, la diminution ou la suppression des évacuations ; à l'excès de relâchement appartiennent les phénomènes inverses, mollesse des chairs, évacuations abondantes. Parfois les deux sortes de symptômes sont associés, la maladie est mixte, le relâchement domine à une place, tandis que la contraction est maîtresse ailleurs.

L'inflammation et les modalités qu'elle affecte sont du ressort de la contraction. Le domaine du relâchement englobe le choléra et les hémorragies. Sur le terrain des maladies mixtes se rencontrent la pneumonie, la phtisie, la pleurésie.

Des antiphlogistiques, dérivatifs, révulsifs conviennent aux maladies par contraction. Le relâchement est combattu par les frictions, astringents, vins, toniques. Rien que de très clair jusque-là. La confusion commence avec la discussion du cadre qui recevra telle entité morbide plus complexe. Ainsi l'hydropisie, à quel genre l'incorporer? S'agit-il d'une maladie dure ou molle? Dure affirment les uns, molle ripostent les autres. Et dans les camps adverses la conviction préconçue sert de base à l'argumentation.

On s'aperçoit que déjà du temps des méthodistes, la clinique manifestait son impertinence au point de se prêter très malaisément aux déformations que lui infligeaient les classifications des gens doctes. Les maladies mixtes témoignaient, il est vrai, d'une certaine élasticité dans la disposition des cases nosologiques ; elles emboîtaient, ces cases, ce qui ne pouvait pénétrer ailleurs, ce qui, tout en ne dépendant ni de la contraction ni du relâchement en particulier, participait à la fois de l'une et de l'autre. Pareille manière d'opérer comportait un avantage considérable pour la thérapeutique : on se livrait à un examen plus sérieux des fonctions compromises de façon à être renseigné sur la place respective que ces dérangements fonctionnels méritaient sur la scène morbide. Entre deux symptômes, l'un qui accusait la contraction et l'autre le relâchement, il était indispensable de discerner auquel appartenait le premier rôle, où se dissimulait la cause, et quel était l'effet, et par quelles voies sympathiques les troubles reconnus réagissaient l'un sur l'autre. C'est ainsi qu'ont été découvertes les relations entre l'estomac et le cerveau ; la mélancolie fut considérée comme consécutive à des troubles digestifs : gastrite alimentaire, gastrite médicamenteuse, qui apparaissent toutes deux très nettes sous la dénomination dont on les qualifie, d'irritation par des aliments âcres ou par des drogues absorbées après le repas. Par le même procédé d'investigation, les troubles de nutrition ont été signalés dans l'étiologie de la goutte, celle-ci devenant la conséquence d'écarts fonctionnels de l'estomac. Inutile d'insister sur les conseils judicieux d'hygiène thérapeutique qui découlaient de semblables vues doctrinales. Partis de leur principe erroné de contraction et de relâchement, les méthodistes entrevoyaient des vérités que leur révélait une observation rendue plus aiguë par l'obligation où ils se trouvaient d'adapter, le moins maladroitement possible, la maladie à la formule qui en spécifiait la nature.

En mathématiques, prendre une erreur comme base de raisonnement ne mène qu'à une déduction d'erreurs. La biologie est moins intransigeante : peu lui importe parfois la rectitude de l'élan initial. Il lui suffit que l'élan soit donné. Le voile de l'illusion s'écarte au vent et par intervalles sont aperçus des horizons réels, dans l'envolée vers l'inconnu.

II

Interprète de Soranus et de l'école méthodiste, Cælius Aurélianus se montre thérapeute réservé : peu de formules empiriques, beaucoup d'hygiène. La péripneumonie, dont le début de cette étude a révélé le luxe pathogénique, était justiciable de prescriptions où les conditions de chaleur et de lumière dans la chambre du malade devenaient essentielles. Réchauffé par des frictions avec des étoffes douces, le patient se voyait le thorax entouré de laine. Tenu à la diète, il buvait de l'eau chaude; les jours suivants lui étaient autorisées les tisanes d'orge et de riz, les décoctions de sénégré ou d'amandes pilées avec du miel. Saignées et ventouses scarifiées étaient ordonnées, à moins d'affaiblissement trop marqué. Le thorax frictionné avec du cérat et de l'huile de troène était finalement entouré d'un emplâtre de diachylon. Dans la convalescence intervenait l'usage tonique du vin. Quant aux empiriques, leurs panacées soi-disant infaillibles contre cette maladie se composaient d'infusions de toutes sortes : rue, menthe, origan, thym, aurone, gentiane, glaïeul, mouron rouge.

Attribuée à des troubles digestifs, la mélancolie était soumise à une alimentation légère d'où était banni le vin. Des ventouses, des cataplasmes de dattes et de coings étaient appliqués au creux épigastrique. La saignée et les purgations d'ellébore étaient interdites : abstention salutaire qui évitait l'affaiblissement du malade et l'irritation stomacale par lesquels eussent été aggravés les accidents nerveux.

Dans la goutte était recommandée une alimentation végétale, les asperges si possible. L'ordonnance stipulait la suppression du vin et envoyait le goutteux à une station d'eaux minérales naturelles : Albula ou Cotilia, en Italie. Grâce à ce traitement, le retour des crises articulaires était retardé, sinon reculé à jamais.

Un savant chapitre est rédigé contre la phtiriase. Les poux acquéraient une importance de grand premier rôle, car ils provoquaient la calvitie grâce à la sortie de la bile par les pores du cuir chevelu : les poux naissent en effet de la bile, chacun sait ça ; ensuite ces parasites, sans doute familiers à la clientèle de Cælius Aurélianus, constituaient un signe indéniable des maladies de vessie ou des tumeurs de la rate. A tels méfaits s'imposait une thérapeutique vengeresse !

Non seulement la chevelure rasée enlevait aux poux leur habitacle ; mais ceux qui s'obstinaient sur les téguments dénudés étaient poursuivis par des frictions d'eau marine ou de vinaigre ; on les écrasait sous des oignons broyés avec du nitre et de l'huile d'olives ; et des pulvérisations de soufre, de nitre et d'encens asphyxiaient les derniers récalcitrants. Les poux, symptôme capital en pathologie ! De quel jour rêveur cette constatation éclaire les dessous de la civilisation romaine !

III

Sans doute, ce n'est pas seulement le chapitre sur la phtiriase qui faisait recommander par Cassiodore, l'étude de Cælius Aurélianus aux moines du moyen-âge. Ceux-ci s'empressèrent de suivre le conseil donné pour d'autres raisons encore; ils prisaient dans l'auteur prescrit ce qu'ils étaient habitués à vénérer par-dessus tout : l'autorité. Un défilé si copieux de noms appuyait la constatation du moindre fait; tant d'affirmations se prétendaient dépositaires de la vérité. On ne se trompe pas avec un tel ensemble : partagé à l'unanimité, un avis s'impose sans discussion, surtout quand il parvient à des oreilles disciplinées sous le joug de l'Église. Les moines crurent en Cælius Aurélianus un peu moins qu'en Dieu, quand même assez pour déclarer inattaquables les arguments que le médecin latin entassait avec conviction.

Toute la première moitié du moyen-âge, avant le règne de Galien et des Arabes, fut soumise à une double thérapeutique : celle des miracles et celle de Cælius Aurélianus. Quelques couvents lisaient Celse; mais la sobriété plus scientifique, l'originalité plus accusée de celui-ci tombaient dans des cerveaux peu aptes à saisir ces qualités. A une époque où la tradition faisait accepter sa tyrannie sans soulever une protestation, l'homme qui cherchait n'était pas compris. Celse apparaissait comme trop personnel ; Cælius qui s'effaçait bien davantage devait forcément recueillir les sympathies de lecteurs qui pas plus que lui n'étaient émus par le besoin d'ajouter une pierre à l'édifice où ils se trouvaient à l'aise. Terrorisé par la crainte de l'hérésie, le moyen-âge n'exaltait guère les initiatives; en ce qui concerne la science, il se contenta du bagage transmis. Solide et vérifié lui sembla-t-il dans Cælius Aurélianus; il l'adopta. C'est ainsi que non absorbé par l'obsession de la recherche scientifique, il put se consacrer à l'aise aux discussions scholastiques qui passionnaient les esprits; cela, du moins, pour les gens intelligents. Le peuple, lui, construisait les cathédrales. Empiler des pierres satisfaisait mieux son besoin d'activité.

LA THÉRAPEUTIQUE D'AVICENNE

980-1037

I

Une idée est une graine d'étrange sorte. Elle flotte dans l'air; un cerveau la happe au passage; il se l'approprie, la caresse, la développe, la transforme en produit de culture. Et voici l'extraordinaire de cette végétation : une graine unique, toujours semblable à elle-même, germe en floraisons des plus disparates; chaque cerveau où elle pénètre lui fournit occasion à épanouissement distinct. Elle ressemble à un gland d'où jailliraient non pas seulement des chênes, mais une pépinière illimitée de baliveaux inattendus.

Sait-on jamais quelles seront les conséquences d'une idée? Le premier qui l'a émise serait fort étonné des déformations qui la rendent méconnaissable par la suite. C'est que la variété des cerveaux qui se l'assimilent la marquent de leur empreinte spéciale; autant de tendances familières à ces cerveaux, autant d'empreintes qui ne se répètent pas. Il en résulte sur l'idée primitive une façon de greffe liée à la manière de sentir individuelle, et cette greffe seule poussera en rejetons nouveaux, l'idée primitive qui l'avait nourrie se flétrissant peu à peu.

Les idées d'Hippocrate étaient familières à Galien et aux Arabes; mais quelles métamorphoses à passer par ces intelligences si peu en harmonie avec celle du maître! Galien, porté aux débauches de raisonnement, broda une couronne de dialectique autour de l'observation calme d'Hippocrate : un style rococo sur la pureté de la ligne grecque. Les Arabes, mystiques, peu accessibles à l'intérêt du fait terre à terre, se laissèrent emporter au courant de leur imagination : des remèdes étranges, malpropres, compliqués, inefficaces, débouchèrent en torrent de leur pharmacopée, inondèrent la matière médicale d'Hippocrate, ravagèrent la netteté des indications thérapeutiques posées avant eux.

Galien rhéteur, les Arabes aussi abondants que lui et perdus plus haut dans le domaine de la chimère, comment n'eussent-ils pas, l'un et les autres, plané en dieux sur le moyen-âge grisé de scholastique et passionné d'agenouillements? Dès qu'ils furent connus, ce fut une ferveur délirante. Du douzième au seizième siècle, les ovations prosternées allèrent aux maîtres qui répondaient si heureusement à l'esprit de l'époque.

Le premier acte de Paracelse fut de brûler les œuvres de Galien et d'Avicenne. C'était à son cours d'ouverture dans l'Université de Bâle. On voit d'ici le scandale. L'indignation des contemporains n'eut toutefois pas complètement tort. Pour Galien, surtout, si grands fussent ses défauts, ils étaient dépassés par ses qualités ; de la brume, certes, mais du soleil au-dessus d'elle. Paracelse, lui, s'impatienta de la brume.

D'autre part, plus d'une analogie rapprochait Paracelse d'Avicenne : même vie agitée, amour partagé des voyages et des boissons alcooliques. Avicenne étudia à Bagdad, devint médecin des califes, puis vizir, fut jeté en prison, s'échappa, se réfugia chez un apothicaire, fut découvert, incarcéré une seconde fois, s'évada sous la robe d'un moine. Il finit à cinquante-huit ans, buveur d'eau-de-vie et mangeur d'opium avec le mithridate.

II

L'originalité qu'Avicenne répandait sur ses habitudes ne se révélait pas avec la même fougue dans ses œuvres. On rencontre de ces hommes : leur trop plein d'énergie nerveuse se dissipe tout entier en satisfactions musculaires ou émotions sensorielles. Il reste peu de chose pour alimenter la création intellectuelle. Cette manière de sentir est propre à la jeunesse.

Avicenne la conserva jusqu'à la fin de ses jours, impulsif de conduite comme un étudiant, aussi incapable que lui de réaliser une idée générale. La marque de l'âge se manifestait chez lui non dans la largeur des conceptions, mais seulement dans l'ordre qu'il apportait à ses écrits.

Son Canon constitue une compilation où était savamment catalogué le labeur des médecins grecs et arabes. C'est cette tenue correcte que ne déparait pas le pli d'une pensée originale qui avait eu le don d'allumer les fureurs de Paracelse.

Que dire de sa physiologie sinon qu'elle était en retard sur celle de Galien? Nous voyons reparaître la vieille hypothèse d'Aristote sur les trois ventricules du cœur : il n'y en a que deux, avait dit depuis longtemps le médecin de Pergame.

En pathologie, des vues enfantines déparent d'ordinaire les données justes : si la scarlatine est décrite entre la rougeole et la variole, si trois espèces de pleurésies sont ingénieusement mentionnées, celles de la plèvre, des muscles intercostaux et du médiastin, en revanche nous subissons la nomenclature de quinze sortes de douleurs, l'histoire de substances aériennes hypothétiques dont l'altération provoque la mélancolie, la relation de désordres cérébraux entraînés par les quatre éléments, le froid, l'humide, le chaud, le sec. Des maladies étranges étaient dues aux mœurs du milieu, tel l'écoulement des matières fécales pendant l'acte vénérien. Un sphincter anal singulièrement affaibli que celui des Arabes !

La thérapeutique d'Avicenne n'est pas supérieure à sa pathologie : il vante comme dépuratifs l'or, l'argent, les pierres précieuses. L'habitude de dorer ou d'argenter les pilules date de là. Les punaises deviennent le remède de la fièvre quarte et de l'hystérie ; les mélancoliques sont bercés dans une balançoire. Pratiquée au début de la maladie dans les veines les plus éloignées, la saignée ouvre plus tard les veines les plus voisines du foyer morbide; les hémorrhoïdes qui évacuent le mauvais sang seront traitées par la saignée de la veine saphène ou de la face postérieure du talon ; on soignera en même temps le foie et la rate malades; ce sont leurs lésions qui engendrent le mauvais sang, cause des hémorrhoïdes. Inutile d'ajouter que cette opinion n'est pas d'Avicenne : elle est empruntée à la médecine grecque. Parfois cependant un conseil utile est détaché entre les recommandations bizarres : le castoreum, l'asafœtida, les huiles chaudes sont opposés au tétanos ; le sucre et le lait sont prescrits aux phtisiques. Ailleurs, une pratique sagace s'allie à l'entrée en scène d'un précepte dangereux : la dysenterie est traitée par les myrobalans (fruits astringents et légèrement purgatifs de la famille des combrétacées), la rhubarbe, la gomme adragante : d'autre part, on ne craignait pas d'adjoindre à cette médication inoffensive l'ordonnance de lavements d'or piment. Dans toute l'antiquité, ces lavements avaient déjà été employés contre les vers intestinaux et dans la maladie cœliaque.

Ce qu'Avicenne dit de bien (variole, lèpre, spina-ventosa, etc.), il le doit en général à Rhazès et aux Grecs. Le mauvais est communément sa propriété exclusive : ainsi quand il déconseille d'opérer les hernies étranglées. Les quelques observations justes qu'il formule en chirurgie sont inspirées par Paul d'Égine (paracentèse, atrésie et corps étrangers du conduit auditif, polypes des fosses nasales, etc.). Une constatation intéressante au point de vue historique est néanmoins relevée au sujet de la cataracte : Avicenne a vu des chirurgiens en pratiquer l'extraction ; mais l'opération est périlleuse, se hâte-t-il d'ajouter.

Les quelques acquisitions sérieuses dont les Arabes ont enrichi la matière médicale ne sont pas l'œuvre d'Avicenne. Il n'a inventé, ni la casse, ni le séné, ni la manne, ni le tamarin. Les juleps, loochs, électuaires, appartiennent à ses prédécesseurs ; comme eux, il faisait usage des bédéguards riches en tannin, des clous de girofle, des baumes, du musc, du camphre. Le sublimé, qui est un produit arabe, était proscrit par Avicenne à l'intérieur ; il ne l'autorisait qu'en applications externes.

Quant aux bézoards, ces amas de concrétions intestinales, biliaires, urinaires, nous pardonnons à Avicenne de ne pas les avoir introduits le premier dans la thérapeutique. On les portait comme amulettes ; on leur accordait des vertus toniques, antiputrides, antispasmodiques. Ils ont fait les délices du moyen-âge ; nos malades modernes s'en passent volontiers.

Ils n'accompagnent pas davantage de leurs regrets la perte de quelques manœuvres thérapeutiques que leurs pères déjà n'appréciaient pas avec ivresse.

Un calife était hydropique : ses médecins le plongent dans un four allumé. Ils lui avaient promis cinquante ans de vie ; il fut rôti. Dans les plaies du ventre, de grosses fourmis faisaient office de suture : leur morsure agglutinait les parois. Pauvres malades : avec son culte des Arabes, le moyen âge ne leur a pas été tendre.

III

Du jour où ils adoptèrent l'architecture byzantine, les Arabes lui firent subir une série de transformations qui décèlent le goût qu'ils avaient pour les raffinements d'ornementation. Leurs arcs se chargèrent de guipures plus fouillées; les enlacements des dessins se contournèrent en lacis plus inextricables. Entre une mosquée du VIIIe siècle et un monument du XIVe, la différence éclate à l'œil le moins exercé. La médecine, au contraire, resta stationnaire ou plutôt elle périclita dès la première heure sous le poids des arabesques dont elle était écrasée.

Un grand médecin émerge toutefois de la phalange fantaisiste des écrivains arabes. Rhazès professait à Bagdad un siècle avant Avicenne; il s'était inspiré des préceptes d'Hippocrate, écrivit un traité sur la variole dont il favorisait l'éruption par des bains de vapeur. C'était un observateur comme Sydenham, avec un esprit synthétique peut-être mieux organisé : sans médire des lectures, il recommandait d'aiguiser l'expérience à la recherche originale, d'adapter avec circonspection les vérités reconnues aux cas particuliers.

A l'extrémité opposée de l'empire arabe, un chirurgien peut être considéré comme l'émule de Rhazès. Albucasis vivait à Cordoue vers la fin du XIe siècle. Il s'élève contre l'ignorance des chirurgiens qui ouvrent de grands vaisseaux sans se douter de leur existence. Quatre procédés lui sont familiers pour arrêter les hémorrhagies artérielles : la cautérisation, la division complète du vaisseau, la ligature, l'application des styptiques.

Après Albucasis, voici encore Avenzoar puis Averrhoès, et c'est fini des noms marquants de la médecine arabe. Audacieuse au possible, l'opinion d'Averrhoès sur les religions : la religion chrétienne est impossible à cause du mystère de l'Eucharistie; la religion juive est digne d'un enfant par la naïveté de ses observances légales; la religion mahométane ne satisfait que les sens; elle convient aux pourceaux. Cela était dit au XIIe siècle. On comprend que la lecture d'Averrhoès fut mal vue des esprits orthodoxes; plusieurs conciles l'interdirent aux chrétiens.

LA THÉRAPEUTIQUE

DE

L'ÉCOLE DE SALERNE

XIIe Siècle

I

La foi ardente du moyen-âge n'avait que faire des médecins. Les reliques des martyrs opéraient des miracles et cela valait mieux qu'une guérison boiteuse par drogues. Tout entière entre les mains des moines, la thérapeutique plus que des aphorismes d'Hippocrate recevait son mot d'ordre des inspirations d'en haut. Affaire d'intuition, la science! L'abbesse Hildegarde écrivait une matière médicale que lui avaient révélée ses prières.

Elles tenaient tant de place, les femmes à cette époque! Cloîtres ou cours d'amour étaient peuplés de saintes ou châtelaines qui attiraient à elles un peu de la vénération dont jouissait le culte de la Vierge. Un parfum de mysticisme flottait dans l'air. Les imaginations s'exaltaient à le respirer et nul ne s'étonnait qu'une maladie s'accommodât avec plus de succès d'une oraison fervente de Saint-Bernard que d'une ordonnance froidement formulée d'après des indications terre à terre.

Et puis, avec la conviction d'un monde meilleur, si

peu effrayante apparaissait la mort ! Tant de milliers d'hommes tombaient en Terre Sainte sous les coups des Infidèles qu'aux individus restés dans leurs foyers, aux femmes, mères de ceux qui étaient partis, c'était douce chose que de faire sacrifice d'une vie moins héroïque que celle des croisés, mais qui sait ? peut-être quand même agréable à Dieu. Une sorte de fatalisme devenait la conséquence de l'enthousiasme religieux. Devait-on guérir ou abandonner sa misérable enveloppe terrestre ? Passivement on acceptait son sort, comme il était écrit.

C'est alors qu'une lumière commença de poindre, si faible que ses premiers rayons échappent à l'histoire. Elle venait d'Italie et était tenue par des bénédictins. Des écoles que ceux-ci avaient fondées, Mont Cassin et Salerne, sortaient, peu à peu répandus par l'Europe qui les avait oubliés, les préceptes des médecins grecs et arabes. Dès le XIe siècle, aux méthodes superstitieuses de traitement, les moines de Salerne avaient substitué des pratiques plus raisonnées.

Gariopontus et Cophon sont les premiers médecins de cette école dont les œuvres nous soient parvenues. Tout à fait psychologique, la thérapeutique du second. Pauvres et riches étaient traités d'une manière différentes : les patriciens délicats étaient purgés avec de la rhubarbe finement pulvérisée ; aux autres, paysans redoutant la dépense, convenait une macération de myrobalans. Cela provoquait copieusement des selles économiques. Avantage très apprécié des gens du peuple, qui n'estiment en toute chose que la quantité et le bon marché.

L'histoire de la médecine nous lègue encore d'autres noms de praticiens exerçant à Salerne aux XIe et XIIe siècles. C'est Trotula, une femme médecin qui écrivait un traité sur les maladies de son sexe. Nous y relevons ce traitement de l'obésité : bains de sable par un soleil ardent. On sue et l'on maigrit. C'est Platearius qui connaissait des poudres qui arrêtaient la chute des cheveux et des onguents d'odeur suave pour adoucir la peau ; c'est Salernus auquel nous devons une médication originale contre les contusions graves : l'ensevelissement dans du fumier jusqu'à la bouche.

Les recettes d'une efficacité aussi reconnue abondent dans la thérapeutique de Salerne. Bernard le Provincial ordonnait aux ménages stériles de manger des excréments d'âne frits dans la poêle. Repas que l'espoir d'un héritier prochain faisait consciencieusement partager entre mari et femme. Ce remède offrait un autre avantage : il dispensait de courir à la pharmacie. Quels voleurs ces apothicaires ! Ils mélangeaient le musc avec du sang de bouc, et dans tout Salerne pas moyen de se procurer de bonne thériaque.

Archimathaeus, lui, était un médecin judicieux. Il assurait la guérison au patient et la mort à l'entourage. Ainsi pas d'erreur possible : guérison ou issue fatale, l'une et l'autre étaient prévues. C'est aussi ce même Archimathaeus qui composait, sur des observations personnelles, une véritable clinique, où se révèle, dit Daremberg, un praticien exercé, un bon observateur et un thérapeute hardi qui ne craignait pas d'employer les fumigations arsenicales dans le catarrhe chronique.

Tant d'audace constituait l'exception. Peu courageux en général les médecins de Salerne. Le pauvre Musandinus purgeait ses clients sans les en avertir, tellement il redoutait qu'une complication survenant ne fût attribuée à la purgation intempestivement prescrite.

II

Vers le milieu du XIIe siècle apparut le poème didactique « Schola Salernitana » où l'hygiène, la physiologie, la pathologie, la matière médicale et la thérapeutique de l'École étaient consignées en vers de si mesquine allure qu'on peut, sans défi à l'histoire, les attribuer à une collaboration anonyme, l'impersonnalité d'une œuvre lui créant un titre évident à la médiocrité. Peut-être, comme le suppose Daremberg, cette médecine versifiée a-t-elle été composée pendant une sorte de cycle poétique s'étendant du XIIe au XVe siècle. Chacun, dans cet intervalle, y est allé de son petit tribut : l'esprit facétieux a apporté les détails gaulois, l'homme grave a inséré des sentences, le praticien a fait connaître les médications familières. La réunion du tout est arrivée à former un livre naïf qui, scientifiquement, ne vaut pas grand'chose, mais n'en comporte pas moins son importance par les causes qu'il trahit de la grandeur et de la décadence d'une École.

L'hygiène de Salerne n'aspire pas aux hautes spéculations d'une science fermée au profane. Ne pas se baigner après les repas, ne pas manger sans avoir faim, peu boire, ajouter de l'eau à son vin, le supprimer tout à fait en cas de douleurs à l'estomac, maintenir la mesure en toutes choses; plaisirs, sommeil, table, travail, autant de conseils dont ne s'alarmera pas l'esprit le plus rebelle aux innovations téméraires.

A la thérapeutique générale, sont annexées quantité de restrictions qui compliquent les traitements et cela moins au bénéfice du patient qu'à l'honneur du médecin dont les recommandations revêtent, de ce fait, une forme plus autorisée : ainsi les mois de septembre, avril et mai sont les plus favorables à la saignée; seulement, attention! — chacun de ces mois enferme un jour contraire. De par l'époque lunaire, défense expresse de saigner le 1er mai, le 30 avril, et le 30 septembre. Autre prescription essentielle! Ne jamais négliger de ne saigner au printemps que le côté droit et dans l'automne et l'hiver, que le côté gauche.

Le médecin digne de ce nom se pourvoiera de plus de savantes formules dont la composition défie toute critique! Telle, contre les blessures, la macération vineuse d'un mélange de sureau, consoude, athanasie, absinthe et choux : à filtrer et à boire par cuillerées dont le nombre est limité, à certaines heures du jour formellement spécifiées.

Un os a-t-il été avalé de travers? La tête d'une anguille vivante introduite dans la bouche en pratiquera l'extraction. Les douleurs calculeuses seront calmées par de grands bains, l'absorption de sang de bouc et de cinq glands de chêne avalés le matin; on guérit le torticolis en tapant du pied sur un sou jeté à terre.

A peine si, de temps à autre, nous découvrons une médication qui ne doit pas seulement son utilité au coup de fouet dirigé sur l'imagination du patient : ainsi les décoctions d'écorce de chêne contre la diarrhée, l'usage du lait salé aux phtisiques, de préférence le lait de chèvre et si possible le lait d'ânesse; la symphyséotomie conseillée dans les rétrécissements du bassin. Les incisions sont interdites dans l'anthrax et les aliments épicés font tort aux laryngites.

Il est en revanche tout un côté de la pratique professionnelle que la perspicacité des maîtres de Salerne avait singulièrement approfondie : la conduite du malade vis-à-vis du médecin. Elle n'est guère changée depuis le XIIe siècle, l'allure du client qui promet un monde pour sa guérison, et, la santé revenue, oublie de régler ses honoraires. La tactique à Salerne était de ne pas faire attendre la note. Souffrance, argent comptant, l'une était calmée en échange de l'autre. Marché accepté du malade et dont, remis sur pied, celui-ci eût bien vite oublié les conditions!

A la vérité, et c'est peut-être un peu son excuse, l'ingratitude du client trouve sa raison d'être dans une infirmité déplorablement répandue parmi les hommes : la faiblesse de la mémoire affective. Rien ne se perd aussi vite que le souvenir de la douleur, et, avec lui, par une association d'idées naturelle, le souvenir de la personne qui avait charge de soulager cette douleur. Au médecin de se résigner à cette constatation. S'il lui est donné de modifier parfois la maladie, il ne changera jamais rien au fond commun de malpropreté dont sont pétris les caractères divers des hommes.

III

Hygiène convenable, thérapeutique parfois rationnelle, souvent fantaisiste, appliquées l'une et l'autre par des praticiens qui ne jugeaient que par les yeux des maîtres grecs, latins et arabes, ces qualités et ces défauts expliquent l'éclat de l'Ecole de Salerne et son ensevelissement dans l'oubli.

A une époque où l'hygiène était proscrite, les médecins de Salerne l'avaient réhabilitée. Ils traduisaient les Arabes qui étaient inconnus et rappelaient les noms d'Hippocrate et de Galien. A un monde qui ne lisait plus, c'était beaucoup. L'élan était donné. Seulement une impulsion ne dure qu'à condition de se renouveler et ce n'est pas l'appui du voisin qui permet de progresser. Il faut marcher par soi. Les médecins de Salerne ne l'ont pas osé. La voie était ouverte aux initiatives. Ils se contentèrent de donner libre carrière à une imagination non réfrénée par le souci d'observer. A pareil abus, on n'avance guère. S'égarer était forcé.

Avec cela que les médecins de Salerne se montraient très fiers de leur réputation et que rien ne nuit à l'homme de science, autant qu'une célébrité trop facile. La renommée paralyse l'effort; on vit sur elle, oubliant que n'est exalté que qui paie de sa personne, constamment et sans relâche.

Tant que Salerne apprit quelque chose au monde scientifique, celui-ci lui fit crédit. Une fois la certitude acquise que cette École ne se nourrissait que de propositions, interprétations et arguments déjà servis, la défection s'opéra.

Dès le XIVe siècle, les étudiants émigrèrent à Bologne, Montpellier, Paris, centres universitaires plus jeunes, fournis de livres, plus agréables de séjour et jouissant, comme les deux derniers, de privilèges que leur conféraient les rois de France.

Salerne végéta tristement, sur le deuil de sa splendeur passée. Un décret de 1811 la fit descendre au rang d'institut préparatoire. une sorte d'école secondaire de médecine. Réduite à un rôle effacé dans cette même Italie, où si longtemps elle avait tenu le premier rang, elle nous enseigne, cette Salerne si abandonnée, combien grand est le danger du culte trop fidèle à la tradition. Sans doute il ne s'agit pas d'errer à l'aventure; mais s'immobiliser dans l'adoration du Maître ne convient qu'aux religions où la discussion est interdite, non à une science, comme la médecine, toute en mouvement et en transformations.

LA THÉRAPEUTIQUE

DE

JÉRÔME FRACASTOR

1483-1553

I

Être célèbre et manquer de courage a été la destinée de Fracastor. Son poème sur la syphilis lui a valu les applaudissements des médecins et des lettrés, et ce poème, il l'avait composé pendant un exil qui était une fuite. « Une grave pestilence régnait en ville, » l'auteur s'était créé des loisirs en se retirant à la campagne. En face du péril, nulle hésitation de sa part ; les exigences du devoir professionnel, il nous en fait l'aveu ingénu, avaient été sacrifiées à l'instinct de conservation.

Car c'était un instinctif comme tous les hommes supérieurs, ce Fracastor, dont fut tuée d'un coup de foudre la mère qui le portait dans ses bras. L'activité de son esprit se déploya avec ardeur sur les connaissances les plus diverses : Belles lettres, musique, mathématiques, philosophie, médecine. Il mettait à apprendre la même décision fougueuse qui, plus tard, l'emportait au galop de son cheval, loin des pestiférés. C'était une âme candide, content ses biographes.

Sous le vernis de l'éducation très soignée qu'il avait reçue, fomentaient des désirs qui éclataient en volonté impérieuse. Pas de compression à ses goûts innés de travail, Fracastor n'entendait pas cela. Il menait toutefois une vie très simple, son originalité étant réservée à sa manière de penser, non à ses façons d'agir. L'instruction qu'il acquérait, il l'assimilait en formules tirées de son propre fond et qui étonnaient les maîtres. Que de vues perçantes émises par notre auteur sur la contagion et les maladies contagieuses !

Sa réputation devint si grande que, de passage à Gênes, Charles-Quint s'arrêta pour le considérer. Honneur insigne ! car la foule était nombreuse et le soleil brûlait.

Ce fut aussi pendant les fortes chaleurs d'une des années suivantes — le 6 août 1553 — que Fracastor mourut d'une attaque d'apoplexie. Il avait soixante-dix ans.

II

Fracastor a nettement spécifié les divers modes de contagion. Ils sont au nombre de trois : 1° contagions infectant par le contact seul ; 2° contagions infectant par le contact et laissant un foyer qui par lui-même peut répandre la contagion (psore, phtisie, éléphantiasis). « J'appelle foyer, écrit Fracastor (trad. Meunier) les vêtements, les boiseries et autres objets analogues qui, sains par eux-mêmes, sont cependant aptes à conserver les germes de la contagion et à devenir par eux-mêmes causes d'infection. » 3° Dans la troisième classe des contagions rentrent celles qui infectent non seulement par le contact et l'intermédiaire d'un foyer, mais encore à distance (fièvres pestilentes, phtisie, ophtalmies, variole et autres affections semblables).

« Les germes des contagions sont des infiniment petits qui ne tombent pas sous nos sens, qui naissent dans notre corps ou y sont apportés du dehors et vont reproduire une maladie absolument semblable chez un autre. » (Trad. Meunier). Il faut lire ces pages ou la microbiologie était pressentie plus de trois siècles avant Pasteur. La comparaison que notre auteur établit entre la maladie infectieuse et le changement du vin en vinaigre, — bien que le mot de fermentation ne soit pas prononcé, — assimile en pleine Renaissance les microbes aux ferments. Avec les moyens d'investigation dont disposait la science à cette époque, il n'était pas possible de dominer en vision plus lumineuse une vérité encore noyée dans les brouillards.

Tuer ou chasser les germes, c'est en quoi consiste le traitement. Quand ces germes sont extérieurs, comme dans un charbon, on les détruit par les caustiques (vert d'airain, sulfate de cuivre, vitriol, onguent égyptiac, etc.).

Le soufre, le galbanum, l'opoponax conviendront au bubon de la peste, et l'abcès ouvert, on le pansera avec les abstersifs qui ont le plus grand pouvoir desséchant : térébenthine, résine de mélèze, myrrhe, encens. Substances antiseptiques que toutes ces résines. Assurément leur usage relève d'une pratique chirurgicale supérieure à celle des chirurgiens des deux premiers tiers de notre siècle. Ceux-ci ne pourront jamais se vanter de leur culte au cataplasme et au cérat, ces deux monstres maladroitement issus des doctrines de Broussais.

Lorsque le corps est infecté par le dedans, il faut évacuer les germes à l'aide des purgatifs, sudorifiques, diurétiques et émissions sanguines (sangsues et phlébotomie). Détruire les germes dans le sang n'est pas aisé. Fracastor n'a pas confiance en l'antisepsie interne : parmi les substances antipathiques aux germes, il se contente de ranger l'émeraude. la thériaque, l'élixir de Mithridate et d'autres corps que révèlera peut-être la science de l'avenir.

Sont d'action plus assurée, dans l'état de la thérapeutique du XVIe siècle, les médicaments plus modestes de prétentions : contre la rougeole, les décoctions de figues grasses et sauvages, de fenouil, de carvi, de persil qui fluidifient la matière et ouvrent les pores de la peau. Les fièvres pestilentes se trouveront mal de la saignée et des purgatifs, si les germes sont déjà diffusés dans l'organisme : ce n'est que tout au début de la maladie qu'ils rendront des services.

Le bois de gaïac et la racine de squine seront prescrits avec avantage : ils excitent la sueur et résistent à la putréfaction. Toutes les décoctions produiront effet : la suivante est très efficace : Aigremoine, chicorée, de chaque cinq têtes, cuscute, capillaire, scordium, dictame de Crète, de chaque une poignée, tormentille et bistorte, de chaque cinq onces : bois d'aloès, casse, squine, jonc odorant, gomme de chaque deux drachmes, racine de canne trois drachmes : faites infuser toute une journée dans dix litres d'eau pure pour une décoction et vous ferez prendre le matin cinq onces de cette décoction filtrée avec une once de sirop de citron. Dans une fièvre ardente, on permettra encore l'eau froide mélangée avec du sirop acide ou du jus de citron.

Le traitement de la phtisie contagieuse — en vérité c'est une honte pour nos pères d'avoir si peu tenu compte des enseignements de la vieille clinique qui affirmait la contagiosité de la phtisie, — le traitement de cette forme de phtisie se composera de fumigations de vapeur de sandaraque, de décoctions de racine d'arum, de bols de thériaque ou de diascordium, ce dernier produit étant de l'invention de l'auteur. Plus tard, quand la matière collectée sera visqueuse, seront ordonnées de préférence la térébenthine, la résine du larix ou du mélèze, les décoctions d'aristoloche, pulmonaire, tussilage, squine, gaïac.

Certaines de ces décoctions trouveront place dans le traitement du mal français (aristoloche, squine, gaïac); on leur adjoindra les eaux d'iris, cuscute, fenouil, germandrée, origan.

Au nombre des remèdes employés en frictions, on appréciera le vif-argent qui produit sur les germes un effet desséchant et caustique.

On formulera un onguent ainsi conçu : axonge de porc, cinq livres; beurre récent, quatre onces; térébenthine, styrax liquide, de chaque deux onces, encens, myrrhe, mastic, de chaque cinq onces; iris, aristoloche, gentiane, de chaque quatre drachmes; ellébore, deux drachmes; soufre, cinq onces; nitre, une drachme; suc d'aunée et d'opium de chaque une once, huile laurier rose qs.; vinaigre, une once ; vif-argent, un huitième du tout.

Les frictions avec cet onguent seront continuées pendant dix jours, au bout desquels l'apparition d'une salivation abondante et d'une inflammation buccale nécessiteront l'interruption du médicament. Les complications de la bouche seront guéries par des fomentations de lait, d'eau d'orge, l'usage de sirop de mûres ou de miel rosat. Dire que cette guérison s'opère sans difficulté est méconnaître les résultats parfois lamentables de la pratique; bien souvent la mastication reste longtemps impossible, les dents se luxent, le sommeil est perdu; un tremblement se manifeste. Si grands que soient ces inconvénients, ils sont rachetés par des bénéfices fort recherchés du malade : les gommes se dissolvent, les ulcères se dessèchent, les pustules se flétrissent et les douleurs se dissipent.

III

Le poème de Fracastor sur la syphilis est œuvre de jeunesse. Les livres sur la contagion et les maladies contagieuses, plus précis, d'un essor plus majestueux, ont été écrits sur le tard, à soixante ans passés. Amour des lettres d'abord, compréhension intuitive ensuite. Goût de la médecine indissolublement lié à cette orientation de l'esprit qui va du souci du maître à l'ampleur progressive de la pensée. L'imagination commence par l'image pour aboutir à la synthèse. La vision par métaphores précède la vision par idées. Jeune, l'esprit se dépense en rhétorique ; plus rassis, il se concentre en abstractions ; telle semble la loi du développement intellectuel.

Pas chez tout le monde, bien entendu : il est des gens qui demeurent à quarante ans ce qu'ils étaient à vingt-cinq. En aucun temps ils n'éprouvent le besoin de traduire leurs pensées autrement qu'en paroles qui n'échappent pas à l'empreinte d'une banalité bénévolement consentie. Leurs jugements, réflexions, exclamations, appartiennent aux préjugés ou émotions du voisin. Ils ne possèdent rien eux-mêmes, sinon le dédain suprême pour tout ce qui n'est pas taillé sur leur patron intellectuel. Aligner des rimes les fait désespérer de l'avenir d'un jeune homme.

L'exemple de Fracastor, des plus grands hommes de science de l'antiquité qui furent poètes à leur heure, le souvenir moderne de Claude Bernard qui composa consciencieusement sa tragédie classique comme préliminaire à son œuvre de physiologiste, toutes ces preuves que l'homme supérieur enferme un tempérament imaginatif ne les ébranlent pas, ces esprits solides, dans cette conviction que le superficiel est indissolublement lié à l'art, et que les goûts esthétiques s'opposent à la profondeur de la pensée.

Comme si l'art véritable était autre chose qu'une impression personnelle traduite avec talent et comme si d'être apte à ressentir une impression personnelle ne caractérisait pas l'homme supérieur.

Interpréter par soi est obligé pour tout homme de science qui prétend laisser un nom : l'interprétation originale fait suite à la vision directe des choses. Cette vision directe elle-même n'emprunte rien aux prénotions établies; ce qu'elle aperçoit, elle le traduit en formules neuves, et elle ne remplit ses conditions de fraîcheur et d'originalité qu'à la faveur d'une phase éblouissante et d'une tendance à l'amplification poétique qui attestaient déjà la puissance vibrante du système nerveux dans la prime jeunesse.

L'imagination est indispensable à l'homme de science. Ceux qui en douteraient, on peut les renvoyer à Claude Bernard.

Qu'ils lisent son introduction à la médecine expérimentale.

LA THÉRAPEUTIQUE

DE

PARACELSE

1493-1541

I

Si fuyante est la physionomie de Paracelse que, pour en retenir quelques traits, il est nécessaire d'indiquer à quelle sorte de tempérament correspond l'originalité.

On peut définir l'originalité une disposition des cellules nerveuses à entraver l'acte réflexe. Les territoires cellulaires rompent les associations léguées par les instincts et les habitudes et fonctionnent avec une instabilité déconcertante.

Que ces ruptures éclatent dans le système nerveux inférieur et moyen, il en résulte un dommage considérable pour l'individu (troubles de la marche, de la préhension, etc.).

Chez Paracelse l'originalité n'a été que psychique, en ce sens qu'il a dégagé son esprit de cet acte réflexe qu'on appelle la banalité de la pensée. Malheureusement la mise en relief de sa personnalité s'est accompagnée d'excentricités regrettables de conduite.

A ceux qui vibrent fortement, et c'était le cas de Paracelse, une énergie qui ne chancelle pas constitue la sauvegarde qui les empêche de sombrer dans les réactions trop rapides où l'irréflexion est maîtresse.

L'irritabilité de la cellule nerveuse et l'emportement des sensations auquel cette irritabilité expose ne sont utiles qu'à la condition qu'on dompte ces sensations avec la cravache d'un centre d'arrêt qui corrige les impulsions désordonnées.

Attention, réflexion, volonté, autant de centres d'arrêt. La volonté est le plus efficace d'entre eux. Ne la possède pas qui y prétend.

Pour vouloir avec persévérance, il faut désirer ardemment. Le désir prend sa source dans la nécessité; nous désirons ce qui nous manque. La pauvreté, les obstacles à la réussite sont les meilleurs aliments à l'appétit du désir. N'ayez rien, vous aurez tout, à une condition : d'apporter à la satisfaction de votre désir une dose de volonté suffisante.

Or, bien qu'originaux, nombre d'individus manquent de volonté. Mal élevés dans leur enfance, trop heureux dans la vie, ils n'ont exercé leur volonté que sur des caprices à réalisation immédiate. Les décisions se sont dissipées en futilités. Des promenades à la merci de la fantaisie ont remplacé l'opiniâtreté de la marche vers le but immuable.

Ne nous y trompons pas pourtant. Les originaux sans volonté sont encore supérieurs aux esprits subalternes. Ils marchent mal : les esprits subalternes ne marchent pas. Il n'y a rien à espérer de ceux-ci. La volonté n'intervient jamais pour améliorer un train de vie dont ils se déclarent béatement satisfaits.

Les originaux, au contraire, possèdent l'étoffe de grands sujets. Ce sont les troupes les plus insubordonnées qui montrent le plus de vigueur dans l'attaque. Avec de la volonté, les originaux réalisent des prodiges; sans volonté ils commettent des folies.

Ce fut le cas de Paracelse.

II

Pensée supérieure qui se perdait dans des divagations imaginatives, incohérence de conduite qu'entretenait l'abus des boissons alcooliques ; sage, fou, ivrogne, Paracelse nous apparaît capable de tout : erreurs et génie.

L'Edition de Genève (1658), que notre maître A. Robin a mise obligeamment à notre disposition, renferme un beau portrait de Paracelse. La face est osseuse : de grosses lèvres cerclées d'une moustache rare et d'une barbiche en fer à cheval s'entr'ouvrent sous un nez agressif et les sourcils se contractent sur un œil fiévreux d'apôtre.

Lâché trop jeune dans la vie — il avait à peine seize ans lorsque son père l'envoya à l'Université de Bâle, — Paracelse profita de sa liberté prématurée pour céder à la pression fougueuse des instincts.

Les souvenirs de l'éducation première s'effacent vite à la fréquentation du milieu. La jeunesse des universités ne favorise guère l'apprentissage que nécessite la domination des impulsions. L'admiration de l'étudiant va à qui boit : qui boit bavarde. Paracelse fut admiré.

Il but plus que ses camarades; sa curiosité tourna à l'indiscrétion, sa faconde emplit les mauvais lieux ; l'impatience des sensations renouvelées le lança dans les voyages. Ecolier, alchimiste, soldat, un jour il se faisait enlever par les Tartares et le lendemain confiait ses déboires à l'amitié du bourreau. Il interrogeait les astrologues et s'intéressait aux recettes des bonnes femmes.

Dix ans de cette existence aventureuse : Paracelse était nommé professeur à l'Université de Bâle.

Sa leçon d'ouverture fut signalée par une double étrangeté : il s'exprima en allemand, ce qui était contraire à tous les usages, et jeta au feu les ouvrages d'Avicenne et de Galien. Hippocrate ne lui agréait pas davantage : « L'opinion isolée est un crime pour ceux qui la suivent et un grand mal pour les malades » avait dit le Maître de la Médecine. C'est donc qu'il fallait s'en rapporter à l'expérience du grand nombre. Paracelse ne l'entend pas ainsi.

Pas d'autorité en matière de science, fulminait-il : de l'observation, de l'expérience personnelle au milieu des cornues et des charbons, voilà ce qui est utile. N'est pas digne du nom de médecin qui se rabaisse à la vénération des erreurs enseignées.

Paresseux, pédants, vantards, aveugles qui prétendez voir clair, élégants puants de parfums, au lieu de promener par les universités vos nullités somnolentes et gantées, réveillez-vous, devenez humbles à la voix du grand Paracelse.

Prosternez-vous à ses pieds ; car il a écrit dans la préface de son livre intitulé *Paragranum* : « C'est à vous à vous ranger derrière moi, Avicenne, Galien, Rhazès, Mésué, Montagnana ; derrière moi, docteurs de Paris, de Montpellier, de Souabe, de Cologne, de Misnie, de Vienne. Vous, îles de la mer, toi, Italie, toi, Athènes, toi, Grec, toi, Arabe, toi, Israélite, derrière moi ; la monarchie est à moi. »

Paracelse est aussi puissant que Dieu. Il ne tient qu'à lui de produire par le moyen de la chimie un enfant vrai et vivant qui, dans toutes ses parties, ressemblerait aux enfants ordinaires. La faculté de créer la vie justifie l'audace qui envoie au diable la thérapeutique des anciens ! Le temps est passé des formules imbéciles. Fouillez la chimie, vous en retirerez le médicament actif.

L'antimoine, le fer, le plomb, l'arsenic, le mercure, la soude, parlez-moi de ces préparations. On peut compter sur elles. Quelques-unes font partie du corps humain. La maladie les élimine. Prescrivez-les dans la maladie. Vous rendez au corps ce qu'il a perdu.

La déminéralisation des tissus sur laquelle insiste notre maître A. Robin avait été pressentie par Paracelse.

Voyez ces médecins qui traitent la maladie vénérienne par des décoctions de gaïac et de salsepareille. A force de leur faire avaler des bois, ils conduisent leurs malades au tombeau. C'est le mercure qu'il faut boire et non autre chose. « Car l'expérience a appris que c'est là le souverain et unique remède pour guérir toutes les ulcères mêlées avec la grosse vérole », c'est-à-dire celle qui vient de l'abus des femmes.

Les préparations que recommande Paracelse sont le précipité rouge, le nitrate de mercure? le mercure doux et le sublimé. « On a retenu le mercure sublimé en cette affaire comme pour remède général, parce que sa grande vertu était connue de chacun. On l'administre par la bouche, et il guérit en excitant un grand crachement de salive, non pas que la salive fût cause du mal, mais parce qu'elle était mêlée avec. » La nature de ces corps chimiques n'a rien qui doive émouvoir : aucun danger à en user. Les poisons à doses modérées constituent les meilleurs médicaments.

Les sels de plomb conviennent aux maladies de la peau, les sels d'étain aux affections vermineuses ; l'acide sulfurique guérit l'épilepsie et les maladies saturnines ; les maladies inflammatoires se trouvent bien du soufre sublimé.

Quant aux plantes, il s'agit d'extraire leur quintessence ; leurs alcaloïdes, dirions-nous aujourd'hui. La teinture d'ellébore, la teinture d'aloès composée sont des préparations de Paracelse.

Le professeur de Bâle avait même prévu l'asepsie : Ne touchez pas aux plaies, s'écriait-il ; elles guérissent d'elles-mêmes : ce sont les agents extérieurs qui contrarient la cicatrisation. Aussi rejetait-il la suture. C'est affaire à la nature et non au chirurgien de réunir les plaies. Quand l'intestin est touché, mieux vaut pratiquer un anus contre nature. Ce précepte de Paracelse, Stalpart Van der Wiel semble être le premier qui l'ait exécuté.

La valeur de la thérapeutique de Paracelse n'atteignait cependant pas toujours au miracle. La centaurée, le chardon bénit ne devaient pas guérir la fièvre intermittente aussi aisément qu'il le prétendait et le safran de mars n'est nullement spécifique de la dysenterie. On se demande encore comment se remettaient les fractures de ses clients, alors qu'en place d'appareil contentif notre homme se contentait d'applications de feuilles de consoude sur le membre brisé.

Plus heureux dans l'hystérie à laquelle il opposait un traitement par les barres aimantées, Paracelse se glorifiait sans cesse des ressources inépuisables que lui fournissait son arsenal médicamenteux. Citons seulement sa panacée universelle, un mélange d'or et de sublimé que d'autres médecins employèrent plus tard sous le nom d'*aurum vitæ*.

On reproche volontiers à Paracelse la place d'honneur que les sciences occultes détiennent dans sa thérapeutique. Les propriétés positives des médicaments se doublent d'arcanes, de signatures cabalistiques, d'influences astrales. Étant donné le tempérament de Paracelse, rien d'étonnant à cette intervention du merveilleux dans son œuvre.

Esprit lumineux, il voyait l'inconnu ; esprit impatient, il lui fallait une explication à cet inconnu ; esprit imaginatif, il tirait cette explication de raisonnements étayés sur un mysticisme crédule. Hausse les épaules qui voudra : une explication est supérieure au silence. Taire une difficulté n'est pas la résoudre.

Et puis, Paracelse n'a-t-il pas d'avance fermé la bouche à ses détracteurs par la prédiction suivante : « Avant la fin du monde, un grand nombre d'effets surnaturels s'expliqueront par des causes physiques. »

III

Qui ne connaît la majesté en guenilles dont se drapent les tsiganes ? Un matin, leur campement s'abat aux portes d'une ville. Emotifs au possible, ils jurent, s'emportent et s'affaissent dans la mélancolie de la colère éteinte. Le lendemain ils déguerpissent et nul ne les revoit.

Paracelse avait du tsigane dans les veines.

« L'arpent du sol, mont, val ou plaine » du poète ne fascinait pas sa mobilité inquiète.

Si différent apparaissait-il de ses contemporains, hommes à scholastique reposée, que les injures s'abattirent sur l'insolence de ses innovations. La faculté de Paris fit interdire l'emploi médical de l'antimoine. C'est ce qui décida de son succès.

On ne pardonne jamais ses défauts à un homme supérieur. C'est une joie de les grossir, Paracelse en était si riche, de défauts, et de défauts tellement criards, que point n'était besoin d'en étendre la portée.

Comment les qualités très hautes de Paracelse n'eussent-elles pas souffert de ce voisinage tumultueux? D'un côté la grosse caisse des instincts; de l'autre l'aperception fine d'une intelligence en avance sur son époque.

Les esprits prévenus ou non exercés n'ont entendu que la grosse caisse.

LA THÉRAPEUTIQUE

DE

JEAN FERNEL

1497-1558

I

Il fut un temps où l'on se disputait ferme dans le ménage de Fernel. Des équipes d'ouvriers qu'il nourrissait lui fabriquaient des instruments de cuivre et le beau-père n'était pas content. La dot de sa fille se dissipait à ce gaspillage. Quand on a femme et enfants, on ne se permet pas la fantaisie de mesurer une portion du méridien. L'astronomie n'a jamais nourri son homme. Aux calculs qui plongent leur observateur dans le ciel, il est sage de préférer les additions qui équilibrent un budget.

Un homme de sens tout à fait que ce beau-père, et Fernel se résigna à suivre ses conseils. Au lieu de se perdre dans la contemplation du soleil, il tâta le pouls des malades.

Tout de suite la clientèle afflua. D'avoir commencé sa médecine sur le tard, après avoir professé la philosophie au collège de Sainte-Barbe, fut sans doute une des causes de ce succès. Car Fernel n'obtint le titre de docteur qu'à trente-trois ans, sa jeunesse ayant été consacrée à raisonner sur les doctrines d'Aristote et de

Platon. Quel démenti un tel début dans la vie à ceux qui contesteraient l'utilité d'un apprentissage philosophique comme prélude aux études médicales !

Pas de meilleur exercice pour l'esprit que l'entretien avec les maîtres, familiers aux idées générales ; on y acquiert un entraînement de réflexion qui facilite au médecin la connaissance psychologique du malade ; d'autre part le prestige de la coutume se dissipe pour qui ne craint pas de pénétrer les erreurs des hommes. Ce n'est pas parce qu'elles ont cours qu'on accepte les idées reçues, c'est parce qu'une critique aiguisée démontre la raison qui les autorise.

Ni Hippocrate, ni Galien, ni les Arabes ne parurent infaillibles à Fernel. Sans passion, il indiqua ce qu'on en devait laisser. Quand Galien affirme le passage des testicules au travers du péritoine ouvert, Fernel proteste : le péritoine ne se déchire pas, il s'allonge.

En découvrant ainsi les lacunes que le maître avait mal comblées, Fernel n'entendait pas renverser celui-ci. Quel que soit le talent dont on l'achève, la besogne n'est jamais parfaite. Il reste toujours place pour des perfectionnements. Refondre l'œuvre des anciens, en évitant les fautes échappées aux uns et aux autres, fut le but de Fernel. Sans doute, il n'a pas pleinement réussi. Si tenté soit-on d'échapper à la tradition, on ne rompt pas complètement avec elle. Le souvenir est plus fort que la volonté : il s'impose malgré soi ; c'est l'habitude du souvenir qui fournissait à Fernel la conception de ses livres de séméiologie, de diagnostic et de thérapeutique. Les symptômes étudiés d'après la méthode de Galien étaient arbitrairement isolés les uns des autres, et c'est encore d'après la pharmacie galénique que Fernel énumérait les propriétés des médicaments.

N'est pas original qui veut ; Fernel le fut, à ne pas croire à l'inviolabilité des dogmes enseignés. Quant à son œuvre personnelle, elle trahit l'empreinte des doctrines qu'il prétendit remanier.

Vers la fin de sa vie, Fernel fut nommé médecin de Henri II. Au retour de l'expédition de 1559 qui se termina par la prise de Calais, notre philosophe, qui avait accompagné son maître dans les armées, eut la douleur de perdre sa femme. A peine l'eut-il enterrée qu'il fut pris de la même fièvre qui venait de lui ravir sa compagne. Infection et gravité de l'infection, il les contracta l'une et l'autre et succomba à son tour au bout de dix-huit jours de maladie.

II

La thérapeutique de Fernel est, nous venons de le dire, en bonne partie empruntée à Galien, à celle des Arabes aussi.

Les maladies, nous apprend notre auteur, sont guéries par leurs contraires : le froid par le chaud, le chaud par le froid. Parfois c'est l'attaque même de la cause pathogénique qui fait cesser le mal : ainsi un purgatif, la rhubarbe, qui guérit la dysenterie en débarrassant l'intestin des matières qui l'irritent.

La médication évacuante employée en pareil cas est soumise à une foule de recommandations dont la plus importante, connue depuis Hippocrate, est d'éliminer les humeurs malsaines et non pas de les remuer inutilement, En présence d'une matière non mûre pour l'élimination, mieux vaut se fier aux forces de la nature et s'abstenir de purgation. Celle-ci sera surtout requise dans la cachexie, la leucophlegmasie, l'ictère. Dans les fièvres continues, au contraire, la purgation sera précédée d'une émission sanguine. On y adjoindra l'usage des sudorifiques et diurétiques dans l'épilepsie.

La saison d'été, qu'on se le rappelle toutefois, est peu favorable à la saignée ; de même les jours où souffle le vent du nord,de même les temps d'orage. L'opération réussit mieux le matin que l'après-midi. Ces indications utilisées, on s'occupera du choix de la veine à sectionner. Qu'au lieu d'une fièvre continue, il s'agisse d'une inflammation à l'oreille, c'est, après la veine du bras au tour de la veine auriculaire d'être ouverte ; dans l'inflammation des gencives le sang sera fourni par les veines des lèvres ; l'existence d'une angine réclamera la saignée des veines sublinguales. Dans la cure des hémorrhoïdes, le chirurgien n'oubliera pas que l'ouverture de la veine du bras supprime les hémorrhoïdes fluentes et que la section de la veine malléolaire rappelle les hémorrhoïdes disparues.

Quant à la quantité de sang à retirer, elle est réglée par l'état des forces : sur un malade vigoureux on peut pousser jusqu'à la syncope ; les autres natures délicates s'accommodent des émissions sanguines modérées. L'œil sur la lancette d'abord, sur le patient ensuite, est d'une prudence bien entendue.

Sans doute la saignée n'est pas une panacée. Si elle guérit les fièvres et inflammations des divers organes, si elle empêche encore la venue des maladies futures, en revanche la mauvaise interprétation des indications qui la réclament conduit à des conséquences fâcheuses. Ainsi, toute soustraction sanguine dans les fièvres palustres est dangereuse ; à peine serait-elle tolérée et peu abondante, bien entendu, sur un malade qui présenterait des signes nets de pléthore : céphalalgie lancinante, anxiété respiratoire, agitation.

Après la section des veines, celle des artères. Fernel nous confie que la saignée de l'artère humérale ou poplitée n'assure pas une sécurité absolue. On a beau lier le vaisseau : des accidents gangréneux, des anévrysmes surviennent à la confusion méritée de l'opérateur. Celui-ci a à sa disposition les artères de la tête, du pied, de la main. Que ne s'en contente-t-il pas ! L'ouverture des artères temporale ou auriculaire soulage les vertiges, céphalalgies rebelles, congestions de la face ; les vieilles douleurs de la hanche sont amendées par la saignée de l'artère malléolaire. L'artère qui court entre le pouce et l'index charrie un sang dont la sortie guérit les douleurs de côté.

Outre les médications purgative et évacuante, le médecin ordonnera les médications altérantes qui modifient l'organisme et les humeurs par la vertu des propriétés médicamenteuses. Multiples, ces dernières : atténuantes, incisives, apéritives, dilatantes, constrictives, maturatives, vésicantes, etc. Au praticien d'opposer à la maladie le remède qui convient.

Parfois, il mettra la main sur de véritables antidotes : tel le mithridate contre la peste.

Le lecteur sait peut-être que le mithridate préconisé par Fernel est un électuaire voisin de la thériaque, composé qu'il est, outre l'opium, d'un grand nombre de substances aromatiques. Faut-il rappeler au surplus que ce qu'on désignait au XVIe siècle sous le nom de peste embrassait, outre la maladie à bubons, une série d'états infectieux caractérisés par la gravité de l'état général.

Partisan du mithridate, Fernel l'était moins du mercure. « Invention du charlatanisme, s'écriait notre homme, cet agent pallie le mal, il ne le guérit pas. » Il est bon d'ajouter que, dès l'année 1497, le mercure avait été employé en fumigations et en frictions contre la syphilis. Torella, médecin de César Borgia, fut le premier qui recommanda le remède. Il mêlait un quarantième de mercure dans l'onguent qu'il prescrivait en frictions à ses malades. Plus tard seulement se répandit l'usage interne du médicament.

Que les prescriptions de Fernel soient aussi chargées de drogues que la saignée l'était de recommandations, n'est pas fait pour surprendre. Les grandes lignes de la médecine étant ignorées, la minutie s'exerçait sur les détails. Comme spécimen de sa manière de formuler, nous transcrivons les trois ordonnances qui suivent :

La première a trait à une potion purgative : Endive, houblon, buglosse, bétoine, une petite poignée ; feuilles de séné, une demi-once. A la décoction, faite dans trois onces de liquide et filtrée ensuite, on ajoute une once et demie de rhubarbe, une drachme de trochisques d'agaric, une demi-once de cinnamome. Le tout est édulcoré avec une once de sirop de violette ou de capillaire.

Une seconde formule combat avec avantage les inflammations du foie : Eau d'endives, de chicorée, de pourpier, de roses, de plantain, une once de chaque; vinaigre, une once et demie. On ajoute roses rouges, absinthe, souchet, trochisques de camphre pulvérisées, de chaque une drachme.

La troisième prescription est recommandée comme tonique du cœur : Eau de buglosse, bourrache, rose, chardon bénit, scabieuse, vin blanc, de chaque une once; ajouter feuilles de mélisse, écorce sèche de citron, racine de gingembre et de tormentille, une once; girofle, une demi-once; safran, un scrupule.

III

L'ouvrage de Fernel a été le classique du XVIe siècle. Anatomie, physiologie, pathologie, thérapeutique, matière médicale, le tout tenait en deux in-octavo de quatre cents pages. Si serré fut le texte, les contemporains avaient quand même plus vite fait de s'assimiler ce résumé que les in-folio formidables de Galien. D'ailleurs le latin était très pur, et les propositions de Fernel n'offraient rien de subversif. Ses découvertes étaient de vérification aisée : telle la maladie chronique et mortelle décrite par lui, et qui faisait suite à la dégénérescence cartilagineuse de l'orifice cardiaque de l'estomac, telles encore ses recherches sur les pierres biliaires. Les esprits timorés retrouvaient en plus dans les écrits de Fernel les traces du galénisme qui leur était cher : rien de ces poisons tirés de la chimie qu'avait tenté d'implanter ce polisson de Paracelse.

En étendant la discussion à des sujets acceptés comme

inattaquables. Fernel avait ébranlé les idoles de la médecine : mais comme il n'en avait pas établi d'autres en leur place, il ne déchaîna pas les fureurs qui accueillent les novateurs irrespectueux de la tradition — et sur les églises démolies -- édifiant leur chapelle à eux. Fernel ne tint nul compte de ces chapelles qu'inaugurait la renaissance de la chimie. Il avait assez affaire aux anciens.

Ce n'est qu'en plein XVIIe siècle qu'un compilateur érudit, Sennert, tenta d'opérer la conciliation entre Galien et Paracelse. La discussion était élargie, mais trop ardente éclatait-elle encore pour que l'attention se détachât d'elle et consentît au calme qu'exige l'observation simple des faits.

Il fallut un praticien éloigné du terrain de la lutte où tonnaient les foudres des professeurs pour rétablir les prérogatives de la clinique. Sydenham ne se montra pas éloquent. Il ne plaida ni pour les anciens ni pour les modernes. Et le monde de s'étonner. Il voyait tant de choses, ce petit médecin de Londres, que nul n'avait aperçues.

Moins bruyante que celle de Paracelse, une révolution s'était opérée. La déchéance des disputes oratoires était prononcée : au règne de l'observation de commencer.

Encore est-il juste de ne pas accabler de dédain la période disparue. Elle portait les premiers coups à la religion des dogmes médicaux. Avant de construire, il faut déblayer le terrain des monuments qui tombent en ruines. La discussion charriait les matériaux. Bien peu en restait-il et hors d'usage quand Sydenham apparut. Il rebâtit pour son compte ; mais sa tâche, il n'eût osé l'entreprendre si l'adoration des anciens n'eût été mise en doute dans la vérité des principes les plus universellement consentis.

LA THÉRAPEUTIQUE

DE

LEONHARD FUCHS

1501-1566

Il était médecin du marquis de Brandebourg-Anspach et lui dédia un de ses livres. Honneur auquel se montraient infiniment sensibles les potentats. Être célébré par un homme de science dans des termes dithyrambiques qui exaltent un peu plus loin les vertus des remèdes médicamenteux n'est jamais fait pour déplaire à un conducteur d'hommes qui a pour mission de soulager ses peuples. Il y a un peu du médecin dans ses fonctions et c'est avec satisfaction qu'il voit son rôle de dispensateur de l'hygiène sociale apprécié par un connaisseur qui nous renseigne sur les conditions de l'hygiène individuelle. Un édit, un règlement ressemblent plus qu'on ne croit, à une formule pharmaceutique. Ils réforment, corrigent, réfrènent les désordres, et en réformant, corrigeant, réfrénant, sont également salutaires. Les épîtres dédicatoires des médecins sont établies pour faire connaître cette vérité au monde.

Cette assimilation entre l'action providentielle des souverains et celle de la médecine, est-ce elle qui a valu à Leonhard Fuchs la sympathie des premiers? Notre homme sans doute n'eût pas accepté cette raison. C'est son mérite seul qui le faisait rechercher et non les flatteries qu'il prodiguait à ses protecteurs dans une atmosphère d'officine où montaient des cantiques de grâces en l'honneur de l'aloès et des myrobalans.

Leonhard Fuchs était un grand homme, qu'on se le dise. Le duc de Wurtemberg lui confia la chaire de Médecine à Tubingue et Leonhard Fuchs quitta le marquis d'Anspach. Il se mit à discourir devant des élèves et ce lui fut grande joie. Si grande que sa reconnaissance à l'endroit des lieux où s'épanchait sa parole l'empêcha d'accepter une place ailleurs. Côme, duc de Toscane, lui offrit six cents écus d'appointements pour émigrer à Pise. Leonhard Fuchs refusa. L'empereur Charles Quint l'anoblit. Leonhard Fuchs porta son titre de noblesse; car un titre n'oblige pas à un déménagement et ne paralyse pas la langue. Si chargé de titres soit-il, un professeur peut continuer son cours. Leonhard Fuchs ne l'interrompit pas.

Il avait tant de choses à dire : d'abord contre les Arabes et ensuite en faveur de la botanique.

Il herborisait, cataloguait, desséchait, collait, empilait des herbiers; dans l'intervalle de ses leçons, ses doigts manœuvraient sans relâche, ses jambes aussi; car il parcourait les jardins, les champs, les forêts. Après sa promenade quotidienne, et sa boîte vidée des herbes qu'il avait cueillies, il fallait le voir monter dans sa chaire, apporter à l'argumentation toute l'énergie de réserve qu'avaient accumulée le mutisme prolongé de ses courses, lâcher les digues de son éloquence et submerger sous des flots d'indignation la pharmacopée exotique dont il n'exceptait que l'aloès, la casse, les myrobalans et la scammonée.

Quant à la saignée dans la pleurésie, ce n'est pas loin de l'inflammation, comme l'entendent les Arabes, qu'il faut tirer le sang; non, il ne sert de rien de piquer la veine du pied ou du bras du côté opposé; il faut imiter la conduite du sage Brissot, médecin de Paris. C'est le bras du côté malade où il faut arrêter la lancette; et alors le médecin fera œuvre doublement efficace;

il opérera à la fois une révulsion et une dérivation ; une révulsion puisque les humeurs se porteront de la plèvre vers le bras, une dérivation, car ces humeurs seront attirées de la veine enflammée vers la veine cave voisine. Et des tonnerres d'applaudissements accompagnaient le professeur qui descendait noblement les degrés de sa chaire.

II

Avec cela, défendre les droits de la médecine clinique qui ne s'en rapporte qu'à l'expérience, ne jamais se permettre le moindre écart d'imagination et l'on parfera ainsi la description claire, substantielle, de maladies dont l'existence est irréfutablement démontrée. L'incubus, par exemple. Savez-vous ce que c'est, l'incubus ? « C'est un mal, disait Paré, où la personne pense être opprimée et suffoquée de quelque pesante charge sur le corps et qui vient principalement la nuit. » Mais bien avant Paré, Leonhard Fuchs avait trouvé la définition et c'est droit de priorité dont la postérité lui doit tenir compte. Car elle est très importante, cette maladie. L'anxiété y est vive, la voix faible, le cerveau affligé d'images vaines qu'éveillent les vapeurs épaisses et âcres qui montent d'un estomac fatigué ou éprouvé par un trop plein de victuailles. Il faut peu manger pour guérir, ne pas dormir de jour et après les repas, ne pas boire de vin pur. Le médecin saignera s'il y a pléthore, purgera s'il y a cacochymie, fera uriner pour évacuer les pituites. Des graines de pivoine — le chiffre de quinze est requis — seront administrées en breuvage et des onctions d'huile d'aneth seront pratiquées sur la tête au moment du coucher.

Après l'incubus, voici encore le tremblement et le catarrhe. Le tremblement provient d'une imbécillité des nerfs. Des causes diverses le provoquent : tempérament froid, boisson froide avalée dans les fièvres, sucs épais et lents, abus du vin pur, vieillesse, frayeur. Rien de plus nettement indiqué que le traitement. Pas de vin pur, mais de l'eau, de l'hydromel, des décoctions de sauge et de bétoine, des onctions huileuses et l'enveloppement des extrémités dans des laines douces. Il sera bon de poser des ventouses scarifiées le long de l'épine dorsale ; car les humeurs lentes peuvent obstruer les orifices des vertèbres et il est nécessaire de les attirer à la peau.

Le chapitre du catarrhe est traité d'un pinceau de maître. Tout, définition, pathogénie, thérapeutique trahit la main géniale de Leonhard Fuchs.

On appelle catarrhe les flux qui, partis de la tête, se répandent par des organes divers à l'extérieur. On en distingue trois sortes : 1° le catarrhe proprement dit où l'humeur descend vers la bouche et la gorge ; 2° le coryza qui sort par les narines ; 3° l'enrouement qui tient à l'humeur filtrée à travers la trachée-artère.

La chaleur qui dissout les humeurs du cerveau, le froid qui les resserre sont cause du catarrhe. L'intempérie froide du cerveau qui est due à la coction imparfaite de ses éléments nourrissants et l'intempérie chaude qui tire à soi les humeurs destinées à d'autres points du corps, voilà les deux grands facteurs du catarrhe. Les symptômes diffèrent suivant l'origine : résultant de l'intempérie chaude, le catarrhe produit de la cuisson, la sortie d'une humeur âcre et ténue par les narines et la bouche, des rougeurs de la face et du nez, de la fièvre. Le catarrhe qui suit l'intempérie froide distend au contraire la tête et le front, bouche l'orifice qu'on nomme ethmoïde, empêche l'échappement de la voix par les narines, laisse filtrer par elles de la pituite mêlée d'une humeur âcre.

Tout cela est bien désagréable ; quelle triste incommodité de recueillir sa cervelle fluidifiée dans son mouchoir ! Pour y parer, le malade fuira l'air chaud et froid, surtout à la sortie du bain, il évitera les vents du nord et du sud, se gardera des étuves et de toutes causes qui peuvent dissoudre les humeurs dans le cerveau. Des aliments de coction facile et de suc nourrissant seront prescrits; on condamnera les mets qui transmettent des vapeurs au cerveau : ail, moutarde, raifort, oignons.

Voilà pour les règles générales. Les particularités de chaque intempérie seront l'objet de prescriptions plus étroites. Dans l'intempérie chaude, on arrosera la tête; que la fièvre l'accompagne, on tirera du sang de la veine externe du bras; des lavements seront administrés, des purgatifs aussi qui font descendre la bile. Les humeurs seront détournées de la tête par des frictions aux extrémités, des ligatures aux membres, des ventouses aux épaules, des remèdes altérants : sirop de violette, de nymphaea, de pavot, des emplâtres préparés avec le bol d'Arménie et le suc de plantain dont on couvrira la tête rasée.

L'intempérie froide sera réduite par des onctions sur le corps d'huiles échauffantes et subtiles : iris, rue. Des gargarismes nettoieront la bouche; des lavements évacueront la pituite par l'intestin. Des sachets confectionnés avec toutes sortes de produits échauffants : fleurs de camomille, mélilot, feuilles de laurier, d'origan, de cinammome, giroflier, noix muscade, des sachets renfermant ces produits broyés seront appliqués très exactement sur la suture coronale du crâne. Au surplus des frictions d'huiles chaudes : aneth, rue, stimuleront le cuir chevelu, des remèdes desséchants tariront le catarrhe : nigelle, cumin et fumigations d'encens et autres aromates.

III

Or, Leonhard Fuchs a passé pour un réformateur, et sa réputation n'est pas faite pour surprendre. Il parlait beaucoup, écrivait beaucoup, cela suffit pour la gloire. Les choristes d'opéra chantent : courons, volons, et ne bougent pas d'une semelle, ce dont nul spectateur ne s'étonne. Fuchs célébrait la tradition grecque, s'en prenait aux Arabes et, en fait, il restait imbu non d'Hippocrate mais de Galien et empruntait aux Arabes leurs formules laborieuses surchargées de puérilités. Ce désaccord entre les prétentions et la conduite de notre homme ne surprit aucun de ses contemporains. Inconsciemment, ils sentaient, comme lui, un peu du sang de choriste d'opéra couler dans leurs veines. « Courons, volons » clamaient-ils et pas un ne remuait.

Aujourd'hui même, à près de quatre siècles de distance, Leonhard Fuchs ne sort pas de l'humanité.

Rions de son incubus, de son catarrhe, de ses intempéries, haussons les épaules à son respect des formules par où se déformait l'objet de ses constatations, suivons-le dans ses mouvements de don Quichotte grotesque qui, la lance de l'argumentation au poing, combat un préjugé qu'il aperçoit pour mille autrès plus criards, à côté desquels il passe, sans les voir, et cela fait, notre homme connu, déshabillé, percé dans ses travers et ridicules, regardons-nous à notre tour dans une glace. L'image qu'elle nous renverra sera faite pour nous surprendre, car elle nous montrera dans notre portrait une reproduction exacte de celui de Leonhard Fuchs. Mêmes traits, même esprit, même contentement de soi, même dédain de l'inconnu, même piperie aux mots. Inutile d'ajouter que le miroir devra être tenu avec attention pour que le phénomène se manifeste. Et surtout que l'amour-propre n'entre pas en jeu. Mais ces précautions prises, le prodige ne tardera pas. Et autant de faces diverses qui se mireront dans la glace, autant de Leonhard Fuchs qui apparaîtront dans l'image renvoyée.

LA THÉRAPEUTIQUE

DE DEUX AMIS DE GALIEN

François VALLERIOLA et Alexandre MASSARIA

1504-1580 — 1510-1598

I

Se connaissaient-ils ? Braves gens que leur temps a qualifiés de grands hommes, échangeaient-ils commerce d'idées sympathiques et avisées ? Massaria était professeur à Padoue, où il succéda à Mercuriali, Valleriola avait d'abord pratiqué à Valence et à Arles ; il occupa plus tard une chaire à l'Université de Turin, et de Turin, où discourait Valleriola, à Padoue, où discourait Massaria, c'étaient, à travers l'espace, les nuages d'encens que les deux Maîtres brûlaient en l'honneur de Galien. « Il vaut mieux avoir tort avec Galien que raison avec les modernes, » la phrase est de Massaria. Et Valleriola continue : « Oui, avec Galien et même avec Avicenne. » Malmenés par Paracelse, les idoles voyaient déserter leurs fidèles. Valleriola et Massaria serrèrent les rangs. Farouches aux novateurs, ils continuèrent leur culte à la médecine galénique et des Arabes. Du même âge tous deux, ils défendirent jusqu'au dernier souffle la tradition en péril.

C'est avec plaisir qu'on se trouve en face de tempéraments pareils. Les honneurs dont ces deux médecins ont été comblés prouvent que le vrai mérite est toujours récompensé et c'est un argument en faveur de l'intelligence des hommes.

Les volumes de ces deux Maîtres sont sur notre bureau, l'un relié en velin, l'autre en peau de chamois. Ouvrons-les et exprimons l'essence de ces feuillets jaunis. Les contemporains y trouvaient érudition et sagesse; l'érudition ne nous émeut pas et la sagesse d'une époque devient avec le temps qualité moins louangée. Être sage, c'est suivre le courant ; or, il change de lit bien souvent, ce courant là. Rien de mouvant comme les idées par où se traduisent les conventions d'une époque.

II

Valleriola avait une femme : créature frêle et tendre. Elle lui donnait toutes sortes d'inquiétudes, cette compagne de sa vie. Mais l'époux dévoué n'oubliait pas qu'il était médecin ; il préparait à la fois les tisanes et méditait sur les maladies de Mme Valleriola. Celle-ci occupe la place d'honneur dans les œuvres de son mari : les deux premières observations du volume lui sont affectées. Étranges, les maladies de Mme Valleriola.

Elle était enceinte et l'héritier attendu. La malchance la fait accoucher d'une môle et chacun de se désoler. Heureusement que la miséricorde du Seigneur veillait. La grossesse continua quand même et la délivrance s'opéra quatre mois plus tard : un enfant naquit au milieu de vives douleurs et à cet enfant adhérait une autre môle. Contre toute prévision, la malade guérit; miracle où se révéla encore le doigt de Dieu ; car, ainsi que nous l'apprend le roi Salomon, cité par l'auteur : « Ce n'est pas l'herbe ou le cataplasme qui guérit, mais la parole de Dieu. »

Et voici que pour la troisième fois se trouva justifiée la confiance dans le Seigneur. A peine remise de sa couche laborieuse, Mme Valleriola fut atteinte d'un soi-disant cancer du foie. Le tympanisme, la douleur, l'ascite et la guérison plaident en faveur d'une péritonite tuberculeuse. Mais Galien ne connaissait pas ça et Galien considère le cancer du foie comme mortel. S'il eût traité Mme Valleriola, son opinion eût changé ; malheureusement il était mort depuis longtemps. En tout cas, il eût applaudi sans restrictions au traitement institué : clystères émollients avec lin, mauve, miel et catholicum, décoctions désobstruantes à la chicorée, bourrache, buglosse et capillaire, onctions adoucissantes d'huile d'aneth à laquelle on ajoute du cumin, du galanga, de l'anis et des baies de laurier.

Valleriola adorait sa femme, mais il ne perdait pas la tête. L'amour conduit parfois jusque-là : il rend fou. Un commerçant que notre auteur traita fut pris d'un délire furieux à la suite d'une passion dont l'impétuosité avait dérangé les humeurs du brave homme ; les rafraîchissements, les bains tièdes, la diète et l'ouverture des vaisseaux hémorrhoïdaux rétablirent les choses en état. Excellente, la saignée des vaisseaux hémorrhoïdaux dans le mal d'amour : on décongestionne non loin des organes excités.

Et les observations extraordinaires, les cures merveilleuses continuent sous la plume de Valleriola : une balle de pistolet entre par l'abdomen et ressort par l'anus : le blessé guérit ; des ulcères du poumon, compliqués de violents crachements, mettent une jeune femme à l'article de la mort, la jeune femme guérit : une poudre astringente où entraient le bol d'Arménie et le corail rouge avait desséché l'ulcère ; une autre jeune femme, au sixième mois d'une grossesse, accoucha d'une volumineuse poche d'hydatides ; elle guérit encore.

Toujours des succès, rarement la perte d'un malade. Voilà à quoi l'on arrive sous l'égide de Galien et avec l'aide de Dieu. — Alors pourquoi changer de méthode ?

Et Massaria survient à la rescousse. Les temps sont déplorables. N'a-t-on pas essayé l'antimoine comme antidote de la peste ? Il connaît, lui Massaria, un remède infaillible contre ce fléau : le teucrium scordium. Faut-il avoir l'esprit à l'envers pour parler de l'antimoine quand on possède des panacées de cette valeur?

A la vérité, Valleriola n'y croit guère, au teucrium scordium; en quoi il a tort. Jalousie professionnelle, sans doute; on peut aimer Galien, n'est-ce pas? et subir avec dépit les découvertes d'un collègue; c'est la raison qui fait que Valleriola préfère au teucrium scordium le mithridate recommandé par un médecin français, Jean Fernel. Erreur, s'il en fut! Car le mithridate, riposte Massaria, comme la thériaque, sa complice, non seulement ne garantissent pas de la peste, mais constituent dans cette maladie des remèdes très dangereux. On ne les prescrira pas plus que les vésicatoires : ceux-ci font autant de mal. Ils provoquent des évacuations abondantes de sérosité qui affaiblissent le malade, ils agitent, troublent les humeurs, attaquent les voies urinaires. La saignée, au contraire, rétablit les mouvements de la nature; on saignera même dans les cas d'exanthèmes : tiré au dehors, le sang ne coulera plus sous la peau. Quant au bol d'Arménie, qui était un violent émétique, c'est un remède contre la peste à élever au ciel.

Si la révolution de Paracelse ne mérite guère de se répandre, en revanche un bouleversement a été apporté à la pratique des Arabes; Massaria y applaudit : exagérant un précepte d'Hippocrate, les Arabes enseignaient qu'il faut saigner les veines éloignées du point douloureux; dans la pleurésie on ouvrait les veines du pied. Or Hippocrate ne jugeait pas utile de descendre aussi bas. Il saignait la basilique du membre adjacent au côté douloureux. Ce fut une révolution de revenir à la pratique d'Hippocrate. Au XVIe siècle, un médecin de Paris, Brissot, démontra qu'on peut saigner indifféremment l'un ou l'autre bras du pleurétique. Brissot a raison. Massaria ne descend plus au pied; il saigne le bras du côté malade.

Donc Massaria n'a pas l'esprit tout à fait fermé. Il

n'est têtu que sur le chapitre de Galien. Celui-là seul est infaillible. Les Arabes sujets à l'erreur peuvent être corrigés. Autre désaccord avec Valleriola qui admet une divinité à deux têtes : Galien et Avicenne.

Mais le différend ne dure pas et Massaria de citer avec éloges le chapitre de Rhazès sur l'imbécillité (faiblesse) de l'estomac; car c'est bien de l'imbécillité l'état d'un organe qui ne sait plus ce qu'il fait et cuit les aliments au rebours de la manière prescrite. Ce ne sera pas trop de mélanges de miel rosat et d'oxymel simple pour préparer les pituites, sauce digestive indispensable à la coction des aliments. Des frictions avec des liniments : huile d'absinthe, de nard, de menthe, aideront à la cuisine intérieure. Pas si ridicule, cette dernière pratique. Elle réalisait à sa façon le massage de l'estomac.

III

Quelle est l'influence des astres sur la santé de l'homme? Grave problème qui passionnait nos ancêtres. D'après un traité de l'époque, le soleil agissait sur la force vitale, la lune sur la force végétative, Mercure sur l'imagination, Mars sur l'aversion, Jupiter sur les forces naturelles, Saturne sur la force retenante, Vénus sur le désir.

En homme pratique, Valleriola estime que les formes d'une jolie femme incitent plus à l'amour que la planète de Vénus et Massaria partage cet avis. Les deux esprits se rencontrent dans le scepticisme dont ils enveloppaient l'astrologie appliquée à la médecine. Sans doute leur scepticisme n'avait pas tort, mais d'où provenait-il ce scepticisme à l'égard de l'inconnu si ce n'est d'une étroitesse d'esprit doublée d'une confiance solide en leur mérite?

Au XVIe siècle, ce n'étaient pas les gens les plus intelligents qui se refusaient aux interprétations tirées des influences astrales. A preuve Paracelse. D'autres ne disaient ni oui, ni non, attendaient pour se prononcer.

Valleriola et Massaria ne se tenaient pas à cette réserve : très énergiquement ils formulaient leur avis ; fascinés par le peu qu'ils savaient, ils raisonnaient sur l'inconnu d'après les quelques idées dont se composait leur avoir intellectuel. Manière excellente de trébucher dans l'erreur.

Leur opinion sur l'astrologie s'est trouvée vraie ; seulement elle procédait du même tour d'esprit, qui leur faisait rejeter l'introduction des composés minéraux dans la thérapeutique : haine du nouveau, adoration de Galien.

Un ami de Valleriola, Joubert, avait attaqué certains dogmes enseignés.

C'est ainsi qu'il considérait l'attraction des humeurs dans la nutrition comme une conséquence de l'assimilation ; le phénomène n'avait rien à démêler avec l'horreur du vide. Valleriola, en présence de l'explication hasardée, donna à son ami un bon conseil : « Mieux vaut rester avec les anciens dans les ténèbres que faire preuve de sagacité avec les modernes ». Voilà qui est bien dit et Massaria dut applaudir. Mais que cette phrase revient encore souvent, sous la plume des modernes !

LA THÉRAPEUTIQUE

D'AMATUS LUSITANUS

1511-?

I

Tout en passion, les convaincus récoltent des sympathies qui les dédommagent des inimitiés qu'ils soulèvent. Il est rare pourtant que les persécutions que leur vaut la ténacité dans leur opinion s'émoussent à les atteindre derrière un rempart de partisans héroïques. Plus puissante que l'amitié est la haine : habilement conduite, celle-ci vient régulièrement à bout de celle-là. L'amitié, c'est gentil, mais ça se lasse. L'ennemi persévère bien davantage.

Et cette vérité, Amatus Lusitanus l'a apprise à ses dépens. Il avait deux fanatismes : son art et sa religion. Médecin et juif, il pratiquait avec une ponctualité têtue les obligations inhérentes à ce double état social.

Né en portugal en 1511, il enseigna la médecine à Ferrare et à Ancône. Sa parole était à ses auditeurs, mais non pas son oreille. Sur le qui vive et menacé des bûchers de l'Inquisition, il entendait très nettement le crépitement de la flamme qui risquait de clôturer sa carrière et cela n'était pas fait toujours pour le disposer à l'éloquence. Un matin, il perçut même plus que l'éclatement des fagots sous les torches des bourreaux.

Et il n'était pas le jouet d'une hallucination. Le duc d'Albe approchait avec son armée et les pistolets de ses gens avaient la réputation déplorable de faire sauter sans crier gare les cervelles des hérétiques. En professeur avisé, Amatus ne fit pas son cours ce jour-là.

Il déguerpit à la hâte abandonnant à Ancône effets et manuscrits et se réfugia auprès du duc d'Urbin. Mais de nouvelles tribulations l'attendaient. Suivi dans sa fuite par son titre de juif, il entendait ne pas le lâcher. Il y tenait, à ce titre, au moins autant qu'à celui de docteur et c'est en vain que le roi de Pologne et la République de Raguse tentèrent d'attirer plus tard Amatus dans leurs Etats. Elevé dans le culte de Moïse, pour accomplir les rites de sa religion, il serait allé jusque chez les Turcs, s'il avait fallu. Et il y alla.

On le vit un jour s'installer à Salonique. Son bonheur fut très grand d'y professer, non plus la médecine, mais le judaïsme en toute liberté. Combien de temps dura cette félicité? L'histoire est muette sur ce point. Mystère aussi la date de sa mort ! Le pieux Amatus décéda sans que nul y prît garde, confiant en la place d'honneur que le Dieu d'Abraham et de Jacob lui réservait à côté des vrais croyants.

II

Amatus Lusitanus nous a laissé un gros volume de sept cents observations suivies de commentaires. L'histoire du malade y est résumée : les détails sur son état civil sont complets. Il s'appelle Jean, Pierre, Jacques, est cousin du cardinal un Tel et habite à côté d'un cordonnier qui avait eu la vérole. C'est un honnête homme qui épousa plus tard une dame noble et pudique de laquelle il eut des enfants que la mère allaita avec tendresse.

Dans ces observations trouvent place des histoires amusantes et des découvertes de maître. Un Amatus un peu grotesque, un Amatus presque génial. Les deux attributs vont plus souvent de pair qu'il ne semble. De là ces discussions interminables sur la valeur des hommes supérieurs.

Et d'abord l'Amatus sérieux. L'âme d'Hippocrate et de Galien a passé en lui, nous assure son éditeur. C'est en effet ce médecin qui enseigne à scarifier aux chirurgiens de Ferrare et découvre la valvule existant au coude de la veine azygos. Seulement la fonction qu'il lui accorde est inverse de sa fonction réelle : cette valvule, d'après Amatus, empêcherait le reflux du sang de l'azygos dans la veine cave. Interprétation fausse qui reposait sur l'idée que le sang veineux progresse du centre de la périphérie, mais fait anatomique exact que contestèrent maladroitement Vésale et Fallope. On voit que c'est à tort que la première constatation des valvules veineuses est attribuée à Fabrice d'Aquapendente.

Aussi heureux est Amatus dans la relation d'un certain nombre de ses cures. Il conseille l'opération de l'empyème entre la troisième et la quatrième côte. Une dame noble guérit par ce procédé.

Pour s'être élancé trop énergiquement sur sa monture, un cavalier fut atteint de luxation de coccyx. Un doigt introduit dans l'anus remit les choses en état. C'est là un accident fort rare. Malgaigne n'a réuni que six cas de luxation du coccyx en avant.

Curieuse encore l'histoire d'une femme syphilitique qui, à la suite de l'usage abusif du sublimé, fut atteinte d'une raucité de la voix que l'auteur impute à la corrosion des nerfs récurrents par les trop hautes doses de mercure.

A l'occasion, la pratique d'Amatus était téméraire : Un homme dans la force de l'âge souffrait d'une céphalée frontale opiniâtre. Avait-il eu la syphilis ? Quoi qu'il en soit, on ne découvrait aucune cause apparente à son mal qui résista aux purgations, vésicatoires, décoctions de gaïac. Notre médecin n'hésita pas ; il rasa la tête du patient, incisa le premier jour le cuir chevelu jusqu'à l'os et le lendemain perfora le crâne jusqu'à la dure-mère.

Mieux immédiat après l'opération : une décoction de gaïac acheva la guérison.

Et maintenant l'Amatus plaisant : Oyez la très véridique aventure qui effara la ville d'Esqueira, vers le milieu du XVIe siècle.

Une jeune fille, Marie Pecheca, était arrivée à l'âge où les femmes ont coutume d'avoir leurs règles. Mais un matin, grand émoi : en place des menstrues jaillit de la vulve un membre viril. Pas d'incertitude possible. Le sexe était changé. Les robes durent être quittées pour l'habit d'homme et notre adolescent, baptisé à nouveau, fut appelé Manuel. Il se maria, resta imberbe, toutefois Amatus ne peut affirmer qu'il eut des enfants.

A méditer, également, l'observation que voici : Une jeune femme âgée de vingt-quatre ans, de soulever un gros poids, ressentit des douleurs dans les lombes et le bas-ventre. Le repos au lit fut obligé. En proie à l'insommie, la malade urinait du sang et plus tard du pus. Un tel état de choses ne pouvait tenir, n'est-ce pas, qu'à un prolapsus utérin. Le diagnostic commandait une intervention impudique. Une accoucheuse reçut l'ordre de toucher la femme et de replacer doucement l'utérus dans sa position normale. Cela fait, il s'agissait de maintenir à sa place l'organe heureusement réduit. Rien de plus simple. L'utérus est flatté par les bonnes odeurs, chacun sait ça. En conséquence, la malade respirera du musc et des herbes parfumées. L'utérus remontera fatalement vers les narines. Mais ce n'est pas tout. On connaît aussi la répugnance de l'utérus pour les odeurs fétides. La vulve sera donc exposée à la puanteur du galbanum et de la fumée de plumes brûlées, cela vaut mieux que l'huile de cèdre, la pulpe d'ail ou d'oignons déjà recommandées en pareil cas par

Hippocrate. Ainsi attiré vers le haut, chassé par le bas, pas moyen à l'utérus de retomber. Et la preuve qu'il tenait bien en place, c'est que, soumise à l'usage des boissons aqueuses et à l'interdiction du vin et des aliments échauffants, la malade guérit très vite.

Cette cystite qualifiée de prolapsus utérin peut être rapprochée de la pyrexie, fièvre typhoïde sans doute, qu'Amatus appelle après Hippocrate ulcère gangréneux ou sphacèle du cerveau.

Le 4 septembre 1546, un homme de 27 ans fut pris de violents maux de tête. Sa maladie avait fait suite à des veilles prolongées nécessitées à la fois par l'observance des devoirs religieux qui lui étaient imposés en sa qualité de juif et les soins à un père malade atteint de diarrhée. La fièvre était forte. Abattu et somnolent, le malade restait immobile, ne répondait plus aux questions. On le traita par la saignée de la veine céphalique au bras gauche, l'application de sangsues à l'anus, de vésicatoires aux omoplates, de compresses fraîches sur la tête. De l'onguent de nénuphar fut soigneusement étendu sur la région du cœur. La guérison qui survint témoigna de l'efficacité de cette médication.

A lire les œuvres d'Amatus Lusitanus, les médecins peuvent se rassurer. Pas de maladies qui leur résistent. Les moyens thérapeutiques abondent et, parfois, il sont rationnels.

A la vérole, on opposera les frictions d'onguent mercuriel, les décoctions de séné et de gaïac unies aux sirops de bourrache et de fumeterre.

Une ophtalmie épidémique sévit en 1560. La maladie guérit par des applications de compresses d'eau de roses sur les yeux et des instillations, entre les paupières, d'un collyre composé de sucre candi, de gomme et de cuivre vert.

Dans les aphtes avec fièvre — stomatite ulcéro-membraneuse sans doute, — Amatus n'hésite pas à saigner même les enfants. De plus la bouche sera rincée avec une décoction de roses rouges, de myrtilles auxquelles on ajoute une demi-drachme d'alun.

Voici une formule contre l'aménorrhée : racine de fenouil, asperge, myrte, persil, chardon bénit, de chaque, une once; semence de fenouil, d'anis, de chaque, une drachme; armoise, thym, herbe aux chats, une poignée pour une décoction qui sera édulcorée avec du sirop d'herbe aux chats, à boire le soir avant le souper. La racine de garance et les stigmates de safran sont également utiles en pareil cas.

Contre la fièvre maligne, on ordonnera : follicules et feuilles de séné, de chaque, une once; gingembre, une demi-drachme; fleurs de bourrache, de violettes, de roses rouges, une drachme; six prunes et six figues pour une décoction, à laquelle on pourra ajouter du miel rosat.

III

Assurément, recommander de prendre modèle sur les médecins du seizième siècle n'est pas imposer les formules de ceux-ci. Mais c'est rappeler la place d'honneur que la thérapeutique occupait dans leurs ouvrages, place si accaparante qu'elle reléguait le diagnostic dans un coin un peu obscur. La médecine est l'art de guérir, Amatus Lusitanus le répète tout du long de ses pages. Qu'aurait-il pensé de voir l'estime de nos contemporains aller si exclusivement aux sciences de laboratoire? Si brillantes puissent rayonner les découvertes de la bactériologie, elles ne déposséderont jamais la thérapeutique du trône d'où elle domine les acquisitions du microscope et de l'expérimentation. Il y a peu d'années encore, le microbe faisait vraiment tort aux malades. A supposer que le vieux Amatus eût vécu parmi nous, de que haussement d'épaules il eût accueilli cet abus! Il est probable qu'il eût déserté le laboratoire avec la même précipitation qui le faisait s'enfuir devant les soudards du duc d'Albe.

LA THÉRAPEUTIQUE

DE

JACQUES HOULLIER

?-1562

I

Tant qu'il restera de l'inconnu à découvrir, la médecine sera un art conjectural. Elle ne sera pas une science.

La science raisonne sur des données d'une certitude mathématique. L'art enveloppe ses productions d'une étoffe flottante. Cette étoffe, c'est la conception individuelle; au hasard des goûts de l'auteur, elle drape ses productions de plis différents. La question de sentiment intervient dans ce jeu ; avec le sentiment pénètrent les préférences, les antipathies, les passions qui marquent l'art d'une empreinte personnelle, tandis qu'elles n'exercent aucune prise sur la science. L'évidence d'un théorème de géométrie s'impose en dépit des goûts du mathématicien. Il n'en est pas de même de la vérité d'une œuvre d'art. Tout y prête à contestation : la vision que l'artiste s'est imaginée du monde et la forme sous laquelle il la manifeste. Nous ne sommes tenus ni de partager l'une ni d'admettre l'autre et c'est en vertu d'un accord conventionnel que nous consentons aux deux. Nous ne sommes pas assujettis à la tyrannie de l'art; il est accommodant, n'étant pas certain d'être obéi; ou s'il se montre despote, libre à nous de secouer son autorité. Les hypothèses dans lesquelles il prétend enserrer nos jugements ne constituent que des barrières illusoires, au rebours de la science qui nous ligote dans ses déductions.

Ces différences de liberté où nous laissent l'art et la science dépendent des procédés de démonstration qui leur sont propres.

La science affirme, l'art suppose.

Il suppose le relief sur une toile, les chairs dans le marbre, les manifestations de la passion dans une phrase musicale. Et c'est à ce titre que la médecine, elle aussi, doit être considérée comme un art, car elle suppose la vie d'après quelques expériences de laboratoire. Elle opère par induction, forge des hypothèses dont elle s'arme pour pénétrer plus avant dans le mystère des choses. Se comporter ainsi est son droit. Le progrès est à ce prix. On n'avance qu'en imaginant et aussi en ayant foi dans son travail; car la conviction décuple la force. Il faut croire à l'hypothèse jusqu'à preuve du contraire; il faut la vérifier, s'acharner après elle. Il n'importe que la minceur du résultat démente la valeur de l'œuvre. Un résultat, tant minime soit-il, indique que le temps n'a pas été perdu.

Encore convient-il que le labeur s'exerce sur l'œuvre à dégrossir; rien ne vaut si peu que la dissémination des tâches éparses. Casser les cailloux de la route n'a jamais contribué à l'achèvement d'une œuvre d'art. Amoncelés, régularisés, cubés, les cailloux ne formeront jamais que des tas de cailloux. Bien des hommes de science feront bien de se pénétrer de cette vérité. Ils travaillent au hasard, manquent d'idée directrice, s'en tiennent à l'apparence, ne dégagent pas la relativité des phénomènes observés. Leurs efforts amoncellent des matériaux inutiles, encombrants. Ils dénoncent des bonnes volontés maladroites qui demanderaient à être orientées.

L'art consiste avant tout dans l'élimination de ce qui n'est pas indispensable et cela est encore vrai en médecine.

Notre époque subit sans protester une avalanche de publications informes. La myopie du sens critique lui fait accepter les concours les plus douteux. A cet égard, le XVIe siècle lui était supérieur : il comparait, jugeait, équilibrait la balance entre la tradition et l'observation, débarrassait son bagage du surpoids fastidieux qu'il tenait de Galien et des Arabes.

Jacques Houllier est un des premiers qui aient collaboré à cette œuvre d'allégement. Il fut professeur à la Faculté de Paris et doyen en 1546. C'était un grand homme. Bordeu le place au-dessus de Baillou et de Duret et s'étonne que la Faculté n'ait pas fait brûler ses ouvrages.

II

Houllier se permettait, en effet, des affirmations téméraires. Il décrivait une hydropisie d'origine hépatique, une autre d'origine rénale. L'une avait été signalée par Hippocrate ; elle pouvait être pardonnée à notre homme, mais la seconde, l'hydropisie rénale, non pas.

Comme exemple de la première, il cite l'histoire d'un homme de 55 ans. Successivement atteint de fièvre tierce, puis de fièvre quarte, il devint hydropique plus tard. C'est en vain que Houllier lui prescrivit des dépuratifs du sang et toniques du foie : aloès, sirop de chicorée, rhubarbe, trochisques d'agaric, frictions d'huile d'aneth et de camomille, emplâtres de baies de laurier, cautères aux jambes. La mort survint et l'autopsie montra un foie parsemé de tumeurs squirrheuses, sans doute une cirrhose atrophique.

L'hydropisie peut aussi provenir du rein. Un abbé sentit un jour ses forces décliner ; le ventre enfla ; les urines se supprimèrent deux jours avant la mort. Bien que le malade ne se fût jamais plaint des lombes, on trouva le rein gauche rétracté, rempli d'une sanie sanguinolente et un calcul dans l'uretère du rein droit. Les remèdes indiqués en pareille occurrence sont les saignées, les diurétiques, les décoctions d'herbages ; nous trouvons même mentionnés les opiacés et les vésicatoires; l'action excitante de la cantharide sur la sécrétion urinaire était très appréciée de nos pères; peut-être aussi l'abondance des saignées, en soustrayant une certaine quantité de principes toxiques du sang, empêchait-elle les principes nocifs du vésicatoire de manifester leurs effets. A supposer que le malade urinât moins, il était débarrassé de ses poisons par une autre voie que le filtre rénal.

Plus loin, nous trouvons une observation d'invagination intestinale avec élimination par gangrène du cylindre invaginé. En 1559, une dame ressentit de violentes douleurs dans le ventre : constipation opiniâtre. Le rectum est trouvé sain à l'examen au spéculum. Pendant que le diagnostic reste indécis, voici surgir des épreintes atroces et l'expulsion d'un morceau de chair sous forme de globe arrondi : un fragment de cæcum. La guérison s'ensuivit.

Ailleurs, c'est un abcès qui s'est ouvert dans l'intestin. Un adolescent de quinze ans fut pris de fièvre ardente ; des taches exanthématiques apparurent sur les hypochondres; du pus coulait, avec les matières fécales, par l'anus. Une consultation fut provoquée et chacun de formuler son avis. C'est une pituite qui vient de l'intestin, déclare l'un ; non pas, elle descend du cerveau, riposte le second. Houllier penche, lui, pour un abcès du mésentère. Il ordonne des lavements, des pilules de térébenthine et d'aloès; l'écoulement de pus diminue ; une certaine tension persiste, néanmoins, dans l'hypochondre droit ; la fièvre, tout en étant moindre, ne se dissipe pas complètement. Un mélange de sirop de chicorée et de rhubarbe dans des décoctions de racine d'oseille amène la guérison définitive.

De nombreux faits sont relatés d'épilepsie avec aura périphérique : chez un adolescent, c'est du petit doigt gauche que part le paroxysme; il monte au cœur, donne lieu à de violentes palpitations, atteint la tête; à ce moment, perte de connaissance et chute. Sur d'autres malades, le début de l'attaque commence par la main droite, le bras droit. Un moine parisien, âgé de trente ans, se sentait pris d'un malaise général qui finissait par se fixer en douleur au niveau du sein gauche; aussitôt cette localisation opérée, le malade tombait privé de ses sens. Des frictions vinaigrées sur les tempes le ranimaient ; il ouvrait les yeux, ne parlait pas, montrait de la main le point douloureux, ne dormait pas de la nuit suivante. Un homme, dans la force de l'âge et roux de poil, se plaignait d'une crampe dans la jambe droite ; cette crampe montait, envahissait tout le corps, aboutissait à une crise de convulsions avec écume à la bouche. Des vomissements copieux terminaient l'attaque qui se répétait d'ordinaire dans les jours qui séparent la lune à son déclin de la nouvelle lune. Ces vomissements indiquent l'origine de ces attaques : elles viennent communément de l'estomac chargé d'humeurs épaisses et âcres. Notion étiologique d'où dérive le traitement : vomitifs, saignée, purgatifs, à l'occasion thériaque et mithridate.

L'asthme aortique était connu de Houllier. En septembre 1549, il fit l'autopsie d'un moine qui avait succombé brusquement à une attaque d'asthme. Les poumons furent reconnus sains ; mais la paroi de l'aorte était percée d'un abcès qui s'ouvrait dans l'intérieur du vaisseau.

III

Voilà donc un homme, professeur, doyen de la Faculté de Paris, esprit original, n'acceptant pas la tradition les yeux fermés, observant par lui-même, et malgré ces titres et ces qualités, si profondément oublié qu'en dehors des érudits, — M. Fabre (de Commentry) est du nombre —, nul n'a notion de son existence.

L'ingratitude du malade vis-à-vis du médecin n'est rien comparée à celle que le médecin réserve à ses pères. En toute sincérité, nos contemporains s'imaginent ne relever que des temps présents ; leur culte ne célèbre que les travaux modernes. Un tel exclusivisme est sans excuse. Un fait enfonce toujours sa racine dans un fait antérieur qui lui sert de base : s'il s'épanouit en frondaisons ombreuses, c'est que nos pères avaient fumé le sol.

Réhabilités par Houllier et quelques autres, les principes d'Hippocrate nous ont servi de guide depuis trois siècles : sans le sens clinique de ces maîtres, nous en serions peut-être encore à secouer le joug de Galien et des Arabes, si ce n'est pour la thérapeutique qui, elle, a été émancipée par Paracelse, au moins en ce qui concerne la pathologie.

Afin de justifier notre dédain vis-à-vis des vieux maîtres, nous ne pouvons invoquer le peu qu'ils savaient. Il serait trop facile à nos descendants de corroborer de raisons analogues l'oubli qu'ils se permettront de nos personnes; car notre instruction ne comptera pas comparée à la leur.

Un homme est diminué dès qu'on le sort de son siècle ; l'équité exige qu'on le laisse dans son milieu. Que les esprits qui souriront de notre admiration pour Houllier se demandent si leur nom à eux sera seulement prononcé à leur mort. Nous n'osons leur promettre cette gloire, bien modeste pourtant, puisqu'elle ne s'attache qu'au nom et laisse perdre l'œuvre.

Et voilà pourquoi nous leur prédisons l'oubli. De leur vivant, ils auront été des myopes intellectuels ; or, cette myopie non seulement ne voit rien et c'est pour cela qu'elle n'aperçoit pas la gloire des vieux maîtres, mais elle ne produit rien ou plutôt la production qu'elle autorise végète, abondante, stérile, quelconque. La postérité, elle ne s'occupe que des végétations robustes et rares. Tous ceux qui se désintéressent de l'histoire de la médecine sont, de ce fait, semble-t-il, condamnés à ne rien laisser qui leur survive : s'ils avaient créé de grandes œuvres, ils auraient eu le respect de ceux qui en ont accompli avant eux — et chapeau bas, le cœur ému, auraient salué le nom des initiateurs hardis à qui nous devons les progrès de la clinique moderne.

LA THÉRAPEUTIQUE

DE

JÉRÔME MERCURIALI

1530-1606

I

Dire d'une épidémie : cela n'est rien, et voir son pronostic démenti par la mort de cent mille hommes, une telle aventure humilia Mercuriali. Il avait été mandé à Venise en compagnie de Jérôme Capivaccio, son collègue à l'Université de Padoue. Tous deux devaient donner leur avis au sujet d'une épidémie qui effarait la ville. Elle n'est ni contagieuse ni pestilentielle, opinèrent les deux maîtres. Et c'était la peste, et des familles entières y succombaient.

Si les médecins de Padoue ne furent pas éconduits à coups de pierre par la population exaspérée, c'est qu'ils s'étaient retirés à temps.

Et très graves, ils reprirent leur cours. Solidement établie était certes la réputation de Mercuriali : elle ne reçut pas la moindre atteinte de l'erreur commise à Venise.

Les titres, c'est fait pour excuser les bévues. Professeur à Padoue, puis à Bologne, médecin consultant de l'empereur d'Allemagne, Mercuriali pouvait se permettre quelque incertitude dans ses pronostics. C'est assez de se montrer sévère pour les infimes de la profession : ceux-là, petits médecins sans nom, n'ont qu'à se tenir, rien ne leur est pardonné. Sans doute le grand-duc de Toscane jugea-t-il Mercuriali au-dessus de toute attaque, car il le sollicita de se rendre à Pise où lui étaient offerts deux mille écus d'or d'appointements. La ville de Forli, où était né Mercuriali, à son tour, pensa comme le grand-duc de Toscane, et à la mort du professeur, survenue en 1606, elle n'hésita pas à lui ériger une statue sur la place publique. Dans ce temps-là, c'étaient les médecins que l'amour-propre local coulait en bronze.

Un autre motif encore que les honneurs dont il était comblé maintint la célébrité de Mercuriali. On lui savait une immense érudition. Il lisait les anciens dans les manuscrits originaux, publia une critique des écrits d'Hippocrate, se montra philologue exercé. Des traités sur la gymnastique, les maladies de la peau, des femmes, des enfants, étaient signés de son nom : le très illustre et éminent Mercuriali, annonce le titre imprimé en caractères rouges.

Comment un homme qui lisait le grec et écrivait tant, n'eût-il pas joui d'une considération extraordinaire? Dans ces premières années de la Renaissance, si féru était-on des anciens, que la gloire allait tout naturellement à leurs commentateurs, et Mercuriali a été un des plus distingués parmi ceux-là.

Il n'est même guère resté que cela. Des compilations qu'il accumulait ne se dégageait aucune impression personnelle : seulement ce qu'il perdait en originalité, il le récupérait en citations. Les pratiques des anciens nous sont révélées par les détails qu'il nous en fournit, et l'histoire trouve nombre de renseignements colligés dans ses livres.

Aussi bien est-ce la seule notoriété à laquelle puissent aspirer les esprits d'une initiative trop mesurée : vivre par ce qu'ils rapportent des autres. Mercuriali l'a-t-il compris? Son instinct le poussait à écouter aux portes du voisin, en sorte que sa renommée a tiré profit de son indiscrétion.

II

Prétendre pourtant que Mercuriali n'a rien observé par lui est exagéré. Il a conclu à la contagiosité de la coqueluche, recommandé l'ablation complète de la grenouillette de façon à en éviter la récidive. La tumeur est soulevée avec une érigne et sa base coupée à coups de ciseaux. De-ci, de-là, on tombe sur une remarque ingénieuse; l'hypocondrie est attribuée au progrès du luxe; le sang menstruel, les anciens l'avaient déjà dit, est chargé d'une fonction d'élimination; retenu dans l'organisme, il engendre la mélancolie. On sait que dernièrement Charrin faisait intervenir la suppression des règles comme un facteur pathogénique de la chlorose. Après trois siècles reparaît la théorie dépuratrice du sang menstruel.

Une fièvre pétéchiale grave sévit à plusieurs reprises dans le cours du XVIe siècle. Au début par prostration et coma, succédaient des pétéchies qui apparaissaient au milieu des sueurs, du second au troisième jour. Des bubons, pleurésies, parotidites, de la diarrhée aggravaient souvent le pronostic. Mercuriali, qui avait soigné nombre de ces malades, prescrivait la saignée, le petit lait, les acides et les vésicatoires.

En général, sa thérapeutique est inspirée par les Arabes et ses formules sont d'une complexité hérissée de subtilités.

Contre l'iléus sont préconisés la saignée, les ventouses sur les hanches, les purgatifs avec des feuilles de séné.

Des suppositoires sont indiqués. On y incorporera du nitre, du sel gemme, de l'ellébore blanc et noir, de la coloquinte.

Le diabète qui se traduit par une émission exagérée des urines est localisé dans les reins. L'alimentation dans cette maladie devra être surveillée avec attention : le pain sera fait de la fleur de farine; on mangera de la chair de veau châtré, du chevreau, de préférence les pieds et la cervelle de ces animaux. Les œufs à la coque conviennent; de même la chicorée, la laitue, les infusions de nymphéa, de plantain, de roses rouges, de ronces dont les propriétés astringentes raffermissent les reins.

Dans l'ictère, la saignée est requise. Il existe une pléthore des veines ou du foie : c'est la veine interne du bras droit qui sera ouverte. Le malade boira des purgations ainsi composées : casse ou séné, une once; diaphœnix, une demi-once; rhubarbe, une demi-drachme. Des infusions d'absinthe, de cuscute, d'eupatorium seront administrées comme adjuvants.

Mercuriali consacre un long chapitre à ce qu'après Galien il dénomme les tumeurs de la rate. Déjà, le médecin de Pergane avait insisté sur les deux formes que revêtent ces soi-disant tumeurs : la forme squirrheuse, la forme flatulente. Il conseillait d'arroser d'absinthe la partie affectée et d'appliquer à son niveau un emplâtre de soufre et d'alun ou une vessie remplie d'écume de sel. Souverain, ce dernier remède, contre les squirrhes de la rate. Mercuriali opinait, lui, pour le lait de chamelle vanté par les Arabes, les liniments et emplâtres émollients, les purgatifs répétés (coloquinte, ellébore, euphorbe); la tumeur qui naissait des gaz s'accommodait plus spécialement des poudres stomachiques : anis, une once et demi; poivre blanc, pyrèthre, une drachme; semences de rue, de nigelle, un scrupule. Broyer le tout, sécher, ajouter du sucre, à prendre par pincées dans un peu de vin.

Rien qui semble bizarre comme la conviction que les symptômes combattus, appartenaient à une tumeur de la rate. Il s'agissait, en réalité, de tout autre chose :

la contraction des muscles droits, les dyspepsies gastriques ou intestinales avec ballonnement gazeux, les tumeurs de l'estomac, très rarement sans doute, les tumeurs de la rate réalisaient les frais du syndrôme décrit sous ce nom élastique de tumeur de la rate. Et cependant, les anciens formulaient leur diagnostic en toute assurance. « S'il est une tumeur qui puisse être reconnue par des signes évidents, c'est bien celle-là », annonçaient-ils. Une tumeur dure et sans chaleur sous les côtes gauches, cette constatation suffit. La rate est atteinte. Aussi peu hésitant que le diagnostic, se montre le pronostic. Bénin chez les enfants, il est fatal chez le vieillard.

A songer que, tour à tour, Arétée, Galien, Cælius Aurélianus, Rhazès, pour ne citer que quelques-uns, à songer qu'ils ont accepté sans discussion l'autonomie de cette espèce morbide, on reste confondu de l'aberration clinique qui leur faisait étiqueter sous une rubrique unique des états si divers. Cælius Aurélianus allait jusqu'à déclarer qu'un des signes des tumeurs de la rate était la multitude des poux : à quoi Mercuriali répond sagement que l'infaillibilité de ce signe ne lui paraît pas démontrée. On sait, en effet, que les maladies de la rate engendrent une humeur mélancolique et que les poux naissent d'une humeur différente de celle-là.

Ne rions pas de ces erreurs : en science, rien n'est ridicule. Peut-être bien avons-nous dans notre nosologie des cases aussi mal disposées que celle qui emboîtait les tumeurs de la rate. Nous raisonnons comme les anciens et croyons à la valeur des appellations morbides : quelques symptômes collectés et une maladie est créée. La pathogénie n'est pas toujours très nette ni univoque. Pareille difficulté ne ralentit pas l'élan. Un cadre est arrêté ; il faut le remplir. On fouille entre les symptômes ceux qui s'adaptent le moins malaisément à cette nouvelle prison nosologique. Pendant cinquante, cent, près de deux mille ans, comme pour les tumeurs de la rate, la maladie classée, définie, isolée de ses congénères, a droit de vie; puis un jour la malheureuse se démembre. Ironie déconcertante, cette maladie démontre dans sa mutilation qu'on avait baptisé une chose qui n'existait pas.

III

Sans doute les changements politiques ont leur répercussion dans les idées. L'histoire témoigne des reculs ou des progrès que la civilisation concomitante imprime à la science. En médecine, surtout, éclate cette influence du milieu : pas de marche en avant tant qu'une nation n'est pas équilibrée dans une organisation hiérarchique où s'accomplit, sans qu'elle soit dérangée, la division du travail.

Seulement on ébaucherait très incomplètement le chapitre qui, dans l'exposé des conditions auxquelles a été subordonnée la médecine, négligerait ce facteur essentiel qu'est l'individu lui-même.

L'action de Mercuriali sur ses contemporains est tout entière dans son tempérament et celui-ci est resté indépendant d'événements extérieurs quelconques. Travailleur, Mercuriali n'a songé qu'à satisfaire son goût pour le travail : non pas travail original, mais compilations laborieuses et amples, coupées de stations au plus haut degré de l'échelle des bibliothèques, dans le va et vient des manuscrits saisis, rejetés, rouverts, descendus triomphalement dans un nuage de poussière. C'est ainsi qu'il a commenté Hippocrate, non qu'Hippocrate l'eût ébloui comme observateur génial, mais parce qu'Hippocrate il y avait sous forme de manuscrits touffus et non vérifiés.

Aussi Mercuriali a-t-il continué de pratiquer suivant les doctrines des Arabes malgré sa connaissance de la doctrine hippocratique qui n'avait servi qu'à favoriser pour un moment son instinct de bibliophile.

Les successeurs de Mercuriali n'en ont pas jugé ainsi. Mis au point par le professeur de Padoue, son Hippocrate a servi à la résurrection hippocratique du XVIe siècle. Inconsciemment, en obéissant à sa passion de commentateur, Mercuriali a fait progresser la science. Il avait répandu des principes dont lui-même n'avait pas saisi la portée.

LA THÉRAPEUTIQUE

DE

FÉLIX PLATER

1536-1614

I

La prudence est une qualité indispensable au médecin. Félix Plater en était convaincu. Aussi redoutait-il l'esprit malin. Un jour on l'appela auprès d'un malade qui refusait le boire et le manger, et cependant, comprend-on cela, ce malade entendait et voyait comme vous et moi. « C'est un possédé du diable, » affirma Plater et il ne formula pas de traitement. Quand Satan s'en mêle, le médecin se retire.

Plater était de ces superstitieux intelligents que la conscience de leurs connaissances imparfaites porte à admettre une intervention occulte comme raison aux phénomènes qui leur échappent. Déplorer la petitesse de l'enclos qu'on habite, par dessus le mur qui en limite les contours, risquer un coup-d'œil au dehors et déchiffrer l'énigme ouverte sur l'horizon, c'est là curiosité qui grandit celui qui s'y livre, quel que soit le résultat de ses investigations et si nuageuses qu'apparaissent les conceptions qu'il retire d'elles.

Tout le XVIe siècle scientifique a vécu sous la

croyance de forces invisibles que la religion personnifiait sous les noms de Dieu et de Satan. Les idées que le vulgaire acceptait par docilité d'esprit, les médecins les partageaient par l'impatience où les laissaient leurs démonstrations bornées.

Accuser le démon de toutes sortes de maléfices n'empêcha pas Plater d'être un médecin fort remarquable.

Professeur de médecine pratique à Bâle, il fit son cours pendant plus de cinquante ans et publia des observations curieuses : un cas d'asthme produit par des pierres dans le poumon ; l'histoire d'une léthargie qui reconnaissait pour cause une tumeur squirrheuse du cerveau ; une autopsie d'hydropique qui étala sur la table de l'amphithéâtre un foie rempli d'hydatides et des reins criblés de trous. Une femme souffrait d'un prolapsus utérin : la tumeur qui faisait hernie se sphacéla. Plater en pratiqua l'extirpation. Résultat : guérison, mais rétablissement de l'écoulement menstruel par l'anus.

Ce fut Plater qui organisa les premières dissections de cadavres humains dans les pays de langue allemande. Il s'occupait entre temps de physiologie. Pas toujours très puissants les problèmes qu'il soulevait ! Pourquoi l'homme porte une barbe ? Parce que la décence lui interdisant de marcher tout nu, il laisse paraître les attributs de son sexe dans la luxuriance non impudique de son système pileux facial. A le croiser dans la rue les femmes reconnaissent sans rougir un mâle apte à la procréation. Et que de choses admirables à côté de celle-là ! En vérité la sagesse du Créateur est infinie. Sur ses pieds trop petits, l'homme se tient en équilibre et ne tombe pas ; une parole sort de sa bouche, elle suffit à emplir mille oreilles. Il écrit et les quelques lettres de l'alphabet se diversifient en une infinité de mots ; il chante et les complications de l'harmonie ne dépendent que d'un nombre restreint de sons ; il peint et toute une gamme de nuances resplendit entre les couleurs.

Plater, ces réflexions s'en portent garant, avait le don de s'étonner : ses sensations ne s'émoussaient pas avec l'âge. Jeune il était resté par la faculté de vibrer. Si tout lui devenait matière à surprise, c'est que sa spontanéité intellectuelle à l'affût des occasions de penser se refusait aux explications immédiates dont s'accommodent les esprits béats. En dernier ressort, il aboutissait comme ceux-ci, à l'acceptation du merveilleux, mais non sans avoir raisonné de son mieux. Les faits très simples lui apparaissaient complexes ; il en poursuivait avec opiniâtreté la cause première qui se perdait dans la nuit.

Ce n'est qu'après s'être inutilement adressé à la science qu'il cherchait asile dans le temple religieux.

II

On doit à Plater une classification des maladies. Il commence par les troubles des fonctions : ceux de l'intelligence ouvrent le volume. Viennent ensuite les troubles des sens : tact, goût, odorat, vue, ouïe. Les altérations du mouvement de la respiration, de la miction, etc., précèdent la monographie des douleurs, des évacuations et des rétentions ; un plan de pathologie générale appliqué à un traité de médecine pratique. Combien diffuses certaines parties du livre, l'énumération des diverses douleurs dont la cause et le traitement sont assignés suffit à l'établir ; douleurs de la tête, de la bouche, des dents, de la gorge, des narines, des oreilles, des yeux, de la poitrine, du cœur, de l'hypocondre, du ventre, des organes génitaux, de l'anus, chacune d'elles emplit un chapitre. Les répétitions devenaient inévitables.

Pas toujours, cependant ! Quand Plater tenait une médication originale, il ne la prodiguait pas. Telle la castration contre la salacité : c'est la ressource suprême. Libre d'enlever les testicules ou la verge : le chirurgien saura toutefois que l'amputation de la verge est moins grave et d'effet mieux assuré ; mais combien préférable à ces mutilations le remède que dans sa prévoyance miséricordieuse le bon Dieu a dispensé aux hommes : l'union avec une femme légitime. Dépenser sa salacité en procréant selon les vœux du Seigneur vaut mieux que couper verges et testicules, assurât-on le succès opératoire par les commandements du régime le plus contraire à l'appétit vénérien : eau comme boisson, camphre comme médicament.

La maladie inverse de la salacité, l'impuissance, ne bénéficie pas d'une médication divine aussi alléchante de pratique. Le poivre, le pyrèthre, le gingembre, les cantharides, seront tirés des bocaux de l'apothicaire et servis sous forme de pilules, sirops, électuaires ; encore ne réaliseront-ils l'érection implorée qu'à une condition : que le malade n'ait pas été préalablement privé de son membre viril ; car c'est là l'accident qui menace communément les intendants superbes commis par le mari à la garde d'une épouse dont les prunelles étincellent avec trop d'éloquence.

Aussi brillants que les yeux de la femme sensuelle, les métaux sont comme elle, ennemis de la santé de l'homme. L'antimoine a beau emprunter sa splendeur aux pierres précieuses ; même calciné, il ne perd pas ses propriétés pernicieuses.

L'or, les perles, le corail, le lapis-lazuli ne produisent, au contraire, aucun accident ; ils sont trop purs pour ça. Leur poudre réussit en applications externes ; ulcères fétides, vices des yeux, taches de la peau, caries dentaires sont améliorés par elle. A l'intérieur même du corps les effets se poursuivent. Ainsi que l'enseigne Dioscoride, l'absorption de ces poudres guérit les plaies profondes, pompe les sanies humides, corrige la dysenterie, chasse la phtisie, dessèche les ulcères de la vessie et de l'utérus. L'efficacité de ces médicaments est approuvée par la raison et contrôlée par l'expérience, en sorte qu'il n'est pas possible de la révoquer en doute. Par contre, leur demander plus que cette action cicatrisante et topique est se préparer des mécomptes. Des charlatans promettent santé et forces à qui avale des pierres précieuses. Méfiez-vous de ces gens, une seule puissance leur est reconnue : vider vos coffres.

La guérison des maladies vulgaires ne nécessite pas heureusement un traitement aussi dispendieux. De bons remèdes existent, spécifiques pour les divers organes et de prix modique. Ainsi la bétoine et la sauge qui conviennent à la tête, l'euphraise aux yeux, le pourpier aux dents, la capillaire au poumon, la buglosse au cœur, l'endive au foie, la scolopendre à la rate, la menthe à l'estomac, la muscade aux articulations. Les injections de suc d'ortie mêlé avec l'urine d'un enfant guérissent admirablement les ulcères de la matrice.

Et les purgatifs, quel soulagement à bon marché ils représentent ! Un hypocondriaque multipliera les suppositoires, les potions. Il ne se ruinera pas.

Il fera préparer les suppositoires suivants : miel, une once ; suc de mercuriale, une demi-once ; fiel de bœuf, une demi-once ; faire cuire, ajouter : racine d'ellébore blanc et de pyrèthre, de chaque une demi-drachme ; coloquinte, une obole ; sel gemme, une demi-drachme, pour un suppositoire.

Il avalera en potion : agaric infusé dans l'oxymel et les eaux de sauge et de romarin, une drachme et demi ; gingembre infusé de même, un scrupule. Exprimer, ajouter ensuite : diaphœnix, diacarthame, de chaque une drachme et demi.

L'hypocondriaque sera prévenu que ces médicaments ne le soulageront qu'autant que sa maladie ne soit pas due à une possession par le démon. Si tel est son cas et que l'esprit malin ne harcèle pas son âme, il pourra entrer chez l'apothicaire en toute confiance et satisfaire sa curiosité sur les remèdes ordonnés.

Il apprendra que le diacarthame et le diaphœnix sont deux électuaires : le premier renferme de la manne et du carthame, qui est une composée dont on utilise la graine purgative ; le diaphœnix fait partie du lavement purgatif des peintres ; on incorpore à cet électuaire des dattes, du turbith végétal, de la scammonée.

III

Hypnotisés qu'ils étaient par l'érudition de leurs formules surchargées de remèdes, les anciens demeuraient encore très empêchés dans l'appréciation exacte des effets médicamenteux.

La percussion et l'auscultation inconnues ne leur permettaient pas de poursuivre par l'oreille les modifications physiques imprimées aux maladies des organes accessibles. Les caractères du pouls dont ils possédaient une expérience minutieuse recevaient leur mot d'ordre bien plus de l'état général que de l'état morbide local. Si subordonnés que soient en réalité ces états l'un à l'autre, quand même arrive-t-il qu'ils rompent le lien qui les attache ; l'état général peut s'améliorer nonobstant l'état morbide local et celui-ci n'entame pas toujours, dès son apparition, une santé qui reste florissante malgré lui.

Les anciens guidaient leur pronostic sur l'état général ; en quoi ils avaient raison. Seulement ils avaient tort d'escompter leurs succès thérapeutiques exclusivement sur cet aspect général. Sous l'influence de la suggestion médicamenteuse, un malade se sentait mieux : la buglosse et la scolopendre le soulageaient : c'est donc que la buglosse et la scolopendre étaient des remèdes actifs. L'état du cœur ou de la rate contre lequel étaient dirigés ces remèdes n'avait pas varié ; mais comment le reconnaître ? On était acculé à la nécessité de s'en référer aux sensations accusées par le malade.

Depuis Galien, on vivait dans cette illusion ; chercher la vérité en interrogeant le sentiment. On tenait à son opinion parce qu'une connaissance incomplète en empêchait la réfutation rigoureuse et on s'y accrochait avec l'énergie qu'on apporte à soutenir une cause dont l'évidence vacille. Plater faisait de la thérapeutique comme nos contemporains de la politique. Encore avait-il un avantage sur eux ; il était convaincu et sa conviction était désintéressée.

LA THÉRAPEUTIQUE

DE

JODOCUS VAN LOMM

15? — ?

I

Une fois entré dans le XVIe siècle, on n'en sort plus. Tant de jeunesse et d'enthousiasme illuminent les efforts que c'est plaisir à respirer cette atmosphère passionnée. Les sensations y retentissent au moins en actes d'une originalité vibrante. Jodocus van Lomm est encore un de ces médecins qui aidèrent à renverser les autels de Galien et des Arabes. Au lieu d'adorer, il observa et c'était une audace cela. En regard d'elle, il n'est pas jusqu'aux découvertes admirables de la microbiologie moderne qui ne perdent quelque peu de leur éclat, car ces découvertes étaient pressenties depuis longtemps. Vieille de trois cents ans, la théorie des germes infectieux flottait dans l'air lorsque Pasteur la capta d'un élan génial pour la condenser en formules saisissantes.

Mais l'observation, qui se doutait jadis que cela eût droit d'exister? A l'aube de la Renaissance, la tradition trônait hiératique, infaillible. La regarder en face, la soumettre à l'analyse, démontrer qu'elle n'échappait pas à l'erreur devenait un crime. Une foi de vingt siècles se dressait contre la consommation de ce sacrilège. Furieuses d'être humiliées dans l'objet de leur adoration, les habitudes de discipline, de docilité, de prosternement se révoltèrent. Une lutte divisa les médecins : le camp des anciens et celui des modernes.

Les premiers, têtus, sectaires, glorieux, les seconds hardis, irrespectueux, agressifs, novateurs; des professeurs parmi les uns et les autres, parfois aussi de simples praticiens.

Ce fut le cas de Lomm. Médecin à Tournai, puis à Bruxelles, où il se rendit en 1560, le malheureux ne nous a guère laissé de renseignements sur la date de sa naissance ou sur celle de sa mort : toutes deux nous sont inconnues. Il devint l'ami et le disciple de Fernel : hors cette particularité, nous ne savons pas grand chose. Son œuvre nous est mieux parvenue que sa vie et elle est, cette œuvre, d'un esprit supérieur.

Sans doute les observations de Lomm n'ont pas la valeur de celles de Sydenham, cet autre praticien; mais cette infériorité, elles ne la doivent pas à une faculté moindre d'être impressionné par les faits. Il faut se placer à la lumière plus avare de l'époque; une nuée trouble planait encore; le soleil de la Renaissance ne l'avait pas dissipée totalement. Des paquets de brume erraient, obscurcissaient la pathologie à leur passage.

Lomm néanmoins vit clair, aussi clair que Baillou ennuyeux dans sa prolixité incomplète, aussi clair que Fernel et le grand Houllier, si injustement oublié.

II

Des commentaires sur Celse, un recueil d'observations sur la seméiotique, un livre sur le traitement des fièvres continues représentent le bagage scientifique de ce praticien.

Il croit la saignée surtout utile au début des fièvres

continues, la recommande avec circonspection chez les femmes enceintes, les enfants, les vieillards, lui préfère les purgatifs à la période d'état. L'usage de l'eau froide est minutieusement réglementé. C'est à tort qu'Avicenne l'autorise pendant toute la durée du mal. Lors de la crudité des humeurs, l'eau froide est dangereuse, car elle augmente cette crudité. Il faut retarder son administration jusqu'à l'heure de la coction ; c'est à ce moment que les symptômes sont les plus alarmants : douleurs de tête, soif, insomnie, délire, agitation. Cette gravité a sa signification, elle témoigne que les humeurs sont arrivées à la coction et préparées pour leur sortie. L'eau froide favorise dès lors l'élimination des déchets morbides ; elle sera donnée à dose copieuse et à la volonté du malade. Beaucoup de liquide est nécessaire ; plus la fièvre est vive, mieux il est toléré ; on risquerait, en modérant son emploi, de ne pas obtenir l'action expulsive qui est recherchée ; la chaleur fébrile absorberait l'eau froide comme la pluie est pompée par un sol desséché ; pour que le corps se nettoie, il convient de l'arroser abondamment.

Il semble toutefois que la fièvre intermittente ne retire pas de l'emploi de l'eau froide les mêmes bénéfices que la fièvre continue : sans doute, dans la première, la matière est-elle trop épaisse et d'élimination trop ardue ; de même les tumeurs ne se félicitent guère de cette médication ; elle leur fait plus de mal que de bien ; à peine si le phlegmon s'en accommode avec quelque avantage.

Et quelle prudence dans les prescriptions diététiques des fièvres continues ! Les statistiques de mortalité devaient se montrer aussi satisfaisantes que celles qu'on relevait avant le traitement de la fièvre typhoïde par les bains froids. Il y a dix ans à peine de cela ; au XVIe siècle, on en savait autant qu'il y a dix ans.

Pendant la fièvre, les décoctions d'orge étaient la boisson préférée ; au-dessous d'elle prenaient place les tisanes de laitue, chicorée, endive, buglosse, à la fantaisie du malade. On tolérait parfois du jus de viande additionné d'eau vineuse ou d'eau de rose, de l'eau pannée relevée d'un peu de jus de poulet.

Les médicaments devaient répondre à une triple indication : tempérer l'ardeur fébrile, corriger la sécheresse, refréner l'impétuosité de la matière en ébullition. La petite bière très légère, les boissons aqueuses remplissaient les conditions requises. A moins de faiblesse extrême, le vin était défendu.

Naturellement aucun aliment solide : Il faut évacuer les humeurs ; or, seules, elles sont expulsées avec plus de facilité qu'épaissies par des corps solides. On commençait l'alimentation de la convalescence par des bouillons de poulet, de chevreau, de veau ; les consommés légers ramenaient les forces sans danger, refaisaient le sang. Une grande modération réglait la distribution des aliments : repas fréquents, peu abondants, recommandation de ne pas satisfaire son appétit, trop manger exposant à une rechute de la fièvre.

Quant à l'air de la chambre, ni trop chaud, ni trop froid : tel est le degré convenable. La chaleur augmente la fièvre, le froid engourdit des organes déjà fatigués. Mieux vaut toutefois le froid si la fièvre est tenace.

Nourri avec réserve, respirant un air tempéré, le convalescent sentira ses forces renaître chaque jour. Le sommeil calme et réparateur achèvera la résurrection ; encore ne faut-il dormir qu'après avoir pris quelque aliment; dormir l'estomac vide, épuise, dessèche le corps.

Un exercice lent par la chambre, des frictions sur les membres rappelleront la chaleur. On évitera toutes causes d'épuisement; les purgatifs seront prohibés; tout au plus de la casse, du catholicum, du séné et n'administrés qu'une seule fois. Des lavements de casse et d'huile de violettes rendront service, n'affaibliront pas.

Laxatifs et lavements ne sont un plaisir pour personne; les rapports vénériens en sont un. Bien que la joie soit l'état d'esprit congruent au convalescent, il se garera de celle que provoque la conversation intime avec une belle personne. Le coït est un exercice dont l'agrément est payé par la tristesse consécutive; or la tristesse est dangereuse. Elle dessèche.

III

Le bagage scientifique de Lomm tient en un volume assez mince : le texte concis et net rappelle la manière de Celse. C'est court, qualité entre toutes, la plus appréciée du lecteur. Rien de fastidieux comme de faire la part du bon grain dans les énormes volumes où l'ivraie de l'érudition a jeté ses racines filandreuses et envahissantes.

Si les œuvres de Galien ne nous avaient pas renseigné sur les pratiques médicales usitées avant lui et qu'elles nous révèlent, elles n'eussent peut-être pas, ces œuvres touffues, connu la vogue qui les a accueillies. Tant original soit-il, le médecin de Pergame s'abandonne à une prolixité désespérante; son originalité se noie dans le verbiage. Nous serions rebutés par cette accumulation de citations, n'était l'impossibilité où nous sommes de trouver ces citations ailleurs. L'érudition de Galien nous aide à reconstruire l'histoire, c'est à ce titre que nous en acceptons la charge.

Lomm s'est montré personnel : de là son laconisme. Une expérience originale, sur quelque étendue qu'elle se réalise, ne remplit jamais une large surface. Au surplus, le sentiment d'esthétique parfait au XVIe siècle se révèle dans les pages de notre auteur dont l'exposition sobre apparaît dégagée des accessoires qui en eussent faussé l'harmonie.

LA THÉRAPEUTIQUE

DE

FABRICE D'AQUAPENDENTE

1537-1619

I

Des ongles non taillés par devoir professionnel, on voyait cela au XVIe siècle. Les sages-femmes du temps avaient charge de montrer cette curiosité, l'ongle de l'index surtout. Plus long et pointu était-il, mieux l'usage en apparaissait approprié. Car c'était un instrument de chirurgie, une façon de bistouri corné, cet ongle que les ciseaux n'entamaient pas. Il ne servait à rien moins qu'à déchirer le filet de la langue chez le nouveau-né. Que des accidents graves fissent suite à cette intervention, la sérénité des matrones ne s'en émouvait guère : on leur avait prescrit de déchirer le filet. Elles déchiraient le filet. Quand on opère suivant les règles, on peut laisser mourir les gens. La satisfaction du devoir accompli permet de se retirer tête haute.

Non pas, protesta Fabrice d'Aquapendente. D'abord il n'est pas nécessaire de couper le filet et l'opération par exception devint-elle indispensable, elle serait pratiquée avec un bistouri courbe.

Ce médecin qui ne craignait pas de déchaîner

contre lui l'amour-propre piqué des matrones était professeur à Padoue, où il avait remplacé Fallope en 1565.

Tel était le culte à son art qu'il appréhendait d'en diminuer le prestige par l'acceptation des honoraires. Ses clients traités gratuitement s'acquittaient envers lui par l'envoi de riches présents. Grâce qui n'est pas dispensée à chacun : rendre service, comme le faisait Fabrice, sans transformer en ennemis les gens qu'il avait obligés.

La reconnaissance, qui est qualité de sentiment développée par l'éducation, trouvait sans doute place dans la clientèle de Fabrice, très aristocratique et d'une culture qui étouffait l'instinct d'ingratitude inné chez l'homme et demeuré vivace dans l'âme du peuple. Il est vrai qu'à cet égard nos confrères de la ville nous opposeraient, avec quelque justesse, leur expérience personnelle : bien des gens du monde sont peuple par le souvenir fragile qu'ils gardent des soins reçus.

Fêté de ses malades, notre chirurgien tirait de ses succès une ardeur renouvelée à ses études. Il fit construire à ses frais un amphithéâtre d'anatomie. Cette générosité piqua d'émulation la seigneurie de Venise qui fit bâtir un autre amphithéâtre beaucoup plus spacieux, sur le frontispice duquel était gravé le nom de Fabrice d'Aquapendente. Et là ne s'arrêtèrent pas les amabilités de la République : un revenu de cent écus d'or, une chaîne d'or, le titre de chevalier de Saint-Marc, argent, cadeaux, titres, elle en combla le chirurgien auquel elle érigea une statue.

Bien heureux ces savants italiens du XVIe siècle; l'intelligence du milieu, en prévenant leurs besoins, leur épargnait les rigueurs et les découragements de la lutte. Les déboires attendent par contre les chercheurs modernes opérant dans un monde dont la vulgarité n'aperçoit en un esprit d'élite qu'étrangeté et motif à dénigrement.

II

Anatomiste et chirurgien, Fabrice fut novateur dans cette double spécialité à laquelle il consacra sa vie. En 1574, il décrivit les valvules des veines. Leur usage qu'il n'avait pas saisi lui paraissait être de s'opposer à la congestion du sang et de prévenir la trop grande dilatation des veines. Une découverte n'étant jamais l'œuvre d'un seul, Fabrice avait été précédé dans ses recherches. Dès 1560, Posthius avait fait voir les valvules des veines crurales dans l'amphithéâtre de Montpellier et Amatus Lusitanus avait disséqué la valvule de la veine azygos en 1547. Assez riche est le bagage de Fabrice pour qu'il ne soit pas amoindri de cette constatation. On lui doit une description détaillée du péritoine, la démonstration de la naissance des nerfs optiques au voisinage des tubercules quadrijumeaux, l'opinion pour la première fois émise que l'enveloppe charnue de la vessie était un muscle servant à l'expulsion de l'urine.

Comme chirurgien, il préconisa l'opération de l'empyème tombée en désuétude. L'incision qu'il recommandait était pratiquée entre la cinquième et la sixième côte en comptant de haut en bas et à cinq travers de doigt en dehors du sternum.

Dans le sarcocèle, il extirpait le testicule. Le cordon spermatique saisi avec une pince était lié, coupé, le testicule enlevé et la plaie cautérisée au fer rouge.

L'ascite était ponctionnée à l'ombilic. On opérait de la façon suivante : Les parois du bas-ventre étaient d'abord percées avec un bistouri, étroit, courbé et tranchant du côté interne seulement, afin de ne pas blesser les intestins. Dans l'incision était introduite une canule bien polie, en plomb, argent ou cuivre, garnie d'un rebord saillant et percée de trous en dedans.

Bizarre la pratique de Fabrice dans les atrésies profondes du conduit auditif! Il usait de caustiques et introduisait l'acide sulfurique dans l'oreille; toutefois il conseillait de ne pas en prolonger l'usage, crainte d'attaquer la membrane du tympan.

Le traitement médical du cancer est l'objet de préceptes détaillés empruntés pour la plupart à Galien.

Trois indications sont à remplir : 1° évacuer l'atrabile; 2° empêcher sa formation; 3° éliminer la partie malade.

On satisfera à la première indication par la saignée, si les forces le permettent, l'usage du petit lait, des infusions de fleurs de thym ou de verveine.

A la deuxième indication répondra le choix du climat. Un air froid et humide convient à cet effet. Le cancer est rare en Allemagne, fréquent au contraire en Asie. Très intéressante cette observation sur la répartition géographique inégale du cancer. Des chiffres précis n'établissent malheureusement pas son exactitude.

L'arrêt dans la formation de l'atrabile sera encore favorisé par l'ordonnance judicieuse du régime alimentaire. On recommandera l'usage du lait, de préférence du lait de chèvre; seront utiles aussi les plantes rafraîchissantes telles que mauve, blette, arroche, courge; le malade usera de viande blanche, de poisson, d'œufs; il évitera les viandes noires, les légumes secs, les vins capiteux. Des infusions de bourrache ou fumeterre édulcorées avec du sirop de chicorée, et relevées d'oxymel simple constituent des adjuvants précieux du régime.

La troisième indication comprend l'élimination de la partie malade. Celle-ci s'opère par digestion ou par section. Parmi les agents qui digèrent la tumeur, Fabrice cite le suc de morelle noire et le plomb déjà usité par Galien. Notre auteur a soin de broyer tous les médicaments dans un mortier en plomb : un pilon en plomb les écrase et l'on continue la trituration jusqu'à ce que les médicaments acquièrent la couleur du plomb. Des purgatifs, des onguents ou poudres bizarres dans la préparation desquels entrent des grenouilles vertes sont cités avec éloges pour leur action digestive.

Que si le cancer est étendu, mieux vaut recourir à l'ablation. La tumeur saisie avec des pinces sera extirpée par un couteau de bois ou de corne trempé dans l'eau forte : la tumeur enlevée, la plaie est cautérisée énergiquement au fer rouge tant pour arrêter l'hémorrhagie que pour éviter les récidives.

Malheureusement et en dépit de ces interventions radicales, Fabrice confesse que la maladie reparaît le plus souvent quoiqu'on en ait détruit les moindres vestiges.

A trois siècles de distance, la conclusion découragée du professeur de Padoue n'a pas cessé d'être vraie, à la confusion du corps médical.

Quant au reproche de timidité dont on a rabaissé la pratique de Fabrice, nous le rangerons un peu au nombre des griefs que la jalousie oppose au succès trop éclatant d'un confrère. Sans doute Fabrice n'était guère partisan de la réunion immédiate des plaies : la suture lui faisait peur. Crainte salutaire, s'il en fut, à une époque où l'antisepsie était inconnue. Peut-on d'autre part réclamer à un chirurgien des qualités plus hautes que l'habileté unie à la prudence ? Fabrice les possédait toutes deux. Jamais il ne se laissa entraîner par son bistouri. Paraître brillant lui importait peu. Il lui suffisait de guérir.

III

Dans la marche en avant, à côté de la chirurgie triomphante, c'est une constatation pénible que l'allure humble de la médecine. Déjà la chirurgie des anciens était supérieure à leur pratique médicale. Au XVIe siècle quelle poussée prodigieuse reçut la chirurgie de ce barbier qui s'appelait Ambroise Paré ! Concurremment avec cette révolution dans la pathologie externe, que tenta la médecine? Elle délaissa les Arabes pour remonter à la tradition grecque : ce changement de Maîtres lui fut occasion de discourir pendant plusieurs siècles. Et rien ne rend un homme heureux comme le bavardage facile.

En l'absence de données pathogéniques précises, il n'en pouvait être autrement. La médecine errait à l'aventure, diététique avant tout, cherchant de son mieux à seconder les réactions salutaires de la nature. La chirurgie se préoccupe beaucoup moins des causes morbides ; le mal s'offre à ses yeux, évident, palpable. Elle l'enlève à coups de couteau ou de fer rouge. L'incertitude où il se trouve de la nature intime d'une lésion n'empêche pas le chirurgien d'y porter remède. Il opère sans comprendre et parfois avec succès. De là ces hardiesses chirurgicales à une époque où la médecine était empêtrée dans le fatras de la pharmacopée galénique : la complication des drogues suppléait à leur activité. On formulait beaucoup pour obtenir très peu.

Aujourd'hui nous commençons à voir clair dans les indications thérapeutiques : nous manions plus habilement les agents qui guérissent. Encore ne faudrait-il pas nous glorifier outre mesure des quelques notions générales qui nous servent de fil conducteur. Pour aller la tête moins basse, nous ne la portons pas encore très haut. Au moins ne peut-on nous reprocher ni présomption, ni imprudence. La chirurgie contemporaine n'échappera peut-être pas tout à fait à cette double accusation. Qu'elle rayonne dans sa gloire, c'est très bien, mais de la suite de ses opérations, si brillante en ait été l'exécution, se préoccupe-t-elle avec la sollicitude requise? Tout un chapitre de la pathologie est ouvert et non rempli : celui des accidents névropathiques et bien plus encore des tuberculoses qui s'installent à bref délai sur certains organismes dont le bistouri du chirurgien a exalté la sensibilité et diminué la résistance vis-à-vis de l'infection.

LA THÉRAPEUTIQUE

DE

GUILLAUME BAILLOU

1538-1616

I

Par le prisme de quelle illusion, dans son discours sur le génie d'Hippocrate, Barthez a-t-il considéré Guillaume Baillou comme supérieur à Sydenham ? Le médecin de Montpellier reprochait à Sydenham son défaut de lecture. C'est précisément ce qui fait le mérite de ce dernier. Au moins les noms d'Hippocrate et de Galien ne reviennent-ils pas incessamment sous sa plume. Il observait par lui-même et non par l'œil du maître. Le fait l'intéressait seul et non l'idée qu'un autre s'en était imaginée.

A la vérité, Sydenham s'est peu occupé d'anatomie et Baillou est tout à fait étonnant en pareille matière. On peut le regarder comme le créateur de l'anatomie pathologique ; rien que dans le domaine des affections du cœur, il a publié des observations qui encore aujourd'hui passeraient pour des trouvailles. Tels l'hydropéricarde, l'anévrysme de l'aorte ventrale, l'anévrysme de l'artère rénale et combien d'autres que nous passons.

Si l'on rapproche souvent le nom de Sydenham de celui de Baillou, c'est que tous deux ont décrit les constitutions médicales de leur temps. Mais quelle différence dans la valeur de la tâche accomplie ! Baillou a le respect du Maître. Le sentiment d'une vénération hiératique règle ses mouvements. Il distingue la grippe de la coqueluche, décrit le croup en 1576, parle des membranes qui tapissent la trachée artère, mais non sans se réclamer tout de suite d'Hippocrate. C'est ce qui impatiente le lecteur. D'autant que des tas de petites histoires locales encombrent encore les citations des Anciens. Tout cela est peu intéressant et diffus. En vérité nous sommes loin de Sydenham ; ce qui est limpide, bien canalisé dans l'auteur anglais, coule d'ordinaire chez le médecin parisien lourdement, en un flot d'observations disparates ; à chaque page on se heurte à ce barrage que les noms d'Hippocrate et de Galien opposent au jet de la conception personnelle. On sent l'homme trop savant pour qu'il demeure original. Sous l'érudition du texte, perce le professeur qui argumente les bacheliers à grand renfort de citations. D'autres médecins du XVIe siècle, Houllier par exemple, n'avaient pas ce défaut. Nous avons omis de dire que Baillou était doyen de la Faculté de Paris ; il signala son décanat par une lutte contre les revendications des chirurgiens et mourut en 1616, âgé de soixante-dix-huit ans.

Quand même, si effacée soit-elle à côté de Sydenham, c'est encore une grande figure que celle de Guillaume Baillou. Chez lui, la noblesse du caractère sauve ce qu'il y avait dans son intelligence d'un peu comprimé par l'habitude de l'enseignement. Une conscience sévère de la dignité professionnelle et des égards dus entre confrères, fait de ce médecin du XVIe siècle un modèle de praticien honnête et poli : « Dans les cas difficiles, dit-il, il ne faut pas hésiter à recourir à la lumière d'un autre médecin : la vue d'un seul homme est moins clairvoyante que celle de plusieurs. En ce qui concerne la consultation, il suffit, pour que son résultat soit fructueux, que la divergence d'opinions soit loyalement exprimée et ne s'inspire pas d'un ambitieux désir de censure. La modestie sied au médecin qui ne rougit jamais d'apprendre quelque chose, fût-ce au chevet du malade et de la part du confrère mandé. »

Comment l'auteur de ces paroles renouvelées d'Hippocrate n'eût-il pas joui de l'estime de ses confrères? Il possédait à la fois l'aménité qui attire et cette moyenne d'idées qui n'indispose personne. En somme, ce qu'il constatait ne prêtait à aucune ambiguïté : c'était une lésion anatomique étalée sur la table de l'amphithéâtre ou des travaux d'épidémiologie qu'abritaient des témoignages acceptés comme des oracles. Cette prudence bien avisée a mieux servi la réputation de Baillou que s'il se fût égaré loin des sentiers battus.

II

En thérapeutique, Baillou suit Hippocrate. Il se conforme à ses aphorismes, de laisser agir la nature quand la crise se fait ou qu'elle est faite et d'évacuer les humeurs par la voie où elles se portent naturellement.

La perspicacité du médecin s'attachera à démêler les modifications que les constitutions diverses des malades imposent à ces règles générales de conduite. « Il n'est pas juste, dit notre doyen, que tout le monde mette le pied dans la même chaussure comme s'il ne s'agissait que d'un même mal et d'un même remède ».

Les enfants, par exemple, supportent mal les purgatifs; utile au début de la variole, de la rougeole, de la peste, utile encore dans le rhumatisme, une saignée devient dangereuse quand le malade a perdu ses forces. Un corps qui languit a besoin de réfection et non d'évacuation.

Il est terrible de songer aux dangers d'une thérapeutique imprudemment instituée. Les vésicatoires aux cantharides laissés en place trop longtemps, peuvent produire des ardeurs de vessie intolérables; la thériaque, par l'action déprimante de l'opium, est tout à fait contre-indiquée dans des maladies où elle est journellement prescrite : les affections léthargiques, le coma et l'apoplexie.

Malgré sa circonspection, l'auteur s'avoue lui-même en faute dans plus d'une circonstance : tel jour il aura hâté la fin d'un malade par une saignée malencontreuse. On ne doit pas saigner dans les inflammations asthéniques. Pourquoi l'avoir fait quand la contre-indication était formelle ? On ne peut toujours prévoir au premier jour la tournure que prendra une inflammation. Sera-t-elle asthénique ou non ? Il est bien des choses obscures en pathologie. Pourquoi la paracentèse, opération aisée, est-elle si souvent suivie d'érysipèle au point où l'ouverture a été pratiquée ? Instrument malpropre ou mains douteuses, dirons-nous ! Mystère ! soupirait Baillou.

Toutefois, si incertains soient les moyens de guérison, il ne faut jamais désespérer. Pourquoi, dans l'angine, quand tout a échoué, ne pas tenter une ouverture au larynx ? « Certes, l'opération n'est pas sans danger, mais si elle était exécutée par un habile opérateur qui sût éviter les nerfs récurrents, peut-être n'offrirait-elle pas de danger, et elle donnerait certainement des chances de guérison ». La trachéotomie que conseille Baillou avait été pratiquée aux temps anciens par Asclépiade et Anthyllus, mais dans tout le moyen âge, nul n'osa s'y risquer. A la fin du seizième siècle, un chirurgien du nom de Santorio tenta cette opération à l'aide d'un trocart, la canule étant laissée dans la trachée. Qui sait si les lignes précédentes de Baillou n'ont pas déterminé Santorio à sa périlleuse intervention ?

« De même, ajoute Baillou, pourrait-on essayer quelque chose de semblable dans la pleurésie, et pratiquer une ouverture entre la cinquième et la sixième côte, car l'évacuation d'une quantité de pus, même petite, procure une grande amélioration dans l'état des malades ». C'est la réhabilitation de la pleurotomie, qui était du reste déjà usitée au temps d'Hippocrate.

La matière médicale de Baillou emprunte ses éléments aux remèdes du XVIe siècle : casse, séné, rhubarbe, sirop du roi Lahor, composé de suc de pommes, bourrache, feuilles de séné, buglosse, tartre soluble et safran, pilules sine quibus où entrent l'aloès, l'agaric, la scammonée, la rhubarbe, le séné. Il est à remarquer que ces pilules laxatives sont recommandées contre les pâles couleurs, comme si Baillou eût pressenti l'origine intestinale de la chlorose. Que si la constipation fait suite à l'usage des purgatifs, on y remédie en administrant, suivant la méthode de Fernel, une grande quantité de sirop de violettes étendu d'eau. Elle est supérieure, cette eau toute simple, aux complications de tisanes dont le suc de plantain et autres drogues semblables sont censés représenter le principe actif. Hippocrate se contentait de l'eau pure. Baillou s'en contente.

Par-ci par-là, il se félicite aussi de remèdes bizarres que l'usage populaire a conservés : un coq éventré appliqué sur le côté aide à la résolution de la phrénésie. Les campagnards de notre région préfèrent le pigeon. Attaché ouvert et pantelant sur le siège des inflammations, il exerce sur celles-ci une action curative manifeste.

III

Baillou croyait à l'influence des astres sur les êtres terrestres. On retire de moins bons effets de la saignée lorsque la lune ne se montre plus sur l'horizon, et pendant les éclipses de soleil, des dames sont sujettes à des évanouissements redoutables. « Ce sont là choses, proclame Baillou, que le médecin ne doit pas ignorer, afin qu'il sache au besoin quitter les ornières de la médecine vulgaire pour la voie que lui ouvrent le raisonnement et l'observation exacte de faits nouveaux ».

En vérité, Baillou exagérait un peu. Les astres ne possèdent pas tout à fait le pouvoir qu'il leur concède.

Encore faudrait-il expliquer à notre scepticisme la raison de l'action que l'état du ciel exerce sur certains malades. Les neurasthéniques souffrent davantage par les temps humides. Leur nutrition est-elle influencée par le brouillard ? Les oxydations sont-elles diminuées quand le soleil est caché et l'accumulation des déchets qui résulte des combustions mal faites est-elle coupable de cette augmentation de douleurs qu'accusent les neurasthéniques ?

Au surplus, le procédé de raisonnement qui faisait admettre à Baillou des relations de cause à effet là où nous ne voyons que des coïncidences, ce procédé, ne l'oublions pas, est celui dont la pratique a décidé plus d'une fois de la marche en avant de la science.

Dire : ceci est cause de cela, est établir un rapport. Or, c'est la multiplication des rapports entre les phénomènes observés qui crée les découvertes. La bactériologie est née du rapport établi entre le microbe et la maladie infectieuse.

Sans doute, elle n'est pas toujours aussi heureuse, la tendance à relier entre eux des phénomènes d'apparence disparate.

S'abandonner au désir de l'explication aboutit aussi à l'erreur. Mais les fausses routes où l'on tombe ramènent plus d'une fois dans le bon chemin ; en biologie, la vérité peut sortir de l'erreur.

Beaucoup de semences s'éparpillent au vent avant qu'une d'elles germe et porte fruit. Nombre d'erreurs restent stériles ; quelques-unes lèvent en végétations inattendues. Téméraire ou borné qui juge immédiatement entre elles. L'avenir seul décide de leur valeur.

C'est pourquoi si erronée apparaisse une appréciation, elle vaut toujours qu'on la considère. Peut-être enferme-t-elle à l'état latent une promesse de vie qui s'épanouira ultérieurement.

La crainte du ridicule enchaîne le rieur dans la satisfaction de son ignorance.

N'avoir pas peur du ridicule est une qualité supérieure chez l'homme de science.

LA THÉRAPEUTIQUE

DE

DANIEL SENNERT

1572-1637

I

Sennert fut un homme heureux ; ses collègues lui accordaient du talent, et c'est à la satisfaction de tous qu'il fut nommé plusieurs fois recteur de l'Université de Wittemberg. Il y occupait une chaire de médecine dont le professeur Jean Jessen s'était démis en sa faveur. Pendant les trente-cinq années de son enseignement, il échappa aux tribulations dont l'envie confraternelle poursuit les hommes de science trop répandus : l'Electeur de Saxe le choisit comme médecin, et les gens se découvraient la tête en prononçant son nom.

A peine si un souci passager vint rider le cours de ses succès. Dans ce temps, on était très chatouilleux sur le chapitre de l'hérésie, et Sennert fut accusé d'impiété pour avoir soutenu que la matière a été tirée du néant : elle a été tirée de la terre, enseigne la Bible. Là-dessus, convocation des hommes d'Eglise. Huit Facultés théologiques furent chargées de juger le différend. « Sennert n'a pas blasphémé », conclut la Consultation copieusement documentée.

Et Sennert, raccommodé avec sa conscience ne dérangea plus dans un geste d'inquiétude la fraise soigneusement empesée où s'appuyait sa face patiente d'érudit fermé aux passions.

Le pauvre homme fut atteint de la peste lors de la huitième épidémie qui fit appel à son dévouement. Il s'était tiré sain et sauf des sept premières, en sorte qu'il rédigea tout un chapitre sur la préservation de cette maladie. Il possédait à cette fin un arsenal de formules infaillibles : des poudres composées de sel de nitre et de vitriol, de baies de genièvre, de feuilles de sabine, de rue, d'absinthe, de myrrhe, des liniments où entraient la myrrhe, la thériaque, le mithridate. On avalait la poudre, on étalait le liniment à l'entrée des narines. La peste ne pénétrait pas.

Fallait-il qu'une confiance tellement robuste en la vertu d'un remède reçût un si cruel démenti? Sennert, non seulement prit la peste, mais il en mourut, alors que ses panacées préservatrices emplissaient cinquante pages d'un texte bourré et attentif à déjouer les moindres éventualités de contagion.

Il s'agissait, il est vrai, de la peste à bubons, accompagnée d'éruptions pétéchiales. La gravité extrême du mal pouvait consoler Sennert de son illusion déçue; et puis l'effet moral était produit. Écrire qu'on évitait la peste suffisait à rassurer. Les faits contredisaient l'affirmation; mais que pèsent les faits en regard d'un mot? Celui-ci seul décide des convictions. Très ferme en ses croyances, Sennert en était la première dupe. La forme sous laquelle il les exprimait — forme méthodique, clairement ordonnée — étendait devant lui le voile trompeur des phrases. Il était abusé par ses formules, et, comme celles-ci étaient œuvre de sentiment plus que d'observation, il se laissait encore emporter au gré du caprice émotif qui avait présidé à leur genèse. De là ces contradictions dont fourmillent ses œuvres. Très précis dans la description des maladies, n'acceptant pour l'ordinaire que ce qu'il avait vu, il croyait, d'autre part, à la transmutation des métaux, admettait l'influence des constellations sur les plantes et, quand on lui parlait de relations avec le diable, faisait le signe de croix. Il estime les sorciers, mais s'attaque à la magie, dont il suspecte les cures. Ballotté de-ci de-là entre les superstitions de l'époque, il lâche les unes, s'accroche aux autres et accumule toutes sortes d'arguments pour justifier sa conduite.

Au moins eut-il raison tout-à-fait dans une de ses innovations : lorsqu'il introduisit la chimie dans le programme des études médicales. Il rendit justice à Paracelse tout en restant fidèle à Galien. Du médecin de Pergame il conserva les idées sur la nature et les causes des maladies, renchérit sur ses classifications, qu'il multiplia plus que de raison, mais n'hésita pas à user dans ses cures des médicaments prônés par Paracelse.

II

C'est du bouillant réformateur de Bâle qu'il tient ses nombreuses préparations mercurielles qu'il administre contre la syphilis. C'est du même qu'il a hérité cette opinion que « l'antimoine n'est pas au nombre de ces poisons dont l'homme ne peut tirer aucun profit ». Et il recommande les fleurs et le foie d'antimoine dans les hydropisies. Le soufre aussi occupe sa place dans le formulaire de Sennert. Très utile se montre-t-il dans la toux. Les malades avaleront avec avantage une drachme de fleur de soufre dans une infusion de tussilage ou de scabieuse.

C'est Galien, au contraire, qui inspire la classification et le traitement des maladies de l'estomac.

Les intempéries gastriques sont divisées en intempéries froide, chaude, humide, sèche ; en intempéries composées et en intempéries avec matière.

A côté des règles diététiques générales qui recommandent la modération dans le manger et le boire, qui proscrivent l'usage des aliments irritants et des purgatifs très ennemis de l'estomac, nous trouvons exposées les considérations suivantes, plus spécialement applicables à chaque sorte d'intempérie :

L'intempérie froide est la plus fréquente de toutes : elle provient de l'extérieur quand le malade, en sueur, a avalé des boissons froides, ou de l'intérieur, par manque de chaleur centrale. Les symptômes en sont l'absence de soif, de douleur, l'appétit conservé ; par moments, renvois acides et salivation abondante.

Le traitement consistera en remèdes chauds : menthe, absinthe, bétoine, origan. La poudre suivante rendra des services, prise par pincées après les repas : cinnamome, une once ; roses rouges, une once et demie ; gingembre, girofle, noix muscade, de chaque une drachme ; coriandre, deux drachmes ; aloès, sucre, une drachme et demie.

Les intempéries chaudes suivent l'usage des condiments, des aromates, du vin pur ; elles accompagnent les fièvres. La soif est vive, l'appétit nul ; des renvois fétides sortent d'une bouche desséchée. Le mal sera heureusement combattu par des tisanes d'orge, de laitue, du lait à discrétion.

Après un long sommeil, la respiration d'un air humide, l'absorption excessive d'aliments aqueux, voici s'installer l'intempérie humide. Gorgé d'eau, le malade redoute de boire ; son estomac, noyé, réclame des aliments secs ; le trop-plein de liquide s'évacue en selles diarrhéiques.

Vite, pour dessécher cela, des décoctions de gaïac, de sassafras, de la thériaque, du mithridate, qui est un électuaire opiacé comme la thériaque. On prescrira : conserves de roses, une once et demie ; conserves d'absinthe, une demi-once ; mithridate, une drachme, à prendre avec du sirop de roses.

Pour tomber dans l'intempérie sèche, il suffit de

se mettre à la diète. Ni boire ni manger, et la maladie s'installe. Des vomissements copieux, des selles abondantes la provoquent également.

Le malade est avide de liquide, ne ressent que du dégoût pour les aliments solides. Des douleurs constrictives partent de l'estomac et s'irradient dans le ventre.

Très grave, cette intempérie : à peine si des infusions de mauve, de bourrache, buglosse, des décoctions de pruneaux, de réglisse ou d'amandes, la soulagent quelque peu.

Ce qu'il y a de plus fâcheux, c'est que les diverses intempéries se mêlent les unes aux autres : la chaude à l'humide, la froide à l'humide, la froide à la sèche. Cette dernière association est redoutable par-dessus toutes. Les formules les plus laborieuses de la pharmacopée ne sont pas de trop pour en corriger le pronostic désespérant.

Et puis il reste encore toutes les intempéries avec matière : matière pituiteuse à la suite des causes humectantes, matière flatulente à la suite des causes froides, matière bilieuse à la suite des causes échauffantes et desséchantes. Quel casse-tête pour le malheureux praticien obligé de retrouver dans ce chaos le fil des indications thérapeutiques, d'autant qu'il ne confondra pas les intempéries avec le gonflement et l'inflammation de l'estomac et que des médications diverses conviennent aux unes et aux autres.

Au moins, à feuilleter l'œuvre de Sennert, n'est-on jamais exposé à se trouver à court de formules. L'embarras n'est pas de prescrire, mais d'opérer un choix dans le tas des prescriptions reproduites.

Comme traitement des calculs rénaux, est préconisé l'usage des balsamiques qui sont encore recommandés de nos jours. Sennert utilise la térébenthine : elle balaie et nettoie les reins, assure-t-il. Volontiers il l'associe aux purgatifs ; telle la préparation suivante :

casse, une demi-once; térébenthine, une drachme ; poudre de réglisse, quantité suffisante pour un bol.

Le malade pourra encore absorber la térébenthine isolément et d'autre part une ou plusieurs des pilules purgatives que voici : aloès, une drachme ; électuaire de rhubarbe, trochisques d'agaric, une drachme et demie ; extrait de scammonée, douze grains ; cinnamone, safran, lentisque, de chaque, un demi-scrupule, pour faire des pilules d'un vingtième de drachme qu'on saupoudre d'amidon.

C'est surtout contre les maladies incurables ou très graves que les remèdes abondent : la poudre de crâne humain, la racine de pivoine, le gui de chêne, des centaines de produits de même genre guérissent l'épilepsie ; des électuaires effrayants de complexité viennent à bout de la peste : le camphre, la myrrhe, la thériaque, le mithridate y jouent le rôle de principe actif. Jusqu'aux mémoires chancelantes qui sont assurées de retrouver le souvenir par l'usage d'un vin composé où entrent l'aloès, le gingembre, le poivre, le galanga, les clous de girofle et la noix muscade.

III

Répandue par Sennert, la doctrine de Paracelse vit se dissiper devant elle les appréhensions qui s'opposaient à la prescription thérapeutique des agents chimiques. On redouta moins le mercure et l'antimoine. L'hostilité qui les avait accueillis provenait, en effet, d'un double froissement où l'amour-propre outragé était en plus exaspéré des coups portés à la tradition.

Renverser une croyance, c'est détruire un équilibre cérébral, et nul n'aime à être dérangé dans ses habitudes de pensée. Quelle humiliation, d'autre part, d'avouer son erreur ! Il n'y a que les hommes supérieurs qui reconnaissent s'être trompés. Les autres se cramponnent instinctivement aux idées qui leur sont chères : celles-ci perdues, ils n'en acquerraient plus d'autres. Leur cerveau refuserait de les fixer. Le respect de la tradition est la vie des esprits subalternes ; l'intelligence a son instinct de conservation, comme le corps. Si peu vaille-t-elle, cette intelligence prétend ne pas mourir, et la soumission à la tradition résume sa seule raison d'être.

Pour faire accepter les dogmes des chimistes, Sennert bénéficia d'abord de l'avantage que lui conférait son esprit pondéré, un peu étroit, et qui n'offusquait personne. Il célébra ensuite les doctrines de Galien, façon de se concilier les amis de celui-ci ; quant aux blessures d'amour-propre que les injures de Paracelse avaient laissées saignantes, il les pansa par toutes sortes de circonlocutions aimables : « La doctrine des chimistes n'est pas contraire à celle des anciens, assure-t-il. Les anciens n'avaient pas le nom, mais ils connaissaient la chose ». Chimistes sans le savoir étaient les anciens ; chimistes sans le savoir pouvaient s'intituler leurs disciples.

Donc, rien de révolutionnaire dans la réforme de Paracelse ! Elle ne faisait que mettre en évidence un titre que l'on s'ignorait. Très flatteuse, au contraire, apparaissait la nouvelle doctrine puisqu'elle accordait à chacun un peu plus de valeur qu'il ne s'attribuait. On était chimiste ; que ne l'eût-on su plus tôt ? Comme on aurait vite rabaissé la morgue de ce charlatan de Paracelse ! Ce qu'il avait découvert chacun le connaissait ; vraiment, il ne valait pas la peine de soulever un tel tapage.

Et l'on prescrivit les nouveaux médicaments minéraux.

LA THÉRAPEUTIQUE

DE

VAN HELMONT

1577-1644

I

« Tu ne seras pas médecin, » disait la mère de Van Helmont à son fils. — C'est assurer sa non-exécution que d'imposer un ordre à un tempérament doué d'initiative. — « Je serai médecin, » répliqua Van Helmont, et à vingt ans il avait lu une fois Hippocrate et deux fois Galien. Fils d'une famille illustre de Bruxelles, il céda son bien à sa sœur, manière de prouver qu'il enveloppait d'un dédain répété tout ce qui lui venait de sa famille : objurgations et fortune.

Révolté et pauvre, ces deux motifs d'activité transmirent à Van Helmont l'impulsion au travail. L'orgueil de réformer la médecine lui échut d'une mésaventure.

Les gants d'une jeune fille, — comment Van Helmont s'était-il procuré ces gants? la jeune fille les lui avait-elle glissés en gage d'amour? — ces gants, notre héros eut la fantaisie de les essayer. Faire pénétrer ses doigts où avaient passé les doigts de la jeune fille lui fut une sensation inoubliable; car la jeune fille avait la gale, le gant communiqua la gale à Van Helmont. Les médecins qu'il consulta accusèrent dans l'éruption un état salin du phlegme. Van Helmont fut purgé.

Il maigrit, non d'amour, mais d'épuisement. Qui pis est, la maladie ne s'améliorait pas; les démangeaisons persistantes tenaient la science officielle en échec. Van Helmont perdit patience : il envoya promener les maîtres, se saupoudra de fleur de soufre et guérit.

Pour porter l'âme au mysticisme, il n'est tel que l'insomnie. Un galeux dort mal. Van Helmont comprit que les lumières de l'homme sont faibles. Seule, la grâce divine permet d'entrevoir la vérité. Et, guéri de la gale, notre médecin pria Dieu.

Le Ciel le récompensa de sa vertu par de beaux songes. C'est en rêve qu'il apprit que l'archée, c'est-à-dire l'âme sentante, a son siège dans l'estomac. Elle surveille la digestion par l'action qu'elle exerce sur le pylore. Les contractions du pylore provoquent la sécrétion du suc acide qui dissout les aliments. Autant dire : dyspepsie nervo-motrice, Van Helmont ayant pressenti que le chimisme gastrique n'est parfois qu'une conséquence. La contraction des parois stomacales, voilà le fait primordial. Cette contraction, elle-même, dépend de l'archée, influx nerveux pour nos contemporains.

Survienne une cause de dépression mentale, l'archée est en défaut. L'estomac ne digère plus. De là, langueur, dépérissement. « Il y a de certaines tristesses qui rongent la vie comme un ver, » écrit notre auteur.

Remarque-t-on l'analogie qui rapproche ce système de physiologie de la conception que deux cents ans plus tard, non plus un médecin, mais un romancier, se figurait des rapports du moral et du physique? Les héros de Balzac se dessèchent ou se boursouflent aux caprices de leur baromètre moral. Au « beau fixe, » dans un milieu harmonié au tempérament, c'est l'épanouissement floride des chairs. Au degré « pluie et tempête, » c'est l'effondrement de l'individu aux prises avec un milieu qui répugne à ses instincts.

Gras, l'homme qui digère; maigre, l'homme qui ne digère plus. La maigreur provient d'une maladie morale, dit Balzac ; d'une maladie de l'archée, précise Van Helmont.

Il serait malséant d'insister sur ce que notre auteur appelle le duumvirat établi entre l'estomac et la rate. Des six digestions vitales, nous ne retiendrons que les deux premières : celles qu'opèrent les sucs de l'estomac et de la bile, car la bile n'est pas un excrément, comme on pense; c'est une humeur nécessaire à la vie : elle neutralise l'acide que la première digestion chasse de l'estomac et elle prépare la troisième digestion qui a son siège dans les vaisseaux du mésentère.

Si essentielle est la première digestion que ses erreurs retentissent dans tout l'organisme. Au lieu de stimuler les parois stomacales, que l'archée envoie son principe vital, un ferment, au cerveau c'est l'apparition de l'épilepsie ou de l'aliénation mentale. Égaré dans le poumon, ce ferment de l'archée fait de la péripneumonie; dans les reins il provoque l'hydropisie. La goutte est la réponse au ferment installé dans les jointures ; les flux et catarrhes par exsudation séreuse accusent l'établissement de l'archée dans les muqueuses.

Très redoutable, cette archée, dans les fantaisies de ses pérégrinations. Elle place, à la vérité, l'homme dans le royaume des esprits; mais qu'il est payé cher cet honneur par la multiplicité des maladies auxquelles il expose.

II

« Comme tout péché peut être entièrement pardonné, toute maladie se peut guérir parfaitement. » Telle est la profession de foi thérapeutique de Van Helmont. Et rien de plus simple que l'indication à remplir. « Les maladies, les vices et les vertus sont communiqués du siège de l'âme à toutes les parties du corps et tout ce qui insulte l'âme doit être chassé par un seul remède. » Ce remède, Van Helmont le connaît et il s'en vante. Il charge l'archée d'en présider la distribution aux lieux nécessaires; l'archée obéit à condition que le commandement soit formulé de la manière qui lui agrée. Il s'agit de trouver les paroles requises. Au « Sésame ouvre-toi, » du conte arabe, correspond l'ordre diversement spécifié : « Remède, fais ton devoir. »

La suggestion est vieille comme le monde ; Van Helmont l'appliquait à faire jaillir la vertu du remède. Aussi bien, que de choix parmi ceux-ci !

Les mercuriaux, en particulier le muriate simple, les antimoniaux (soufre doré, antimoine diaphorétique), le soufre, quelles sources de guérisons à qui sait y puiser !

Rien d'agréable comme l'opium et le vin à l'archée qui délire dans les fièvres. Ces remèdes calment, tout en conservant les forces, et c'est le résultat à obtenir. Pour combattre l'affaiblissement du malade, des médecins ont songé aux clystères alimentaires. Quoi de plus ridicule que cette méthode? Le clystère est un remède honteux, naturellement ennemi de l'intestin. Et puis, peut-on nourrir les malades avec des consommés ou bouillons de viandes seringués par en bas ? On sait très bien que ces bouillons ne sont pas transformables en aliments puisqu'ils n'ont pas été exposés aux propriétés fermentales de la première digestion.

Bien que les purgatifs et la saignée soient « les deux maîtresses colonnes de la médecine, » il est peu indiqué d'en user dans les fièvres. La saignée est inutile ou d'un secours frauduleux, le purgatif déprime le patient. Or, l'archée a besoin de vigueur pour maintenir la vie. Tout au plus un purgatif très doux est-il autorisé quand les premières voies digestives sont « remplies de saburres. »

A signaler les opinions de Van Helmont sur les calculs urinaires : Ceux-ci sont non pas la maladie, mais une conséquence de la maladie.

L'urine claire et transparente, exposée au froid, se décharge de son sable et « affiche des croûtes » au fond du vase, ce qui ne se produit pas si on expose cette urine au feu. Le sable qui se dépose quand cette urine se refroidit est le même qui fait les calculs urinaires. Une trop grande quantité de ce sable constitue la maladie des calculs.

Le traitement découle de ces données : il faut ou fragmenter le calcul déjà formé ou hâter l'élimination du sable qui risque de se déposer en calcul.

Les contemporains de Van Helmont ne s'attachaient qu'à cette seconde indication : encore n'ordonnaient-ils, pour y faire droit, que des boissons émollientes. Notre grand homme prône les diurétiques (nouvelle bière, térébenthine, safran) : noyer le sable dans une grande quantité de liquide est la meilleure manière d'expulser le calcul en formation.

Si le calcul est trop dense pour se liquéfier, on devra le dissoudre. C'est impossible, proclamaient les contemporains de Van Helmont. Il leur semblait chimérique de songer à détruire un calcul : le remède ordonné rongerait préalablement l'estomac ; c'était sur cet argument que reposait leur scepticisme auquel Van Helmont ripostait en préconisant un remède de Paracelse : une sorte de pierre trouvée au bord d'une rivière, le ludus. Il fallait réduire cela en sel volatil et oléagineux et y adjoindre de la bière où on avait fait bouillir de la semence de daucus. Déjà Galien nous avait appris que le daucus, qui est une ombellifère voisine du fenouil, tenait le premier rang des médicaments propres à la diurèse.

III

Certes les affirmations — si risquées fussent-elles — ne coûtaient guère à Van Helmont, et on comprend qu'il ait été traité de charlatan. Encore faudrait-il s'entendre sur ce terme de charlatan, lancé si communément à la face des esprits supérieurs. Ils ont des convictions ardentes ; qu'elles soient tapageuses, quoi de plus naturel ? La réaction aux sensations dépend de leur intensité : plus une sensation est vive, plus tumultueuse sa force de projection, sous forme d'acte ou de pensée. De là cette ressemblance entre l'éloquence de l'apôtre et celle du boniment forain : regards de flamme, gestes exubérants, discours par images, et, tant une conviction assurée entraîne de confiance en soi, parfois vantardises et fanfaronnades chez les illuminés comme chez les marchands d'orviétan. Un rien seulement les sépare : la sincérité, et ce rien est aisément franchi. De simuler une impression à la ressentir réellement, la distance n'est pas grande. Le charlatan finit par avoir foi dans ses discours.

On prétend qu'Aristote fit le métier de charlatan avant de devenir le disciple de Platon et de régenter la philosophie durant vingt siècles.

Van Helmont s'annonçait comme une sorte de Messie chargé d'ouvrir à la science un monde nouveau. On se moquait de ses prétentions : n'empêche qu'il les justifiait en nombre de découvertes de profonde perspective.

Les mystères de la chimie s'éclairaient aux larges bandes de lumière qu'y projetait son génie. Le premier, il reconnut que l'acide sylvestre (acide carbonique) provenait de la combustion du charbon, éteignait les corps en ignition et était irrespirable. « La flamme est un gaz qui brûle », la définition est de Van Helmont. Ce sont les émissions de gaz qui provoquent les explosions de laboratoires et de la poudre à canon. Ces combinaisons d'éléments gazeux s'opèrent suivant des lois inconnues : notre chimiste est convaincu que la balance et le calcul déchiffreront l'énigme.

L'intelligence de Van Helmont est proche parente de celle de Paracelse. Tous deux sont les fondateurs de la chimie moderne et ont pressenti l'importance en thérapeutique du principe minéral actif qu'ils ont cherché à isoler. Leur œuvre est inégale, superbe et mauvaise, d'un mysticisme que teintent les premières lueurs d'une science à son aube.

Plus rangé que Paracelse, Van Helmont se livrait aussi à des écarts imaginatifs moins monstrueux. Il avait épousé une demoiselle riche, noble et vertueuse qu'il avait amenée à son laboratoire de Vilvorde. Les yeux bleus de l'aimée l'incitaient au travail. A la femme, Paracelse préférait la bouteille.

Si l'une et l'autre détournent à l'occasion de la tâche imposée, au moins revient-on à la besogne, un peu las parfois de la distraction prise, mais quand même plus lucide lorsque la distraction ne s'est égarée que vers la femme. De n'avoir estimé que la bouteille a fait sans doute une des caractéristiques de Paracelse. D'être resté sobre a valu plus de jugement à Van Helmont.

LA THÉRAPEUTIQUE

DE

GRÉGOIRE HORST

1578-1638

I

Petit homme trapu, Grégoire Horst, ses longs cheveux relevés en arrière, la barbe en forme de quadrilatère pommadé, rachetait ce qu'il avait d'engoncé dans la tournure par la noble pose de ses mains : l'une d'elles, ainsi le représente son portrait, tient un rameau d'olivier à hauteur de ceinture, l'autre s'appuie à la poignée d'une épée. Non pas qu'il fût belliqueux, le brave homme ! A quoi lui eût servi de l'être ? Ses adversaires, il les transperçait à coups de syllogismes : les réduire au silence suffisait à son besoin de combativité. Rien n'est plus lamentable, n'est-ce pas, qu'un argumentateur dont la langue est clouée par la riposte, et Grégoire Horst dédaignait d'aller plus loin. Son épée n'était que de parade ; son arme défensive était le raisonnement.

Professeur de médecine à Giessen, plus tard médecin de la ville d'Ulm, il avait acquis dans l'enseignement cette habitude d'exposition qui vous retourne un problème sous toutes ses faces ; rien n'échappait à la sagacité du maître, il n'y avait difficulté qui tînt debout devant lui.

Ainsi le mâle est-il plus chaud que la femelle? Par quels flots d'éloquence avait déjà été ballottée cette question? Grégoire Horst lui assure immédiatement la stabilité de la solution définitive. En temps ordinaire, oui, le mâle est plus chaud que la femelle, car la combinaison de ses attributs est plus parfaite, les opérations que sa nature commande sont plus promptes. Mais survienne une grossesse chez la femme, la note change; c'est la femme qui devient la plus chaude; car elle dégage une chaleur double : la sienne et celle de l'enfant qu'elle porte. Rien à répondre à cela; telle est la force de l'évidence. Veut-on d'autres preuves de la logique irréfutable du savant professeur? Pourquoi la femme perd-elle son sang par les voies génitales? Parce qu'elles sont, ces voies génitales, débiles entre toutes ; le sang menstruel s'y porte comme aux parties les plus infirmes du corps. Toutefois, ajoute judicieusement notre homme, si la femme est un être imparfait par la disposition de ses attributs sexuels, elle deviendrait plus imparfaite encore, privée qu'elle serait de ce qui constitue son imperfection ; car, par où accoucherait-elle si elle ne disposait pas de son orifice vulvaire?

Autre problème palpitant d'intérêt. Les dents sont-elles des os? Oui et non. Non, car les dents sentent et les os ne sentent pas; elles repoussent et les os ne repoussent pas. Oui, car leur structure est celle des os ; oui, car un os pourvu de nerfs est aussi sensible qu'une dent; oui, car les dents repoussent grâce à leur alvéole et les os repousseraient de même s'ils possédaient une implantation pareille. C'est donc trois oui contre deux non. Conclusion : les dents sont des os.

Continuons la série. Le sperme est-il animé? Il doit l'être. Une chose semblable naît d'une chose semblable. Le sperme donne la vie, donc il est vivant. Malheureusement la proposition inverse est aussi décisive. Le sperme, selon cette proposition, n'est pas vivant; car aucune excrétion n'est vivante et le sperme est une excrétion; de plus, tout ce qui ne se nourrit pas ne peut pas vivre; or, le sperme ne se nourrit pas; il n'est donc pas vivant. Comment concilier ces opinions contradictoires? Rien de plus simple. Le sperme n'est pas vivant, mais il possède une force latente qui crée la vie, en sorte que la vie n'est pas produite par le sperme, mais elle vient du sperme, ce qui est différent.

L'homme, par la puissance de la magie, peut-il être transformé en bête fauve? On cite Nabuchodonosor comme exemple à l'appui. Mais cette histoire ne résiste pas à l'examen. C'est Dieu, en effet, qui a établi les différences séparant l'homme des animaux; or Dieu est plus fort que le diable; celui-ci, tant magicien soit-il, ne peut donc renverser l'œuvre de Dieu.

Les artères sont-elles en continuité avec les nerfs? Ici un bon point à Grégoire Horst. En dépit de Galien, d'Hippocrate, de Platon, de Praxagore, il affirme que non. Trop de détails de développement, d'usage et de structure les différencient pour qu'on soit en droit de considérer le nerf comme une sorte d'artère gracile.

Les nerfs naissent-ils du cerveau? Le raisonnement, l'expérience, l'examen direct répondent par l'affirmative. D'où pourraient provenir les nerfs, si ce n'est de l'organe où résident les esprits animaux et les centres des mouvements? Voilà pour le raisonnement. L'expérience, elle, démontre que dans une ligature, la partie centrale du nerf reste vivante et sensible, le tronçon périphérique se paralyse et devient insensible. L'examen direct est fait à l'autopsie : le scalpel poursuit l'origine des nerfs jusqu'au cerveau.

Il y avait du bon, décidément, dans Grégoire Horst : son esprit méthodique se garait parfois des sottises. Le raisonnement n'annihilait pas totalement sa faculté d'observation : il s'élevait, par exemple, contre la coutume de maintenir les plaies de la poitrine béantes ; une suppuration abondante, enseignait-il, est nécessaire pour légitimer cette pratique.

II

Un reproche que la clientèle adresse au praticien débutant est tiré de l'insouciance que celui-ci apporte à spécifier l'espèce de tisane ordonnée. Une potion, des pilules, le régime une fois formulés, et le médecin s'imagine avoir tout dit. Quelle erreur ! Il reste les tisanes, les fameuses tisanes qu'un usage de vingt-cinq siècles a implantées dans les familles comme une habitude irréfragable.

Et le public n'a pas si tort. Certains principes actifs, les amers par exemple, strychnine, quassine, semblent mieux agir dissous dans une certaine quantité de liquide, comme si la muqueuse gastrique baignant un plus grand nombre de ses filets nerveux au contact du breuvage absorbé, répondait par une sécrétion glandulaire augmentée à cette excitation étalée sur une plus large surface. Donner les alcaloïdes amers dans une infusion amère : germandrée, houblon, gentiane, chardon bénit, etc., assure l'efficacité du remède, contente le public. Et dans combien d'autres maladies les infusions, soit par leur température, soit par les principes qu'elles contiennent, ne prêtent-elles pas leur aide modeste au praticien qui aurait tort d'en faire fi ! Ce qu'un malade apprécie surtout dans une ordonnance, c'est la précision qui en règle les détails : que faut-il prendre à telle heure ? La prescription des tisanes a l'avantage de placer un remède à n'importe quel instant du jour ; de plus, elle peut être variée à l'infini et les malades se montrent si impatients de changement.

Grégoire Horst, en cela de son temps, énumère avec complaisance les propriétés médicamenteuses des simples ; l'ignorance où nous restons de la plupart des principes actifs qu'ils recèlent ne nous autorise pas à juger ces assertions d'un dédain trop impérieux.

Voici le laurier : son huile en applications sur le ventre dissipe les gaz, guérit les coliques : ses baies en décoction avec des graines de genièvres, de l'herbe de persil et de la guimauve provoquent la diurèse, expulsent les calculs rénaux.

Les fleurs d'origan conviennent aux maladies du foie, l'euphraise en applications externes soulage les ophtalmies ; la mélisse, aidée de la bétoine et de la bourrache, est appréciée des arthritiques ; le bouillon blanc, la guimauve, la pariétaire guérissent les pleurésies. La graine de radis noir, associée à la thériaque, fait transpirer, élimine les poisons des fièvres ; cuite avec des semences de melon et de la racine de réglisse, cette graine constitue une boisson précieuse aux rubéoliques, aux varioleux.

L'écorce médiane du sureau, réhabilitée récemment par M. le professeur Lemoine (de Lille), réussit où tous les remèdes échouent : elle évacue la bile, la pituite, les humeurs séreuses.

Le vin de sauge rend les femmes fécondes, la racine de pivoine prévient l'accès épileptique, la rue préserve de la peste, le scordium est un vermifuge efficace, le mélilot calme les douleurs musculaires ; mélangée au séné, à l'aigremoine, à la guimauve, à l'origan, aux baies de laurier, à la camomille, la mercuriale est souveraine contre l'hypocondrie. Le fenouil active la sécrétion lactée, la fumeterre réussit dans la chlorose, le cochléaria dans le scorbut, la poudre de roses, associée à l'alun, dans les gingivites.

Peut-être bien que Horst exagérait un peu. A supposer, toutefois, que ses plantes ne possèdent pas toutes les vertus qu'il leur concède, on ne risque rien d'en munir son formulaire. L'humorisme ancien, ressuscité dans l'infection et les auto-intoxications modernes, ne peut que s'accommoder de ce choix de véhicules aqueux qui dissolvent et éliminent les toxines.

Les préparations végétales tiennent la grande place

dans la thérapeutique de Grégoire Horst, mais elles ne se montrent pas exclusives. Elles tolèrent à leurs côtés les remèdes minéraux et du règne animal. Le sel ammoniaque est recommandé en pilules dans l'asthme et la dyspnée ; le lait de soufre, les fleurs de soufre, la corne de cerf sont réservés aux asthmatiques, dyspnéiques, catarrheux.

La syphilis est guérie par le mélange d'or et de sublimé dont Paracelse avait fait une panacée universelle sous le nom d'aurum vitæ.

Contre les spasmes, rien de merveilleux comme l'huile de vers de terre. On formule : huile de camomille, une once; huile de vers de terre, une once et demie; poudre de castoréum, une demi-drachme, en frictions. A remarquer la propreté de notre habile maître : il faisait cuire ses vers; nos campagnards les emploient tout vivants; comme au XVIIe siècle, c'est le grand remède des convulsions : une poignée de vers de terre sur le ventre. L'esprit des masses ne progresse pas; leurs prétentions seules augmentent.

Veut-on connaître un remède infaillible contre la surdité ? Voici : pulpe de coloquinte, un scrupule; huile de lin, de castoréum, une demi-once : faire cuire dans une demi-once de vin blanc jusqu'à évaporation de celui-ci, à instiller par gouttes dans l'oreille. Cela vaut bien les remèdes des Instituts prônés en quatrième page des journaux.

Notre professeur faisait même concurrence aux spécialistes capillaires; les chauves le consultaient, leur ordonnance portait : huile de noix, une once; litharge, céruse, de chaque une demi-once; vinaigre deux onces; faire cuire jusqu'à consistance de miel. Et l'on possédait une pommade, une sorte de philocome du XVIIe siècle.

III

Grégoire Horst a été baptisé l'Esculape de l'Allemagne.

Cette dénomination établit une fois de plus l'incapacité où se trouve le public de reconnaître la valeur exacte des hommes. Des médecins comme Fernel, Sylvius, Ramazzini, Rivière ont été assaillis de malades; seulement, ainsi que nous le démontrons dans l'étude consacrée à ce dernier maître, ce n'est pas en raison de leur intelligence très distinguée que le succès leur est venu; les masses ne discernent pas le mérite; ce qui les émeut, ce sont les manifestations d'activité et de dévouement dont sont prodigues ces natures qui sentent vivement et sont remuées au fond du cœur par les souffrances de leurs semblables.

Sans appartenir à l'élite des esprits, Horst apparaissait comme empressé, serviable, compatissant; un vocabulaire d'explications concluantes et sans réplique lui permettait de procéder au lit du malade par affirmations mathématiques. Or, rien de tel pour inspirer confiance : l'aplomb que les hommes supérieurs puisent dans le sentiment instinctif de leur force, Horst l'empruntait à ses procédés de démonstration à apparence rigoureuse. Avec cela quelques cures heureuses : il n'en fallait pas davantage. Les foules vous appellent Esculape et la postérité sourit.

LA THÉRAPEUTIQUE

DE

LAZARE RIVIÈRE

1589-1655

I

« Regarde ce portrait, c'est Rivière, médite ce livre, Rivière devient Hippocrate ». Cet éloge souligne la gravure qui représente Rivière en tête de ses œuvres : face tranquille de savant, traits allongés ; œil bienveillant surmonté de sourcils qui se relèvent par l'étonnement où ils sont de la bêtise des hommes. Sous la toque dont s'abrite sa perruque Louis XIII, le Maître se montre en costume d'apparat, comme prêt à interroger un candidat dans cette docte faculté de Montpellier où il occupe la première chaire de chémiatrie qui ait été créée. Affectait-il quelque sévérité aux examens ? Il n'en avait guère le droit ; dans son jeune âge, Rivière, il devait s'en souvenir, ne comptait pas précisément comme un élève brillant. Refusé à ses examens, il vit retardée de pas mal de mois sa réception au doctorat. Ses maîtres haussaient les épaules en parlant de lui et plaignaient d'avance les infortunés qui se fieraient à ses soins.

En quoi ces messieurs manquaient de perspicacité.

C'est le propre du Maître de juger l'élève sur une impression superficielle : celui-ci ne travaille pas ; donc il ne fera rien de bon. Encore faudrait-il s'enquérir de la raison pour laquelle l'élève ne travaille pas.

Il existe deux sortes de paresseux : les vrais, ceux dont le cerveau n'est apte qu'au repos. Le sommeil physique chez le plus robuste dormeur, n'est jamais qu'intermittent ; mais le sommeil intellectuel, ça dure toute la vie et il demeure inconscient, ce sommeil-là. Les gens qu'il atteint s'imaginent être très éveillés et leur illusion fait plaisir à voir. Il arrive même que le paresseux vrai, celui dont le cerveau est endormi, bénéficie dans son jeune âge d'assez bonnes notes en classe : son esprit docile lui vaudra des encouragements : ses amis l'apprécieront dans la vie ; on vantera son jugement. Le paresseux apparent, lui, sera toujours réputé le pire des cancres bien qu'il ne dorme pas ; indiscipliné, bruyant, distrait, il se dresse comme le cauchemar du Maître qui assène sur sa tête les punitions vengeresses. Pauvre Maître ! il confond l'inertie par absence de sensations et l'étourderie par multiplicité de sensations. Le jeune homme qui fait son désespoir montera haut, pas toujours, mais parfois assez pour crier distinctement au monde l'imbécillité des pédagogues.

A la façon étriquée dont on enseignait la médecine au commencement du XVIIe siècle, rien d'étonnant qu'un esprit original comme celui de Rivière soit entré en révolte : il apprit mal, car il ne comprenait pas. Il lui fallut pénétrer dans la pratique pour en saisir l'intérêt ; dans un moment d'humeur, il se débarrassa du fatras d'érudition dont l'avait affublé la science tirée de l'armoire officielle. Et ce fut un nouveau sujet de scandale.

Rivière resta toute sa vie un enfant terrible : bousculer était son plaisir : vis-à-vis des Anciens son irrévérence était choquante. Ses collègues estimaient qu'avec les Anciens, la médecine avait dit son dernier mot. Pas le premier, ripostait Rivière. Il alla jusqu'à défendre la doctrine d'Harvey à Montpellier ; là-dessus grand émoi parmi les professeurs. L'un d'eux, Louis de Solignac, proposa une mesure énergique : la radiation de Rivière du corps enseignant. C'était en 1649. Date à ajouter à la foule de celles qui ont servi de théâtre à la lutte des médiocres contre les esprits supérieurs ! Heureusement la victoire resta à Rivière, il ne quitta sa chaire qu'avec la mort, qui le surprit six ans plus tard, en 1655.

II

Potion de Rivière, quel médecin ne l'a prescrite ? A quoi cependant l'ignorance où nous sommes de l'histoire de la médecine réduit la gloire de nos pères : une formule. Leur nom survit en elle et s'y raccroche comme à une branche suprême contre l'oubli. Ce que fut Rivière, qui s'en soucie ? Potion de Rivière : appellation collective qui désigne une double potion alcaline et acide dont le mélange forme un ensemble effervescent. Ce renseignement satisfait la curiosité. Rivière : un bonhomme quelconque qui a imaginé certaines proportions de bicarbonate de potasse et d'acide citrique inscrites au Codex.

Et cependant Rivière a été un des grands médecins du XVIIme siècle : ses œuvres ont été publiées en Hollande, Allemagne, Angleterre; de nombreuses éditions en ont été livrées en France.

Naturellement que sa pratique n'est pas originale en tous points : il ordonnait les saignées dans les inflammations de poitrine et, comme Sydenham, saignait du côté malade ; il usait des purgatifs dans la toux et la fièvre catarrhale, recommandait, sur l'érysipèle, des applications d'une décoction faite avec de la sauge et du savon de Venise. Chirurgien peu hardi, il couvrait de fomentations émollientes le thorax des malades atteints d'empyème, attendait pour opérer que la tumeur fît saillie.

La personnalité de Rivière s'accuse seulement dans ses efforts à faire pénétrer les médicaments minéraux dans la thérapeutique : comme remèdes altérants de l'atrabile nous trouvons mentionnés l'esprit de soufre, de vitriol, le sel de Saturne, de Mars, de tartre, la crème de tartre.

Une formule souveraine contre l'hémoptysie consiste en un mélange d'esprit de vitriol, un scrupule, d'eau de plantain, une once.

Le lait est recommandé dans la phtisie : il nourrit par sa matière grasse, provoque la diurèse par sa partie séreuse. A préférer à tous le lait de femme, parce qu'il est le plus proche de notre nature. Non seulement, il améliore, mais il guérit. A défaut de lait de femme, le phtisique boira du lait d'ânesse dont la sérosité abondante pénètre les veines et nettoie les ulcères du poumon.

Les remèdes soufrés seront ordonnés à côté du lait : fleurs de soufre, lait de soufre, baume de soufre (ce dernier est du soufre dissous dans de l'huile de noix).

On formulera : fleurs de soufre, encens pulvérisé, de chaque un scrupule, à enfermer dans une pomme verte creusée pour recevoir le mélange, on fera cuire la pomme; du sucre jeté par là-dessus et le malade avale avec délices.

Ou bien : lait de soufre, une demi-drachme, corail et perles pulvérisés, une obole; verser dans une émulsion de semences de melon et d'eau de tussilage ou de véronique, une once de chaque; julep de roses, cinq drachmes, eau de cinnamome, une drachme : à boire par cuillerées en un ou deux jours.

Rivière nous apprend que les chimistes préconisaient en outre dans la phtisie l'antimoine diaphorétique calciné avec sa triple dose de salpêtre pour lui enlever toute action vomitive.

Contre la diarrhée, nous voyons utilisés des remèdes externes, des frictions avec un liniment ainsi composé : une partie de vinaigre ferrugineux, deux parties d'eau ferrée; ajouter une décoction de myrte, coings, néflier, sorbier. Pratique qui se réhabilite de nos jours pour d'autres usages avec les badigeonnages de diverses substances en applications thérapeutiques (gaïacol, spartéine, cocaïne). Nos anciens avaient prévu les avantages que le praticien retirait d'une excitation des nerfs cutanés par frictions stimulantes : les inflammations profondes pouvaient être modifiées de cette manière : mécanisme thérapeutique par voie réflexe, qui mériterait de nouvelles études de la part de nos contemporains.

Les hémorrhoïdes étaient soulagées par des fomentations astringentes où entrait la bistorte. Encore un médicament oublié sur lequel un discrédit non justifié a jeté ses pelletées de dédain. La bistorte vaut le ratanhia : elle renferme de fortes proportions de tannin. Ses décoctions conviennent aux phtisiques, aux purpuras, aux diarrhées.

La suppression des règles se trouvait combattue efficacement par des mélanges de tartre vitriolé, d'esprit de tartre, d'extrait d'armoise, de mélisse, de racines de chélidoine, de valériane.

Rivière prescrivait également l'eau thériacale : Thériaque, cinq onces ; myrrhe d'Alexandrie, une demi-once ; cinnamome et safran, de chaque une drachme ; camphre, une demi-drachme. Verser esprit-de-vin la hauteur de trois doigts, faire macérer à une douce chaleur; ajouter au tout la sixième partie d'esprit de tartre. Doses : une cuillerée par jour dans du vin ou de l'eau.

Les règles ne tardent pas à reparaître.

III

Dans la vie de Rivière, dans celle de tous les médecins

supérieurs, un détail déconcerte de prime-abord ; ils réussissent dans la clientèle. Des qualités originales leur servent dans un milieu banal. Comment ce milieu, où ne sont considérées que les qualités moyennes, en vient-il à prodiguer ses éloges à des esprits dont il n'est pas apte à saisir la portée ? On n'estime pour l'ordinaire que les gens qui vous ressemblent et Rivière ne ressemblait pas du tout à ses malades. De le savoir en dehors des opinions acceptées, cela faisait-il espérer à la clientèle des médications nouvelles et efficaces qui sortiraient de son labeur persévérant? Ou bien le public est-il fasciné par diverses autres qualités qui lui signalent les natures d'élite? Ces natures pensent autrement ; mais leur pensée différente répond à des sensations très vives dont l'acuité incite tout le corps à l'activité. Le médecin original réussit moins en tant qu'être original de pensée que comme être vivant, sensible et doué d'initiative. La clientèle apprécie dans un praticien la décision, la confiance en soi, l'expansion de bonté émue qui rayonne vers qui souffre, la provision de vie qui permet d'allier le travail scientifique aux fatigues de sa profession. Or, ces traits de caractère sont familiers aux esprits originaux dont les défauts : brusquerie, inégalité d'humeur, n'arrivent pas à établir l'équilibre dans la pesée à laquelle est soumise leur valeur. Les qualités font toujours pencher de leur côté le plateau de la balance.

C'est là une consolation pour l'écrivain qui s'occupe d'histoire de la médecine. Si les grands esprits sont en général mal compris de leurs pairs, en revanche les foules inconscientes, sensibles à l'apparence seule, leur rendent quand même justice, non pas dans ce qui vaut à ces esprits leur grandeur réelle, c'est-à-dire dans leur puissance de création intellectuelle, mais pour la sympathie qui émane d'eux en forme de dévouement et de volonté ardente.

LA THÉRAPEUTIQUE

DE

NICOLAS TULP

1593-1674

I

Les armées de Louis XIV avaient pénétré en Hollande. Ce petit pays de pensée intelligente menaçait de succomber sous l'invasion. Les magistrats d'Amsterdam se réunirent. Ils jurèrent de résister jusqu'à la mort. Les écluses furent lâchées ; on rompit les digues. Une île mise par les campagnes inondées à l'abri d'un coup de main, telle fut la grande ville.

Ce jour-là, Nicolas Tulp fut content de lui. Bourgmestre d'Amsterdam, il avait fait passer dans le cœur de ses concitoyens le souffle de patriotisme qui exaltait sa vieillesse ; car il avait soixante-dix-huit ans à cette époque et son énergie était d'un jeune homme. « Sauveur de la santé et de la patrie ». C'est ainsi que le célèbre la légende gravée sous le portrait qui illustre le petit livre de ses observations de médecine.

Tête résolue, sourcils épais, œil noir, barbiche et moustaches en croc jetant leur note blanche sur les chairs tannées, cheveux retombant en boucles le long des tempes et s'échappant d'une calotte de velours en mèches ébouriffées sur le front, tout l'ensemble de ce masque martial, dans ses jeux accusés d'ombre et de lumière, rappelle les têtes de Rembrandt. C'est du reste Nicolas Tulp que le peintre hollandais a représenté, dans une toile célèbre, soulevant avec une pince les muscles du bras, devant un auditoire vêtu de noir et avide à suivre la démonstration. Notre bourgmestre, praticien très répandu, avait, pendant près de trente ans, exercé les fonctions de prosecteur d'anatomie à Amsterdam et avait même fait la première description de la valvule iléo-cœcale découverte par Bauhin. Cette description, avec figures à l'appui, a paru dans les observations de médecine. L'anatomie est mêlée à la pathologie ; à l'histoire naturelle aussi. Un chapitre sur l'orang-outang et la licorne distrait le lecteur ennuyé de la pathologie humaine. L'histoire d'un monstre à deux têtes ajoute, à qui s'y intéresse, l'attrait de la tératologie.

En général les faits curieux abondent.

Nous trouvons des dessins de fausses membranes ramifiées et rejetées par un adulte dans une violente quinte de toux ; une bronchite pseudo-membraneuse de l'époque. La clinique est riche en maladies calculeuses : calculs du rein, de la vessie, de l'urèthre. Les uns sont expulsés chirurgicalement ; d'autres s'éliminent de leur gré par les voies naturelles ou une région plus détournée : les lombes par exemple.

La taille périnéale fut même un jour pratiquée par un malade sur lui-même. Instruit par trois séances de lithotritie de la douleur opératoire, notre homme résolut de se soulager tout seul. Il fit relever le scrotum par son frère, entailla le périnée avec un couteau de cuisine, coupa les tissus profonds, et jugeant la plaie trop étroite, y introduisit deux doigts qu'il écarta avec force. Ce nouveau mode de dilatation, après traumatisme épouvantable de la vessie, amena la sortie d'un énorme calcul aussi gros qu'un œuf de poule et pesant quatre onces. Le malade guérit avec fistule persistante. Gens stoïques décidément que les Hollandais!

Outre les calculs urinaires, Tulp décrit les calculs des vaisseaux : veine thoracique, aorte. Cette dernière concrétion occupait l'aorte abdominale au voisinage du rein gauche : du volume d'une grosse noix, elle avait rompu la paroi artérielle interne et communiquait par un pertuis fistuleux avec l'intérieur du vaisseau. De son vivant le malade avait été très oppressé, présentant un pouls intermittent, un gros foie, de l'ascite, une infiltration des extrémités. L'autopsie, outre le calcul aortique, fit découvrir une hypertrophie du cœur et plusieurs calculs dans le rein droit.

La Hollande abrite beaucoup de cancéreux; les faits de contagion ne doivent pas être exceptionnels. Tulp en cite un : femme atteinte de cancer ulcéré du sein ; la servante qui lui donnait ses soins contracta un cancer de la même glande. L'état à toutes deux devint rapidement grave.

A noter, dans ces cas probables de contagion, l'état social d'ordinaire inférieur de la personne contaminée. Les gens du peuple se lavent mal; peut-être la contagion cancéreuse s'effectue-t-elle plus aisément par l'intermédiaire de mains ennemies du savon.

Tulp insiste encore sur l'action des émotions morales vives. Elle est funeste ou favorable. Funeste, l'amour; il a fait tomber en catalepsie un de ses jeunes clients; funeste, la colère; elle a valu une attaque d'apoplexie à une accouchée et un volvulus à la femme d'un commerçant. Par contre, la terreur est favorable : elle a rendu la parole à un muet. Les Turcs avaient coupé la langue au pauvre diable qui ne disait plus mot. Une nuit la foudre tombe à ses côtés : du coup, le voilà debout, appelant au secours. Non pas que la parole lui revint absolument distincte ; mais il se faisait comprendre et c'était beaucoup.

II

Un remède douteux vaut mieux que l'absence de remède : tel est l'article de foi qui commande la thérapeutique de Nicolas Tulp. Aussi prescrit-il dans la variole grave, outre les potions aqueuses du temps, des lavements très étudiés : herbes de plantain, de bouillon blanc, une poignée ; une petite poignée de roses rouges, une demi-drachme de semences de psyllium et de coings ; à cuire dans du lait jusqu'à réduction à six onces : ajoutez la moitié d'un jaune d'œuf, une demi-once de sirop de roses rouges et deux drachmes d'huile Rosat.

Et Nicolas Tulp avait raison. Le lavement est un grand remède. Nos contemporains le méconnaissent. Son action n'est pas aussi simple qu'il paraît : sans doute elle consiste à délayer, à évacuer les matières de l'intestin, mais surtout elle exerce des effets à distance. L'intestin se contracte, le pylore s'ouvre, les sécrétions stomacales sont activées. Les différentes substances que les anciens ajoutaient à leurs lavements influençaient-elles manifestement le chimisme gastrique ? La question mérite d'être reprise.

En tous cas, mieux vaut user d'un remède anodin et quand même efficace, comme le clystère classique du XVIIme siècle, que de troubler par une médication intempestive le cours régulier des maladies. Ainsi la saignée ; elle est très dangereuse dans la fièvre quarte, opine Tulp.

La pratique médicale tient moins de place dans les observations de notre auteur que la thérapeutique chirurgicale. Celle-ci reste sensée, sinon originale.

La section du sterno-mastoïdien est conseillée dans le torticolis par contraction de ce muscle ; on ne fera pas l'incision au fer rouge ; cela est douloureux et empêche de voir : le bistouri seul interviendra ; il évitera de blesser les jugulaires et coupera le muscle, non pas en hachant, mais prudemment, d'un seul coup.

Un polype emplissait les deux narines et une partie de la bouche ; il fut arraché par la bouche avec des tenettes ; l'empyème devait être pratiqué entre la troisième et quatrième côte, l'opération était hâtive et le chirurgien veillait à ne pas laisser pénétrer d'air dans la poitrine : C'est l'entrée de l'air dans la plèvre qui est cause des accidents opératoires.

Le cancer réclamait une extirpation rapide ; la meilleure manière d'en prévenir la récidive était de cautériser la plaie avec du précipité rouge. Inutile d'amener la salivation mercurielle : elle nuit plus qu'elle n'est utile.

De même, dangereuse la pratique d'inciser les gencives pour faciliter la sortie des dents. Surtout quand il s'agit de la dent de sagesse, l'abstention est de mise. Un confrère de Tulp est mort à la suite de cette petite opération. Les douleurs ressenties au niveau de la dent ne cédèrent pas à l'intervention du chirurgien ; la fièvre augmenta, un délire furieux s'empara du malade qui succomba peu après.

Nous ne serons pas aussi crédule que Tulp. Autre chose que l'incision de la gencive a entraîné l'issue fatale. Quoi ? l'observation manque de détails.

On comprend mieux la réserve du médecin hollandais en présence du traitement de l'exophtalmie ; les contemporains enlevaient l'œil. Notre auteur proteste. L'opération est cruelle et dangereuse.

III

Sympathiques à l'homme — philosophe, homme de science d'où qu'il vînt, — les villes de Hollande ne l'étaient pas moins aux idées. Pas besoin qu'elles fussent, ces idées, écloses sur les bords des lagunes pour qu'Amsterdam les jugeât dignes d'attention. Son hospitalité était ouverte à l'intelligence. Si patriote fût-il, Tulp eût cru déchoir, avant de juger de la valeur d'un homme, d'examiner l'étiquette d'origine dont celui-ci était porteur. A Amsterdam, on pensait, soit ; mais on pouvait penser ailleurs. C'est surtout ce libéralisme accessible aux diverses manifestations d'opinions qui recommande la Hollande comme exemple aux autres nations.

En France, de tout temps, l'esprit local a exclu, comme indignes, les talents d'origine exotique. On était de telle ville, par conséquent unique. Seul on existait dans le monde : les voisins ne comptaient pas.

Encore cet amour-propre qui transformait en centre génial la moindre cité provinciale avait-il quelque raison d'être dans les siècles passés, alors que la centralisation à outrance n'avait pas entassé dans Paris le meilleur de la sève et restreint à la capitale la respiration de tout un pays. Aujourd'hui, à de rares exceptions près, la richesse pensante de la province s'est vidée sur Paris. A mesure que l'émigration s'opérait, s'est même produit ce phénomène ; l'orgueil de la province s'est exalté. La désertion des supériorités vers le grand centre ne permettant plus de comparaison entre les esprits, une universelle médiocrité s'est félicitée de ne plus rien apercevoir qui la dépasse. Naturellement elle s'est imaginée qu'il n'existait rien, et que le monopole de la science — pour parler science — lui était à tout jamais acquis. Certaines villes, comme Strasbourg, ont bien fait exception. Elles ont accueilli des hommes méconnus ailleurs. Mais Strasbourg n'est plus Français.

LA THÉRAPEUTIQUE

DE

GUY PATIN

1601-1672

I

Si nul n'échappe aux inconséquences de ses jugements, Guy Patin y a prêté plus que tout autre. L'esprit philosophique n'était pas son fait. Il préférait l'esprit de saillie, et de là vient la place étroite qu'il occupe dans la science. Un médecin trop spirituel compte peu.

Guy Patin était riche de verve et de lazzis. Mais quel pauvre homme sur le reste!

Il riait des travers d'autrui et en était affligé, de ces mêmes travers, à un degré qu'il ne soupçonnait pas. Ce qui était bien, pensé par lui, devenait, exprimé ailleurs, tout à fait répréhensible.

Il traitait Renaudot « de gazetier et de gazetier paillard qui avait sué la vérole trois fois en deux ans ». Or, je vous le demande, quel tempérament de gazetier s'est jamais étalé plus cyniquement que celui de Guy Patin avec son intelligence de commère, servie par un talent d'écrivain. Renaudot gazetier, soit! Mais lui, Guy Patin, qu'était-il donc avec ses provisions de petites nouvelles dont il alimentait ses lettres?

Il en avait aux apothicaires, gens de lucre ; croyez-vous qu'il fût désintéressé, lui-même? Écoutez-le parler de son beau-père : « Ces gens, écrit notre gendre, ressemblent à des cochons qui laissent tout en mourant et ne sont bons qu'après la mort. » Il faut dire qu'il était malade, le beau-père; à quatre-vingts ans, saigné huit fois, purgé quatre fois avec du sirop de roses pâles et du séné, il devait bien quelque reconnaissance, d'autant qu'il était fort riche, au gendre qui l'avait traité avec un si copieux dévouement. Aussitôt guéri, il s'acquitta de sa dette. « Merci, dit-il, et ce fut tout. » Guy Patin se vengea par la phrase ci-dessus rapportée. Très bien; seulement alors pourquoi reprocher aux apothicaires leur amour de l'argent?

Et partout dans ses opinions, quelles qu'elles soient, sur les hommes, la politique, la médecine, toujours ces inévitables contradictions, vraies ficelles au bout desquelles s'agite le pantin que fut notre homme.

Il aime le roi, prend le parti de la Fronde, se félicite de ne pas être femme et l'est presque par la tête avec sa manie de l'anecdote; il se réclame d'Hippocrate, proteste contre ses traductions, combat la médecine des Arabes, « ces cuisiniers Arabesques » comme il les appelle, et vénère Fernel, qui défend la méthode de ces cuisiniers. Il écrit une médecine simple et profitable à la portée des malades, s'élève contre les abus des médications et se livre lui-même à tous les excès de la saignée.

Il y a en Guy Patin quelque chose des communards de 70. Ce que ces gens portaient de galon, tout en vociférant contre la puérilité des emblèmes! Notre homme prend à son compte et ingénuement outrées, les opinions qu'il attaque du prochain.

Seulement Guy Patin avait une bonne cave et cela fait pardonner bien des torts. Lors de sa nomination comme doyen de la Faculté de Paris, il offrit un festin de bienvenue à ses collègues. Ils étaient trente-six convives ;

ce qu'ils burent fut inimaginable et c'était du meilleur vin de Bourgogne.

Quand on régale ainsi son monde, on devient tout de suite sympathique; quand, à côté de cela, on hausse les épaules aux innovations scientifiques, on acquiert l'estime de tous. Quel amas de billevesées, cette soi-disant circulation du sang, et billevesées en effet, le mot étant accepté sans protestation quand il est prononcé par un homme qui a de si bon vin. Car on dut discuter la chose, à ce fameux festin du décanat. Et l'on causa de bien d'autres choses encore : des qualités occultes en médecine, très probablement. Guy Patin se flatte de les détruire par plus de cinquante passages d'Hippocrate et de Galien et aussi par l'expérience. Qu'en pensèrent les convives? Sans doute, il y eut parmi eux quelques récalcitrants; l'expérience venant après Hippocrate et Galien, il y avait place pour un doute là-dessus.

Pourquoi pas l'expérience tout d'abord et Hippocrate et Galien après? En hommes bien élevés, les convives ne protestèrent pas. Ils burent, ce qui était de meilleur ton.

Aussi bien leur hôte n'était pas toujours commode. La prudence interdisait de le chicaner sur ses principes. Ce qu'il déclarait n'admettait pas de réplique. « Descartes et les chimistes ignorants, affirme-t-il, gâtent tout tant en philosophie qu'en médecine. »

La philosophie et la chimie, deux bêtes noires pour Guy Patin. Elles lui annonçaient une période où il refusait d'entrer et qui adoptait des usages téméraires : manière de penser pour l'homme et manière de formuler pour le médecin, d'où la tradition était exclue. Homme d'esprit, Guy Patin était forcément partisan de la tradition. Car celle-ci dépend d'un certain nombre d'idées générales qui demandaient réflexion pour être combattues. Il est plus sage de ne pas perdre son temps à réfléchir. S'en référer à la tradition sans hésiter, laisse son homme plus libre. Il a ses journées à lui pour bavarder à souhait.

II

Pour aller en audience, aussi. Les petits sujets d'intérêt ouvrent porte aux petites matières à plaidoiries. Guy Patin eut un procès avec les apothicaires, un autre avec Renaudot; il prit sa défense en personne et gagna les deux fois la partie. Il en perdit une troisième au sujet de l'antimoine; car si les apothicaires sont « gens à rouer », si Renaudot est le gazetier paillard que nous savons, l'antimoine porte à sa charge des méfaits plus lourds encore. Dès l'an 1566, les registres de la Faculté contenaient un décret contre ce médicament qui est de sa nature pernicieux et très dangereux. Guy Patin fait mieux; ce n'est pas un décret dont il s'arme pour réduire les sectateurs de l'antimoine, tous ces chimistes comme il les appelle, « faux-monnayeurs de notre métier ».

Non; ce n'est pas une ordonnance qu'il oppose à tous ces charlatans; c'est le chiffre même de leurs victimes dont il les écrase. Il a dressé une liste complète à cette fin; le martyrologe de l'antimoine est rigoureusement tenu à jour. Vautier, médecin du roi, meurt pour en avoir pris trois fois et il est dommage, foi de Guy Patin, qu'il ne soit pas mort plus tôt. Il aurait épargné la vie de plusieurs honnêtes gens qu'il a tués avec son antimoine. Et à côté de celui-là combien d'autres. Une assemblée générale de docteurs, convoquée par ordre du Parlement, a beau décider que le vin émétique devait être admis au nombre des purgatifs, et quatre-vingt-douze voix opinèrent dans ce sens. Guy Patin se révolte, fait intervenir ses amis, demande la cassation de l'arrêt, ne l'obtient pas, mais pendant ce temps se console d'autre manière : le livre de son martyrologe s'emplit.

« On ne parle ici que de morts, écrit-il, pour avoir pris cette drogue de quelque barbier ignorant ou de quelque charlatan suivant la Cour. » Car elle en use la

Cour que c'en est pitié. Ne veut-elle pas faire accroire que la guérison de Louis XIV, à Calais, lors de la campagne de 1658, est due à l'absorption du vin émétique? Rien n'est plus faux. « Ce qui a sauvé le roi, ç'a été sa jeunesse et son innocence. » Neuf saignées par là-dessus, les prières des gens de bien, et de bonnes purgations avec deux drachmes de séné, de la casse délayée et une once de sirop de chicorée, comment une maladie aurait-elle résisté à des interventions si efficaces et si diverses? Le vin émétique n'a pas tué le roi, c'est tout ce qu'un honnête homme doit concéder.

Et de même pour d'autres remèdes nouveaux que la mode transforme en panacées. Le quinquina, par exemple « auquel les fous ont couru, parce qu'on le vendait fort cher. Mais l'effet ayant manqué, on s'en moque aujourd'hui. » Et c'est justice. Guy Patin raconte avoir traité une fille de la fièvre quarte si heureusement que l'accès était réduit à deux heures seulement. « Sa mère impatiente ayant entendu le bruit que faisait cette poudre de Jésuite, en acheta une prise de quarante francs, dont elle avait espérance à cause du grand prix. » Conclusion : le premier accès de fièvre après cette prise fut plus violent qu'aucun autre. Il dura dix-sept heures. Et cela se comprend; l'insuccès du quinquina est naturel : cette poudre est fort chaude et ne purge en aucune façon; or c'est là l'essentiel. Il faut avant tout que le corps soit déchargé par la saignée et les purgatifs. Alors seulement il peut par sa chaleur résoudre ou absorber la matière morbifique.

Il n'y a dans la thérapeutique que trois remèdes : leur nom commence par un S : c'est la Saignée, le Son, le Séné. On peut y ajouter le Sirop de roses pâles, ce qui fait quatre S.

Tout le reste n'est bon qu'à jeter aux cabinets, à commencer par les bézoards, la thériaque, l'aloès, les sirops béchiques. N'a-t-on pas prôné la thériaque comme topique dans les plaies venimeuses? Guy Patin, plutôt que de faire servir cette infecte drogue à pareil usage, préférerait scarifier profondément la plaie et y appliquer des attractifs puissants. Et il aurait raison. Malheureusement il ne peut guère mettre en pratique son précepte; les plaies venimeuses sont rares. Il n'y a guère de serpents en France pour mordre. L'antimoine les remplace comme venin et celui-là, on l'avale.

Quant à l'aloès, « c'est un chétif et méchant remède qui dessèche le foie, l'échauffe et le dispose à l'hydropysie, outre qu'il fait venir les hémorrhoïdes. »

Combien supérieur le séné. Voilà un remède merveilleux. Dans la fièvre quarte, il suffit de quatre grands verres de tisane laxative avec trois gros de séné, pour guérir ; le purgatif sera donné à la fin de l'accès. Quelle disgrâce qu'il soit si cher; du moins le séné de bonne qualité « que les Turcs feraient bien de faire semer dans les régions les plus chaudes de l'Amérique ». A côté du séné, le sirop de roses pâles ; c'est doux, lénitif, agréable. Les autres sirops ne valent rien. A commencer par les sirops béchiques. « Ce ne sont que bile dans l'estomac et ils ne vont pas au poumon. » La tisane de son, parlez-moi de ce breuvage. Il est détersif et adoucissant. D'autant qu'il pénètre par tous les orifices; par en haut ou en bas, aux besoins du malade. C'est le haut qu'on choisira dans les rhumes invétérés ; le bas fera l'affaire pour les maux de ventre.

Mais avant le séné, avant le son et le sirop de roses pâles, la saignée; c'est à bon droit que lui revient la première place, le trépied d'honneur réservé à la divinité.

« Car les Parisiens font peu d'exercice, boivent et mangent beaucoup; en cet état ils ne sont jamais soulagés de quelque mal si la saignée ne marche devant puissamment et copieusement. »

« M. Cousinot, qui est aujourd'hui premier médecin du roi, fut attaqué d'un rude et violent rhumatisme pour lequel il fut saigné soixante-quatre fois en huit mois par ordonnance de M. son père et de M. Bouvard, son beau-père. Après avoir été tant de fois saigné, on commença à le purger, dont il fut fort soulagé et guérit à la fin. Les idiots qui n'entendent pas notre métier s'imaginent qu'il n'y a qu'à purger ; mais ils se trompent, car si la saignée n'a précédé copieusement pour réprimer l'impétuosité de l'humeur, vider les grands vaisseaux et châtier l'intempérie du foie qui produit cette sérosité, la purgation ne saurait être utile. »

Au moins voilà qui est parler nettement et qu'est-ce à dire qu'on reproche à Guy Patin d'avoir saigné treize fois en quinze jours un jeune gentilhomme âgé de sept ans et atteint de pleurésie ? Lui-même prêche d'exemple, se fait saigner deux fois pour un rhumatisme, autant pour un mal de dents, et huit fois dans une maladie bilieuse dont il souffre en 1662. Comme il a raison de gémir sur l'aveuglement de Van Helmont qui avait préféré la mort à la saignée lors de la pleurésie qui l'emporta. Mais cette fois, Guy Patin manque un peu d'à propos, si fondée puisse être sa critique. Lui-même meurt d'une pneumonie, maladie où la saignée fait merveille. Si Van Helmont eût vécu, il eût pu lui retourner son argument : Vous êtes mort, cher collègue, de la saignée.

III

Les anciens avaient un tort. Sur un fait particulier et unique, ils échafaudaient une théorie générale ; ils construisaient sans s'assurer de la solidité suffisante des fondements. Peut-être pourrait-on reprocher aux modernes le défaut inverse. Ils ramassent beaucoup de faits, mais les alignent mal, ne les groupent pas en perspective intelligente, les laissent s'amonceler au hasard.

Guy Patin ne fut à cet égard ni ancien ni moderne. Il n'édifia pas de théories, n'assembla pas de faits. Il écrivit beaucoup de lettres, ce qui vaut scientifiquement un peu moins. N'ayant cherché ni à comprendre ni à voir, il a vécu sur les idées de son temps, et c'est ainsi qu'il nous rapporte le tableau fidèle de la médecine générale au milieu du XVIIe siècle.

Ce n'est pas par lui-même que Guy Patin nous arrête. Sa personnalité, nous l'abandonnons sans regret à la littérature ; il n'a pas fait progresser la médecine le moins du monde. Mais son bavardage nous intéresse en ce qu'il nous apprend.

Les auteurs de premier ordre ne nous renseignent guère sur l'époque où ils vivent ; en avance sur leur temps, ils restent indifférents à l'atmosphère d'idées qui s'agite autour d'eux. La moyenne d'intelligence dont se nourrit un siècle est mal assimilée par les esprits supérieurs qui se révoltent contre elle et ne nous instruisent pas sur sa façon de sentir et de comprendre.

Les esprits secondaires s'imprègnent au contraire de leur milieu et nous en transmettent l'aspect très vivant quand ils possèdent comme Guy Patin le naturel dans l'art d'écrire et d'écrire à tout propos sur tout ce qu'un homme de ressorts moins vulgaires aurait dédaigné et conséquemment laissé échapper pour l'histoire.

LA THÉRAPEUTIQUE

DE

FR. DELEBOE DIT SYLVIUS

1614-1672

I

Entretenir des ennemis autour de sa tombe n'est pas gloire médiocre pour un homme de science. Une exaspération qui s'acharne après un cadavre est soulevée par des qualités qui marquent d'un relief exceptionnel celui qui n'est plus.

Présomptueux, menteur, fou, Sylvius mort continua d'être tout cela et bien autre chose encore. Le vocabulaire des épithètes malsonnantes se vida sur sa mémoire.

Les gros mots ont été inventés pour écraser le succès et quelle garantie de succès que l'originalité! Sylvius non seulement prétendait apprendre quelque chose à ses contemporains, il poussait l'outrecuidance jusqu'à tirer ce qu'il enseignait de son propre fonds. Il mettait en circulation des idées neuves, et les idées, c'est comme l'argent. Pour être admises, il faut qu'elles aient cours. Ce n'est que par l'usage qu'elles s'imposent. Monnaie répandue, elles s'échangent contre monnaie pareillement usée.

Vieux écus, tours de pensée familiers sont marchandise qu'acceptent avec allégresse la bourse ou l'esprit. Pas besoin de contrôle ou de réflexion pour se les approprier. Cela se passe de main à main, de cerveau à cerveau, sans fatigue. Très malséant serait-il de les accueillir avec méfiance.

Malheureusement Sylvius n'était pas de ceux qu'une prudence bien avisée retient dans le sillon que piétine la coutume. Confondre l'ornière avec la grande route, la nature humaine s'autorise d'un semblable oubli. Ne pas lui rappeler qu'elle s'abuse est d'un sage. Le plus simple est de partager ses illusions. Le grand nombre patauge; mieux vaut patauger avec le grand nombre. On chevauche une haridelle, mais la haridelle devient palefroi quand chacun monte sa haridelle. A cette dénomination de parade l'amour-propre trouve son compte. Et chacun de se congratuler sur l'élégance de sa monture.

Sylvius ne félicita personne. De là, première antipathie. Il enfourcha une bête de sang et galopa par l'inconnu. Haines, cris se déchaînèrent sur son passage.

Qu'il se moquât absolument des clameurs hostiles, le pli qui sur ses portraits abaisse ses lèvres ne l'établit pas en toute certitude. La figure est d'un homme qui a souffert. Elle témoigne d'une loyauté blessée aux soupçons des âmes basses. En face des gens que courbait la tutelle des opinions et sentiments accrédités, un esprit indépendant comme celui de Sylvius était condamné fatalement à se replier sur soi. De là cette expression d'amertume dédaigneuse qui est la caractéristique de sa physionomie.

Des deux règles qui composaient sa devise « Bene agere et laetari » il ne devait guère mettre en pratique que la première; car il était homme de cœur et compatissant aux pauvres. Mais pour se réjouir, c'était autre chose. La gaieté ne loge guère à l'aise dans les esprits supérieurs. Si la réflexion ne les enlevait pas au rire banal, leur pensée indépendante donnerait encore trop prise à l'envie pour ne pas leur faire sentir cruellement la tristesse de vivre.

Comment, en effet, eût-il été applaudi de ses collègues, cet homme que les succès de la clientèle ne détournaient pas d'une contemplation passionnée où lui apparaissait la solution des mystères biologiques? Physiologie, pathologie, il en pressentait les lois et si son imagination l'égara parfois au-delà du réel, il n'en faut accuser que son effort persévérant à l'atteindre. Être obsédé par un but expose à le dépasser. Un élan de plusieurs années de méditation n'est pas toujours arrêté à point. On ne domine pas complètement une impulsion énergique et celle-ci vous mène, à l'occasion plus loin qu'il n'eût été désirable.

Une science qui se borne à l'enregistrement d'un fait matériel, telle que l'anatomie, n'enferme pas semblable inconvénient. La discussion ne commence qu'avec l'interprétation et on ne discute pas une découverte anatomique : on la constate.

La description que Sylvius nous a léguée de l'os lenticulaire, des sinus de la dure-mère, de l'aqueduc qui porte son nom, tous ces travaux d'ordre peu complexe et directement vérifiables n'ont prêté à aucune controverse.

Il n'en est pas de même du restant de l'œuvre. Elle a été combattue avec fureur : car la prescience du génie en élargissait les conclusions.

II

Encore si notre homme se fût contenté de propager la théorie de Harvey sur la circulation du sang, peut-être lui eût-on pardonné. La découverte n'était pas de lui : vulgariser une idée attire moins de rancunes que de la créer.

Seulement Sylvius ne s'attarda pas à répéter les expériences du médecin anglais. Il avait hâte de penser par lui. Ses vues sur la physiologie sont resplendissantes d'une clarté qui pénètre au fond du phénomène étudié.

A deux siècles de distance, il se montra le précurseur de Brown-Séquard.

Il devina la sécrétion interne des organes. Les capsules surrénales et le corps thyroïde — glandes rénale et trachéale de son temps — étaient, selon lui, destinées à produire une humeur particulière qui se mêle au sang. De même le thymus et la rate.

La dissociation des diverses sensibilités a été nettement spécifiée par Sylvius. Il distingue la sensibilité tactile de la sensibilité à la chaleur et démontre leur existence indépendante, la première restant normale quand la seconde est pervertie et inversement.

Et la bile, jusque-là considérée comme liquide excrémentiel, Sylvius ne lui a-t-il pas conféré les honneurs d'un rôle plus justifié quand il en faisait une substance devant servir à de grandes et nécessaires fonctions, c'est-à-dire à séparer « le chyle utile à la nutrition d'avec les autres parties des aliments grossiers et inutiles à cette même fin ».

C'est comme professeur à Leyde que Sylvius enseignait ces idées subversives. Il les enseignait, qui pis est, au lit des malades dans la première clinique qu'un maître ait songé à instituer pour l'instruction des élèves. Dire du nouveau, faire du nouveau, en vérité, c'est trop pour un homme. On ne bouscule pas la tradition avec un tel sans-gêne.

Continuant tranquillement son cours, notre professeur définissait la digestion comme une fermentation à laquelle concourent l'acidité de la salive et du suc pancréatique et, d'autre part, l'alcalinité de la bile. Alimentées par les produits de la digestion, les humeurs passent dans le sang où elles produisent la fermentation vitale.

La vie est un phénomène chimique, la maladie résulte des déviations du chimisme normal.

C'est l'âcreté qui est cause de toutes les maladies, âcreté acide ou alcaline. On l'observe dans toutes les humeurs : bile, suc pancréatique, lymphe.

Rendue âcre par une mauvaise alimentation ou la viciation de l'air, la bile s'épaissit et occasionne des obstructions, auquel cas l'âcreté est acide ou bien la bile excite la chaleur fébrile, ce qui témoigne de son âcreté alcaline.

Toutes les fièvres aiguës et continues sont la conséquente de cette âcreté dans la bile ; de même l'ictère qui résulte encore du mélange vicieux de la bile et du sang.

Les altérations du suc pancréatique constituent une autre cause de maladie : son âcreté acide cause les fièvres intermittentes, l'hypocondrie, l'hystérie, les spasmes, les convulsions, la goutte. Les douleurs arthritiques sont dues à l'acide âcre dépouillé de l'huile qui le dulcifie.

Quant à l'effervescence possible du suc pancréatique avec la bile, elle est accusée de produire l'épilepsie.

Aussi chargés apparaissent les méfaits de la lymphe. A son âcreté acide succèdent la petite vérole, la syphilis, la gale, les hydropisies. Le mélange de l'acide coagulant de la lymphe et du suc pancréatique forme les calculs vésicaux.

Dans les maladies imputables aux âcretés alcalines, on range les fièvres malignes dont d'autres conditions, telles que la trop grande ténuité du sang et le manque d'air vital favorisent encore l'apparition. Les maladies nerveuses résultent parfois d'âcretés alcalines, mais le plus souvent le vice des humeurs qui les provoque est acide.

Hypothèses sans doute que ces explications pathogéniques, mais hypothèses confirmées en partie par les progrès de la science moderne. Et à côté d'elles, que de trouvailles cliniques ! Sylvius entrevoit la nature de l'infection purulente et de l'endocardite ulcéreuse. Il attribue l'issue fatale de ces maladies à l'altération du sang qui retourne dans la circulation, corrompt tout le reste et le rend impropre à la nutrition. L'urémie est accusée dans la cachexie qui suit l'insuffisance de la sécrétion urinaire et la stagnation de l'urine dans le sang. La cirrhose alcoolique s'ébauche. « J'ai assez souvent vu, dit Sylvius, l'abus de l'esprit-de-vin et des liqueurs spiritueuses produire un ictère suivi d'ascite ».

Ceux qui s'indignaient à pareilles doctrines s'effaraient naturellement à la thérapeutique qui en découlait.

La médication acidule convenait aux âcretés alcalines, la médication alcaline réussissant dans les âcretés acides. Seulement, clinicien avant tout, Sylvius n'hésitait pas à corriger dans sa pratique ce que cette règle comportait d'exclusivisme trop absolu. Ainsi, comme le fait observer son historien Gubler, il opposait aux diurétiques acides non pas les inévitables alcalins, mais les diurétiques aromatiques plus efficaces contre les hydropisies. Un résultat de cette application de la chimie à la physiologie fut la réhabilitation des sources thermales et minérales. Négligées depuis l'antiquité, elles reconquirent leur ancienne vogue. Entrer en conflit avec les dogmes de la thérapeutique galénique devenait, d'autre part, une conséquence obligée. L'opium est un agent froid qui épaissit les humeurs. Pas d'incrédule qui osât douter de cette assertion. Comprend-on l'audace de Sylvius, audace déjà risquée par Van Helmont ? Tous deux accordent à cet agent des propriétés échauffantes, fortifiantes et contraires à l'effervescence de la bile.

Sylvius prescrit l'opium dans les fièvres malignes, les fièvres intermittentes, dans l'hystérie, le prurit, la toux. Il l'unit avec la rhubarbe dans la dysenterie, avec la poudre d'yeux d'écrevisse quand il s'agit de combattre l'acidité du suc pancréatique.

Voici une formule qui conviendra aux fièvres intermittentes : eau de persil, de fenouil, une once; eau thériacale simple, une demi-once (l'eau thériacale est une préparation de Sylvius consistant en une dissolution de une once de thériaque dans une demi-livre d'esprit-de-vin rectifié), antimoine diaphorétique, quinze grains ; laudanum opiacé, dix grains ; poudre d'yeux d'écrevisse, un scrupule; sirop des cinq racines, une once, à boire par cuillerées.

De même que l'opium, les purgatifs empêchent l'effervescence de la bile. La crème de tartre (une drachme) associée à la pulpe de tamarin rendra des services.

En face d'une hémorrhagie, l'ordonnance qui suit sera employée avec avantage : eau de plantain, de cinnamome, un demi-quart ; sang dragon, une obole ; sirop de myrtilles, une once.

Partisan des sels volatils, notre professeur leur accorde la triple action de favoriser les sécrétions, provoquer l'écoulement menstruel, stimuler les esprits vitraux.

Partout Sylvius apporte le souci d'une thérapeutique basée sur la connaissance des fonctions. Que l'état rudimentaire de la physiologie et de la chimie ait parfois fait obstacle à ses efforts, qu'importe ? Il cherchait à comprendre, et parce qu'aucune difficulté ne le rebutait, la tâche non plus ne lui fut constamment ingrate. La vérité traversa plus d'une fois les hypothèses où il s'évertuait à la fixer.

III

Une des conditions primordiales qui assurent le succès d'une doctrine est sa simplicité. Très complexe apparaissait celle de Sylvius ; proche parente des théories chères à Paracelse et à Van Helmont, à l'instar de celles-ci elle ameutait contre elle les intelligences en goût de précision facile. Et puis, l'imagination y tenait trop de place pour ne pas donner prise à la critique.

Survinrent les nouvelles découvertes de la physique. On se hâta de les appliquer à la médecine. Les phénomènes vivants devinrent les rouages d'une machine qui obéissait aux lois de l'hydraulique et de la statique. Les idées chémiatriques de Sylvius furent combattues par l'école iatro-mécanique dont Borelli, Bellini, Baglivi, Boerhaave constituèrent les plus illustres représentants.

Les mouvements des membres furent expliqués par la théorie des leviers ; on calcula la résistance que le muscle oppose à l'os ; on fit dériver l'abondance des sécrétions du diamètre des vaisseaux.

Sans doute, cette manière d'envisager les phénomènes biologiques en éclaira assez vivement quelques détails. Étant donnée une contraction musculaire ou une sécrétion, on établit certaines de leurs conditions de production. N'empêche que la cause intime de la contraction musculaire ou de la sécrétion n'avait rien à faire avec un théorème de physique. Sylvius la plaçait dans l'intégrité des humeurs et la postérité lui donna raison. Un corps vivant n'est pas un mannequin qui se désarticule par pièces.

Ces fameuses divergences entre les écoles chimique et mécanique ne prenaient leur source que dans l'optique différente familière aux observateurs : les uns se bornaient à la vision des conséquences, les autres, placés plus haut, étaient curieux des origines. La science de l'époque soutenait les premiers : mais cette science ne leur soulevait qu'un pli insuffisant du voile dont se drapait l'inconnu. Les seconds écartaient le voile tout entier ; seulement la prescience de la science, je veux dire les hypothèses, plus que la science elle-même les aidait dans leur besogne. Quand les uns ou les autres opéraient une découverte, ils étaient encore gênés par l'importance à lui concéder. La subordination des phénomènes n'était que soupçonnée ; il n'était pas possible à l'époque de Sylvius de spécifier leur ordre hiérarchique. Dans le camp des mathématiciens, observation juste, mais incomplète ; chez les chimistes, aperception large, mais confuse. Des deux côtés, désordre, fouillis, groupements disparates ou précipités. Comment un pareil état de choses n'eût-il pas engendré des disputes ? Et les jets d'éloquence de couler intarissables. Heureusement qu'au dix-septième siècle on ignorait les congrès. Les jets fussent devenus torrents.

LA THÉRAPEUTIQUE

DE

STALPART VAN DER WIEL

1620-1687

I

Deux petits volumes constituent le bagage scientifique de ce médecin, qui exerçait à La Haye au milieu du dix-septième siècle. Des observations rares de médecine, d'anatomie et de chirurgie en composent le fond et se poursuivent, chacune expliquée d'un commentaire très érudit, le long de pages candides et travaillées.

En tête de l'ouvrage, deux dessins symboliques ; la légende manque, mais on la devine.

« Consultez le médecin et vous guérirez » est le sens de la première.

« Ne consultez pas le médecin et vous serez en proie aux affres de la mort » signifie la seconde.

Très ingénieusement, l'artiste a dégagé de ses illustrations l'enseignement qu'elles enferment.

Voici donc un cabinet de consultation au siècle de Louis XIV : dominant deux fenêtres larges et nues qui s'ouvrent sur des faîtes de peupliers et un grand morceau de ciel mamelonné d'un nuage blanc, sont suspendus aux murs des tableaux suggestifs : fœtus ramassé en boule, jeune femme à la joue déformée par une tumeur parotidienne, paysan affligé d'un papillome monstrueux qui descend du front, couvre l'œil et s'évase en battant de cloche sur la face. Un squelette se dresse au-dessus d'une armoire dont la vitrine laisse apercevoir des instruments de chirurgie : forceps, tenailles, sécateurs. Des in-folio reliés en peau de truie et à fermoirs couvrent les deux rayons d'une bibliothèque, devant laquelle est assis, en perruque majestueuse et plume d'oie à la main, le maître du lieu. Sur la table, garnie d'un tapis, un sablier de un pied de haut.

Brusquement un roquet s'échappe de dessous cette table et jappe avec rage. Entrent les consultants : goîtreux, béquillard, cul-de-jatte, ils sont trois, assez malpropres d'aspect, mais braves gens quand même. Ils viennent faire changer les bandelettes qui leur entortillent bras et jambes. Leur guérison est assurée. L'éloquence du logis et l'aspect sévère du praticien, qui relève la tête, en font foi.

Le deuxième dessin nous apprend à quelles éventualités s'expose le malade têtu : celui qui ne veut pas de bandelettes aux jambes. Il est couché dans un lit en désordre, écartant avec terreur l'apparition sinistre : le diable, torche au poing, un serpent autour du bras et, dans la chevelure, des vipères dardant des jets de flamme; derrière le diable, la Mort avec sa faux, et, comme fond au tableau, un paysage de cimetière : des cyprès, des tombes.

Une suprême ressource reste au malheureux crispé d'horreur. Un plat bassin s'appuie à une chaise percée; le pot de chambre est à côté. Les deux vases sont vides. Un médecin se chargera de les emplir. Qu'on l'appelle! Le secours de la purgation salutaire, casse et séné, fera s'évanouir la vision maudite; et, sur le malade à l'intestin débarrassé, les rêves suaves tomberont en pluie de roses.

II

Stalpart van der Wiel, homme résolu, eût dédaigné de s'en tenir à la thérapeutique évacuante. Quand on porte un nom comme le sien, qui sonne en fanfare aux oreilles du client, on brandit un instrument plus martial que la seringue de l'apothicaire.

On ouvre des crânes et l'on trépane. Vingt-sept trépanations, s'il vous plaît, sur un malade qui guérit. Un autre se voit trépaner le sternum ; un coup d'épée avait provoqué le mal ; l'intervention chirurgicale donne issue à une collection purulente du médiastin ; guérison comme dans le cas précédent. Même succès dans les blessures des intestins. Les matières fécales sortent par une plaie du côlon ; impossible de pratiquer la suture. Van der Wiel débride les angles de la plaie et y adapte une canule en plomb qui fait l'office d'anus artificiel.

La sollicitude de notre homme ne s'arrête pas à l'extrémité inférieure du tube digestif. Après l'intestin, la bouche. Le docteur se brossait-il les ongles? Il faut l'espérer.

Car il introduisait ses doigts dans la bouche des jolies Hollandaises. L'une d'elles se plaignait d'une grosseur développée sur la gencive, au niveau des grosses molaires : c'était une tumeur cartilagineuse. Van der Wiel la lia avec un fil de fer, qu'il resserra chaque jour, jusqu'à chute du néoplasme.

Mais que de tracas pour la grenouillette! On ouvre, ça se remplit indéfiniment. Pour guérir ces kystes, il faut les bourrer de substances styptiques et dessiccatives. Ainsi : écorces de grenades pulvérisées, hysope pulvérisé, sel commun pulvérisé, de chaque une drachme, à introduire fréquemment sous la langue. L'action de la poudre sera aidée par celle des gargarismes : alun avec décoctions de grenade ou de noix de galle.

Stalpart van der Wiel, homme universel, ne se cantonne pas dans la chirurgie; il guérit autrement encore que par le trépan, les ligatures et le bistouri. Une jeune fille, suite de variole, présente une procidence de l'œil : des cataplasmes de mie de pain cuite avec du lait remettent les choses en place; l'activité du cataplasme avait été renforcée par l'adjonction d'huile rosat, de poudre de safran et de camphre. Voici une recette de pilules contre les paralysies des muscles de l'œil : extrait catholicum, un scrupule; mercure doux, cinq grains; huile cinnamome, une goutte pour cinq pilules. Remède souverain dans les paralysies oculaires d'origine syphilitique; on comprend de même, en pareil cas, l'utilité des diurétiques, salsepareille, gaïac, sassafras. L'action des collyres devait se montrer moins manifeste : eau de fenouil, trois onces; esprit de sel ammoniac, trente gouttes; camphre, cinq grains.

Et puis les malades ne guérissaient pas toujours. Dans la convalescence d'une affection fébrile, un jeune homme se mit à uriner du lait, une sorte de chylurie sans doute. La mort survint, rapide. Un pauvre diable, de son vivant, réclama son autopsie; elle ne tarda pas : on trouva un cœur un peu hypertrophié, complètement adhérent au péricarde.

Heureusement qu'il est d'autres secours que la pharmacie. Là où les drogues sont impuissantes, la musique est souveraine; elle fait plus que guérir, elle prévient le mal : ainsi les piqûres de la tarentule. On les évite à l'aide d'un moyen très simple.

Il faut se promener à deux par la campagne; un costume Louis XIV est de rigueur; du moins tel l'exige le dessin qui illustre le texte. Vous avez un flageolet, votre compagnon un tambourin. Aux endroits où les tarentules pullulent, halte! battez la mesure. Aux premiers rythmes, vous verrez cette chose extraordinaire : une tarentule qui descend de son arbre et reste suspendue en l'air, à égale distance des deux musiciens; d'autres tarentules qui accourent sur le sol, en toute hâte; et la tarentule suspendue en l'air se met à tourner autour de son fil; les tarentules du sol s'agitent, se dressent et esquissent un pas de danse. Le poison qu'inocule leur piqûre agit sur elles-mêmes : elles se tordent en convulsions éperdues et les musiciens n'ont qu'à lever le pied pour en faire, sans danger, un massacre épouvantable.

Dernier conseil de Stalpart van der Wiel. Il s'adresse aux jeunes filles, celui-là. Vierges, qui aspirez au mariage, n'épousez jamais d'homme mal élevé; vos grossesses risqueraient de se terminer par la mise au monde d'un petit chien. C'est le malheur qui affligea vivement Mme Élisabeth Tomboy, dans la bonne ville de La Haye, le 21 septembre 1677. Le mari, rude, brutal, ivrogne, dans ses rapports intimes avec sa femme, ne procédait pas correctement. Ce n'était pas un gentleman, tant s'en faut. Il imitait, ce mari bestial, la manière d'opérer de la race canine. Combien inconvenante cette manière ! Menacée d'être battue si elle ne se laissait faire, la malheureuse femme, écrasée sur son ventre, pleurait toutes les larmes de son corps d'avoir à subir l'inqualifiable outrage. Elle n'était pas une chienne, pourtant, et de se répéter qu'elle ne l'était pas la fit accoucher d'un petit chien à quatre pattes avec une queue et sans poils.

Et cette histoire n'a rien d'étonnant. On sait très bien que des souris, des serpents, des oiseaux et toutes sortes de quadrupèdes palmés sont nés de la femme.

Il suffit que son imagination soit obsédée par le souvenir d'un animal pour que la femme grosse accouche justement de celui-là.

III

Le rire, moyen violent d'expression, n'éclate que sous le coup d'une secousse morale vive qui porte à la gaîté ; or, rien d'amusant comme le contraste. L'imprévu donne le choc, le contraste provoque le rire.

L'avare qui devient prodigue, le dupeur qui est dupé, l'homme grave qui s'étale sur la chaussée, autant de motifs au rire.

Viser à l'esprit et lâcher des sottises est le propre du grotesque ; c'est pourquoi le ridicule atteint si aisément les hommes de science, forts du bagage acquis et raisonneurs obstinés. Ils ne s'aperçoivent pas de ce qu'ils ignorent et, discourant comme s'il connaissaient tout, commettent des bévues dont la lourdeur s'accuse avec le progrès qui fait entrer en ligne de compte des éléments que le raisonnement antérieur à ce progrès ne soupçonnait pas. Les hommes de l'esprit scientifique le plus considéré à leur époque sont aussi ceux dont émane le germe du grotesque le plus véhément. La conviction où ils sont de ne pas se tromper projette l'erreur en un rayonnement d'autant plus éblouissant ; le moindre de leurs faux pas est signalé aux lueurs d'un feu de Bengale. Ces faux pas, les contemporains ne les voyaient pas. Les hommes de science marchaient comme eux ; quand chacun marche de même, tout le monde croit marcher droit. Les gens dont nous nous moquons sont ceux dont les contemporains se moquaient le moins.

Les seules œuvres qui résistent au ridicule sont celles dont l'apparition avait soulevé les protestations les plus tapageuses. Car les auteurs de ces œuvres-là ne respiraient pas les idées répandues dans l'atmosphère ambiante; leur travail ardent leur suggérait des interprétations originales. En même temps, ils demeuraient modestes. Voir de haut montre qu'on ne voit pas du tout. Leur horizon était plus vaste, leurs prétentions moindres. Voilà pourquoi leur lecture nous laisse graves.

LA THÉRAPEUTIQUE

DE

THOMAS WILLIS

1622-1675

I

Nerf ophtalmique de Willis, nerf accessoire de Willis, hexagone de Willis. En vérité, Willis était anatomiste ; mais il fit encore autre chose que disséquer habilement. Il pratiqua à Londres avec un grand succès de clientèle. Fut-il toujours heureux dans ses cures ? Charles II reprochait à Willis de lui enlever plus de sujets que n'eût fait une armée ennemie. Boutade de souverain que ce grief ; fût-on roi, on aime à faire parade d'esprit et cela est si facile aux dépens de son médecin.

Willis, lui, ne riait pas ; ses confrères lui pardonnaient malaisément la réputation dont il jouissait : une guerre d'épigrammes harcelait le malheureux ; ses piqûres d'amour-propre ne se comptaient plus. Les blessures qu'il reçut ainsi décidèrent-elles de sa fin prématurée ? Attribuer la mort de son héros à l'injustice des contemporains lui tresse une couronne de victime qui le présente sympathiquement au lecteur.

Nous avouons manquer de documents pour résoudre la question. Ce que nous savons, c'est que Willis ne s'engourdissait pas à la glace d'une constatation anatomique ; de la salle d'amphithéâtre, il courait se prélasser au soleil des hypothèses et avec l'allégresse de l'instinct satisfait.

Sydenham, qui vivait à ses côtés, n'appréciait pas beaucoup ça. Quand même, il en faisait, lui aussi, des hypothèses. Sydenham admettait comme démontrés les dogmes hippocratiques sur la coction des humeurs et l'utilité de la fièvre.

Ce qui sépare les deux médecins anglais, c'est que Sydenham se contentait des hypothèses enseignées, tandis que Willis écrasait ses contemporains sous une avalanche d'hypothèses de son cru. Affaire un peu de milieu, ces différences. Praticien de quartier, Sydenham, pour être pris au sérieux, devait se résigner à l'emprisonnement dans l'observation laborieuse et sèche des malades ; pas d'interprétations risquées ; on n'eût pas toléré cette audace. Willis, au contraire, très en vue et fort de la situation acquise, pouvait se permettre des élans dans l'inconnu qui eussent paru téméraires chez tout autre que n'auréolait pas le lustre d'une considération aussi jalousée. Ressusciter le système de Paracelse plut à sa fantaisie. Il faisait concourir les trois éléments chimiques de Paracelse : sel, soufre et mercure, à une explication transcendentale des phénomènes de la vie. Le mercure volatilise les tissus, le sel les fixe ; mêlé avec le ferment acide de l'estomac, le soufre des aliments forme le chyle. Et voici ce qu'il advient du chyle, du sel et du soufre : se rencontrant dans le cœur, le premier entre en effervescence, les deux autres prennent feu. Une vraie poudre à canon, quoi ! L'étincelle devient la flamme vitale ; la flamme vitale préside aux fermentations du corps et voilà pourquoi le cerveau pense et que les muscles se contractent. Il suffit de veiller à ce que les fermentations s'accomplissent normalement : elles se produisent dès qu'une humeur réalise un certain groupement de mercure, de soufre, de sel. Au médecin de diriger ce groupement en vue de la conservation de la santé et d'en corriger les combinaisons défectueuses au cours de la maladie.

S'agit-il de diminuer la volatilité du sang et d'augmenter le soufre, aliment de la flamme vitale : on recourt aux cordiaux; une fermentation anormale s'installe-t-elle en un point, la saignée la tempère. Rien de plus aisé, n'est-ce pas? Et on peut droguer en toute connaissance de cause une maladie dont la nature est si nettement spécifiée. L'humeur est cause du mal : guerre à l'humeur. Les solides ne sont atteints qu'après coup; fi des solides; le dédain convient à leurs altérations; et de cela, Willis était si convaincu que l'expression de hauteur dont il accablait la thérapeutique des solides avait fini par se graver sur sa physionomie. Une tête bien renfrognée que la sienne, sourcils plissés de penseur, lèvre amère. La petite moustache Louis XIII ne corrigeait pas, dans sa coupe juvénile, l'aspect peu engageant du reste. Qui pis est, le costume était très austère : perruque tombante, rabat majestueux, vêtement noir. Décidément, un pareil homme congelait à leur premier jet les confidences qui eussent cherché à s'épandre.

II

L'humorisme familier à Willis imposait comme conséquence thérapeutique l'usage de la saignée, des vomitifs, des purgatifs. D'abord l'émission sanguine, puis l'estomac vidé par le vomitif, un balayage en règle de l'intestin par des formules purgatives savamment combinées. Toutes les voies d'élimination n'ont qu'à se tenir prêtes : chacune d'elles sera mise à contribution.

Outre le tube digestif, on s'adressera aux reins par les diurétiques, à la peau par les diaphorétiques. Saigné, purgé, urinant, suant, le malade se verra nettoyé des âcretés qui obstruaient les parties nobles du corps. Or, en pathologie, un récurage convenablement opéré s'appelle la guérison. Les latrines et les lessives se souillent de ce qui incommodait le corps. Les formules suivantes serviront d'ouvriers pour la besogne.

Voici des pilules laxatives recommandées dans l'hystérie : jalap, onze grains; tartre vitriolé, castoréum, un scrupule de chaque, pour douze pilules à prendre en trois fois.

Voici un apozème diurétique souverain contre les fièvres cérébrales : racines de scorsonère, cerfeuil, chiendent, chardon, de chaque une once; une pomme coupée par morceaux, feuilles de pimprenelle, d'ulmaire, une once et demie; corne de cerf brûlée, une drachme, à faire bouillir dans trois livres d'eau de fontaine jusqu'à réduction au tiers; au résidu ajouter une once de sirop de citron ou de violette; à boire trois onces, trois fois par jour.

Mais il s'agit non seulement d'évacuer les humeurs malsaines : il faut encore garantir les parties nobles de leurs effets. C'est à ce titre que prennent rang les antispasmodiques dans l'hystérie, les antiscorbutiques contre le scorbut.

Veut-on posséder une mixture antispasmodique, on prescrira : macération de bryone, asa fœtida, castoréum, de chaque une once; poudre de corail, de succin, une drachme et demie; solution de galbanum dans l'eau, quantité suffisante pour une masse pâteuse : dose de une obole à un scrupule matin et soir.

Surtout n'oublions pas l'utérus : on connaît son rôle dans la genèse des accidents hystériques. Cet organe turbulent sera surveillé de près; élevé ou abaissé, il devra être remis en place; pas d'ulcères sans qu'ils soient traités ; pas de suppression de règles non plus. Il faut faire revenir ça; sinon, gare aux crises.

Cousine de l'hystérie, l'hypocondrie tient comme elle à une dyscrasie du sang ; mais au lieu de l'utérus, c'est la rate qui intervient dans les fonctions de facteur pathogénique. L'application d'emplâtres, des frictions avec des liniments désobstrueront cet organe encombré d'âcretés épaisses ; à l'intérieur la prescription de limaille de fer cuirassera les nerfs.

Entre les remèdes spécifiques dont s'accommode le scorbut, comptent la crème de tartre, le tartre vitriolé, le cochléaria, le raifort, etc. On groupera les remèdes actifs dans des formules d'élixirs : aloès, galanga, de chaque une drachme et demie : cinnamome, giroflier, cubèbe, de chaque une drachme; semences de cresson, de cumin, de chaque une demi-drachme. Broyer et ajouter la hauteur de trois doigts du mélange suivant : esprit de vitriol (acide sulfurique étendu d'eau) et esprit de vin, faire macérer six jours. A prendre vingt gouttes, deux fois par jour, dans du vin de cochléaria.

Des électuaires arrêteront les hémorrhagies scorbutiques : conserve de roses rouges, de cynorrhodon, de chaque deux onces; crocus metallorum, une drachme ; poudre de corail rouge, une demi-drachme ; sirop de fer, quantité suffisante pour un électuaire à prendre, trois fois par jour, la grosseur d'une noix muscade.

Jusqu'au diabète qui, pour Willis, est dû à une impureté du sang. C'est à tort qu'on attribue cette maladie à une lésion des reins : une âcreté qui irrite les nerfs en est seule cause. Il suffit de songer aux douleurs vagues accusées par les diabétiques pour que l'évidence de cette interprétation s'impose. Quant à la nature de cette âcreté, elle est assez obscure, en sorte qu'elle ne commande pas des indications thérapeutiques très précises. En tous cas, le riz, l'amidon, les végétaux mucilagineux formeront la base de l'alimentation. L'inverse du régime de Bouchardat, en un mot. Pauvres diabétiques, ce n'est pas la teinture d'antimoine, ni les décoctions de sassafras ou de semences d'anis, recommandées par Willis, qui pouvaient les sauver des risques auxquels les exposait le régime féculent qui était ordonné. Aussi notre auteur gémit-il sur les améliorations temporaires qu'il constate chez ses diabétiques ; peu de mois se passent sans qu'un cortège peu rassurant de symptômes reparaisse : vertiges, torpeur cérébrale, soubresauts de tendons, spasmes dans les membres. Vis-à-vis de ces accidents, une dernière ressource demeure : l'eau de chaux à doses suffisantes ; elle a tiré d'affaire des gens qui semblaient perdus.

III

Roman peut-être, comme on le lui a reproché, que l'œuvre médicale de Willis ; mais roman attachant, merveilleusement déduit des prémisses. Que celles-ci fussent hypothétiques, le contraire eût été étonnant. L'imagination seule avait droit d'épier la raison intime des phénomènes qu'aucune notion exacte n'avait débrouillés. La place de l'hypothèse est marquée sur le seuil de l'inconnu. Willis s'y est résolument campé avec elle.

Allure aisée à prendre, ricanent les esprits qui ne sortent pas de chez eux. Qu'ils essaient donc un peu ! Au premier pas, ils trébucheront comme un hibou en plein jour. Il existe des cerveaux semblables à certaines rétines : la nuit seule leur convient.

Sans doute, l'hypothèse est une lumière dont l'éclat est parfois trompeur ; seulement affronter la lumière, si imparfaite se manifeste-t-elle, indique un œil plus exercé que celui qui se condamne à l'ombre. De plus, une clarté, si douteuse soit-elle, habitue à une clarté plus franche. Une hypothèse mal ébauchée mène à une hypothèse qui serre de plus près la vérité.

Il n'est pas de prétention moins justifiée que celle de s'arroger le titre d'homme à jugement sain sous prétexte qu'on ne se débat pas contre le mystère qui nous écrase. La paresse trouve son compte dans cette béatitude résignée à subir l'inconnu; l'amour-propre glorifie cette paresse en la décorant du nom d'esprit scientifique. Combien, à ces accommodements hypocrites de conscience, nous préférons le courage de Willis, acceptant, tête haute, l'épithète d'écrivain fantaisiste que lui valait son imagination; car sa fantaisie était d'un esprit supérieur. Elle faisait réfléchir. Et toute œuvre qui porte à la méditation honore son auteur.

LA THÉRAPEUTIQUE

DE

THOMAS SYDENHAM

1624-1689

I

On félicite Sydenham d'avoir observé. En quoi l'on a raison. On le félicite encore de ne pas s'être égaré dans les hypothèses. Ceci demande explication.

D'hypothèses neuves, Sydenham n'en formulait pas pour un motif très simple : tout le monde en formulait autour de lui. Et ce n'étaient pas des hypothèses après le fait ; ce n'étaient pas des hypothèses avant le fait. C'étaient des hypothèses à côté du fait. On n'interprétait pas, on ne pressentait pas, on se contentait de discourir. Les arguments oratoires tenaient lieu de vérités : tournois de dialectique où de se montrer en apparat d'éloquence était le souci du Maître. A quoi bon observer? C'est une occupation vulgaire que d'observer. Celui qui observe se tait. Il ne brille pas. Il s'agissait de briller.

Praticien de quartier à Londres, Sydenham ne pouvait songer à entrer en lice avec les illustrations médicales de l'Angleterre. Pas d'adversaire à foudroyer ; pas d'auditoire possible.

Comme il lui était interdit de parler, Sydenham se résigna à tenter autre chose. Son esprit ne s'était pas épuisé à acquérir l'érudition scholastique de l'époque. Savoir un peu, pas trop, est le meilleur moyen de comprendre. Sydenham déploya son intelligence demeurée alerte dans un champ ouvert à chacun : la pratique. Patiemment, posément, pendant des années, il accumula des matériaux. Méditer sur ce qu'il avait recueilli était sa tache quotidienne. Tandis que ses confrères de quartier se pliaient à la parole du Maître, Sydenham manqua de respect. Il ne s'inclina pas.

L'originalité ne va pas sans un certain degré d'impertinence : ou plutôt considère-t-on comme impertinence le refus de s'agenouiller devant la coutume. Pour résister à l'autorité, et aux erreurs dont elle est dépositaire, Sydenham avait un appui : l'amitié de Locke. Comme preuve de la bonté de sa méthode, il allègue quelque part l'appui que celle-ci avait reçu du grand philosophe.

Aussi Sydenham ne recula pas ; fort de ces encouragements, il nourrit son cerveau d'une alimentation très personnelle. Ses voisins mangeaient dans le plat du Maître. Faire autrement que le voisin n'est pas toujours esprit de contradiction : c'est aussi besoin d'intelligence. Une appréciation de la sorte permet à son auteur d'écrire ces œuvres merveilleuses que le lecteur moderne continue d'admirer comme les plus belles qu'ait produites le génie observateur : les dissertations sur la petite vérole confluente, l'affection hystérique, le traité de la goutte, les chapitres sur les fièvres intermittentes et continues, tout l'ensemble en un mot des travaux contenus dans la « Médecine pratique ».

II

Sydenham est disciple d'Hippocrate. Il partage dans ses points fondamentaux la doctrine du Maître : crudité et coction des humeurs, influence salutaire de la fièvre, nécessité d'évacuer par les voies convenables les poisons morbides. Hypothèses sans doute que tout cela : mais hypothèses consenties dont la défense gagnée n'interceptait plus l'attention, qui, de ce fait, restait ouverte à d'autres problèmes.

La nature guérit les maladies. Axiome d'Hippocrate incontestable pour Sydenham ! Ce qu'il importe de connaître est la marche de la maladie non déviée de son cours normal. Que les remèdes maladroits impriment à ce cours des modifications fâcheuses, c'est là une constatation trop fréquemment relevée à la honte de la médecine. Droguer un malade n'est pas le sauver. Le tout n'est pas de vider les bocaux de l'apothicaire. Mieux vaut satisfaire aux indications morbides.

Des remèdes sans prétention suffisent à cet effet. Ces remèdes ne contrecarrent pas la nature ; ils la secondent dans son effort vers la guérison. Tels les saignées, vomitifs, purgatifs, boissons délayantes qui favorisent l'élimination par une voie ou une autre, des humeurs malsaines.

Sans doute, les remèdes spécifiques seraient préférables. Ils ne se feraient plus les serviteurs de la nature, ceux-là. Ils corrigeraient la maladie. Ainsi le quinquina dans la fièvre intermittente.

Malheureusement c'est une rareté, le remède spécifique. Il est à notre portée peut-être. Il nous échappe. Pourquoi ne pas étudier les vertus des plantes ? On y trouverait matière à découvertes. Se glorifier de la science qu'on possède est orgueil d'aveugle. L'ignorance impose la modestie. Pas de thérapeutique à grand orchestre ; pas de célébration bruyante du peu que nous savons. Tâchons de ne pas tuer le malade. C'est fait. Tirons-le d'affaire maintenant.

Dans les maladies infectieuses. Sydenham prescrit peu. D'abord la saignée, un vomitif, un purgatif : puis contre la soif, petite bière, décoctions d'avoine amplement et à discrétion. Pas trop de feu dans la chambre ; pas d'entassement de couvertures sur le patient.

Si grand homme soit-on, on tient toujours quelque peu de son époque. De là ces ordonnances compliquées de juleps, émulsions, décoctions, électuaires, apozèmes qui abondent dans l'œuvre de notre praticien. Il se disait ménager de remèdes : pas constante, cette parcimonie.

Voici par exemple la formule d'un électuaire apéritif dans l'hystérie : conserves d'absinthe romaine et de rue, de chaque une once ; trochisques de myrrhe, deux gros ; castoréum, safran, sel volatil ammoniac et asa fœtida, de chaque un demi-gros ; sirop des cinq racines, q. s. pour un électuaire à prendre toutes les trois heures, la grosseur d'une noix muscade. Boire ensuite quatre à cinq cuillerées du julep suivant : eau de rue et de bryone composée, de chaque trois onces, sucre candi q. s.

Contre la petite vérole confluente on prescrira l'émulsion rafraîchissante suivante : graines de chicorée, de laitue, de pourpier, de chaque deux gros ; graines de coings et de pavots blancs, de chaque un gros et demi, quatre amandes douces pilées. Broyer le tout dans un mortier de marbre, verser par-dessus une livre et demie d'eau d'orge, ajouter sucre q. s. pour émulsion. A boire douze cuillerées de quatre heures en quatre heures.

Il faut passer par-dessus ce que cette pharmacopée a parfois d'un peu puéril. Elle accuse l'insuffisance de la matière médicale, ne diminue pas l'homme. Si celui-ci s'est montré observateur de premier ordre, c'est qu'il possédait à un degré rare la vision directe du fait observé ; or c'est là qualité qui tient à l'homme et, jusqu'à un certain point, se révèle indépendamment de la culture du milieu scientifique. Le thérapeute a besoin d'autre chose encore, de notions pathogéniques précises et de principes médicamenteux actifs pour y faire face. Sydenham a manqué des deux ; le milieu ne les lui fournissait pas. Voilà pourquoi chez lui l'observateur domine le thérapeute, mais cette concession faite, ce dernier demeure encore très grand si l'on tient compte des obstacles rencontrés.

III

La froideur des hommes supérieurs n'est que de surface. Pour devenir supérieur, il est nécessaire de vibrer. L'intelligence s'allume à l'ardeur des sensations.

Sydenham n'était pas un calme.

Il s'indignait des attaques dont il était l'objet. Des injures récompensaient son labeur. Les paresseux et les ignorants s'acharnaient sur son œuvre. « Si seulement ils prenaient la peine d'examiner si ce que je dis est vrai ou non, gémissait Sydenham ».

Et il avait raison de gémir.

On ne songe pas assez combien une émotion est stimulant à l'intelligence. La difficulté de la réussite enfante l'opiniâtreté à la besogne. L'injustice subie avec révolte est un coup de fouet à la volonté.

Sydenham n'eût pas été attaqué que peut-être il n'eût rien produit. « Fatigué à l'excès par les insultes et les railleries des hommes insolents », nous avoue-t-il dans sa Préface, c'est alors « que j'ai cru devoir publier mes observations ».

Un ennemi rend un double service, aux médiocres exceptés. Il éveille la sensibilité de son adversaire; en éveillant cette sensibilité, il l'affine. De plus par la connaissance intéressée qu'il en a, l'ennemi nous corrige de nos défauts que sa malveillance nous révèle. Il aide à notre élévation intellectuelle, il purifie l'intelligence de ses tares.

Sydenham a eu ce bonheur : des ennemis dont il a su tirer profit.

LA THÉRAPEUTIQUE

DE

BERNARDIN RAMAZZINI

1633-1714

I

On connaît la déclaration du professeur Bouchard : « Nous vivons dans un temps où il fait bon de vivre quand on s'intéresse aux choses de la médecine. » Deux siècles auparavant, Ramazzini s'était exprimé dans le même sens : « Nous laissons à nos enfants, dit-il dans un de ses discours, un patrimoine de science tel que nous ne formulons qu'un vœu : que ce patrimoine leur parvienne intact ; nous n'osons espérer qu'il soit augmenté. »

Auto-intoxications, maladies microbiennes, à la fin du XIXe siècle, découverte de la circulation du sang, progrès anatomiques et de la chirurgie au XVIIe siècle, les deux époques ont connu la joie qu'éprouve le savant en face de l'œuvre accomplie ; au moins l'effort n'avait pas été stérile et cette constatation récompense de bien des peines.

L'œil attiré sur les diverses branches d'activité où s'exerçait l'esprit humain, Ramazzini a été riche de cette curiosité intellectuelle qui s'intéresse à tout et s'aiguise à la variété des occupations qui la sollicitent. Il quittait la chaire de médecine qu'il occupa tant à Modène qu'à Padoue, pour entrer dans un laboratoire de physique : Ce fut lui qui démontra, contre Borelli, que le mercure du baromètre descend dans les temps pluvieux et remonte au beau temps ; il analysait les sources minérales de Modène, se délassait dans l'étude des belles-lettres, écrivait un poème en l'honneur de Louis XIV. A l'âge de soixante-dix-sept ans, il s'attirait de Lancisi, auquel il avait adressé une pièce de vers, un compliment admiratif sur sa verve poétique et sa vieillesse alerte qui n'avait jamais connu le repos que dans le travail.

Assurément un tel homme ne devait pas épouser les préventions qui avaient accueilli l'introduction de l'antimoine et du mercure en thérapeutique.

C'est un remède des plus efficaces que l'antimoine, affirme-t-il, soit qu'on l'emploie comme émétique, purgatif, ou diaphorétique. La Faculté de Paris a eu beau condamner le médicament ; jusqu'aux coiffeurs qui l'utilisent dans leurs cosmétiques. Il n'est pas un médecin qui n'ordonne l'antimoine diaphorétique dans les fièvres.

Quant au mercure, ses usages médicamenteux ou physiques l'ont mis hors d'atteinte de ses détracteurs ; le sublimé, le mercure précipité appartiennent aux médecins ; Torricelli s'est emparé du métal lui-même pour réaliser ses expériences qui exercent la sagacité des savants.

Que la Faculté de Paris remise donc ses foudres : les remèdes chimiques n'en ont pas peur et guérissent malgré la défense qui leur en est faite.

L'ouvrage de Ramazzini qui a le plus illustré son nom est son traité sur les maladies des artisans, véritable monument élevé à l'hygiène industrielle où étaient signalés à la fois les dangers inhérents à l'exercice des diverses professions et les moyens de s'en garer. Plusieurs traductions en français ont été publiées de ce livre. Tout entier à son œuvre, l'auteur n'a pas complètement échappé à ce défaut : faire rentrer dans son sujet des faits qui appartenaient à un autre cadre : les jardiniers, par exemple, assure-t-il, deviennent cachectiques et hydropiques parce qu'ils vivent dans l'humidité des jardins. Les couleurs de sa palette avaient rendu le Corrège mélancolique, dit-il ailleurs, comme si la mélancolie n'était pas le lot de tous les esprits supérieurs : constatation déjà faite par Aristote. C'est dire que Ramazzini accuse parfois la profession de méfaits dont sont plutôt responsables le tempérament et les conditions d'hygiène et de régime concomitants.

II

Les formules complexes ne sourient pas à notre auteur, la supériorité des ordonnances simples lui paraît démontrée. Le quinquina, véritable présent de la munificence divine, guérit les fièvres intermittentes et rémittentes ; l'ipécacuanha est le spécifique de la dysenterie, le gaïac et le mercure agissent merveilleusement contre la syphilis.

Il semble toutefois que ces idées n'aient pas toujours été celles de Ramazzini ; son opinion a varié.

Le quinquina avait échoué dans ses mains lors d'une épidémie de fièvre pétéchiale ; il avait même dû lui substituer les acides qui, en pareil cas, avaient donné un résultat meilleur. Peut-être cet insuccès a-t-il inspiré les réserves dont le professeur de Padoue entoure l'administration du remède dans les fièvres intermittentes et rémittentes.

A la vérité le quinquina jouit de propriétés anthelmintiques dans le typhus vermineux, mais la fièvre intermittente ne retire que des bénéfices temporaires de l'emploi du médicament ; celui-ci ne provoquant aucune évacuation, ne peut amener une guérison définitive. Le résultat se montre plus piteux encore dans les fièvres rémittentes ; là non seulement pas d'avantages, mais des inconvénients. Le quinquina diminue les forces du malade. Pareilles appréciations inspiraient une dissertation sur l'abus du quinquina qui contribua à répandre la méfiance : on prescrivait peu l'écorce du Pérou en Italie jusqu'au jour où Torti, médecin du duc de Modène, réhabilita le médicament calomnié.

Plus heureux en d'autres points de sa thérapeutique, Ramazzini émet, dans ses maladies des artisans, une interprétation ingénieuse sur l'action du gaïac : une nouvelle manière de voir lui fait considérer ce remède non plus souverain contre la syphilis, mais comme un contre-poison du mercure lui-même ; par sa vertu fondante et sudorifique, le gaïac corrige les maux que ce demi-métal peut causer : tels l'engourdissement et l'insensibilité des nerfs.

Cette recommandation d'user du gaïac contre les accidents mercuriels convenait non seulement aux syphilitiques, mais aux médecins eux-mêmes, car ceux-ci pratiquaient les frictions mercurielles sur les malades et s'ils gagnaient beaucoup d'argent à cet exercice — au dire de Fallope, Berengarius de Carpi ramassa ainsi plus de cinq cent mille ducats d'or — en revanche ils s'exposaient à l'intoxication tout autant qu'un simple doreur.

Outre le gaïac, ils avalaient des eaux spiritueuses et de l'esprit-de-vin. L'esprit de sel ammoniac, de térébenthine, le pétrole, les sels volatils, ceux de corne de cerf en particulier, leur rendaient des services comme antidotes. La thériaque était suspecte à cause de l'opium qu'elle contient. On lui préférait des décoctions de chardon bénit, de scordium, de scorsonère ; elles remplissaient de leur temps l'office d'agents éliminateurs du poison ; de nos jours c'est le lait qui les remplace.

Les coliques de plomb si familières aux peintres étaient justiciables d'une médication étrange. Quatre hommes s'asseyaient sur le ventre du malheureux et soulageaient la douleur par la pression exercée. Ce procédé avait été appliqué sur un malade de Fernel. Moins barbare est le lavement purgatif classique, suivi, dix heures après, d'un second lavement composé de parties égales d'huile de noix et de vin rouge. Le tartre stibié et la thériaque interviennent ensuite l'un le matin, l'autre le soir, et la guérison est consolidée par l'administration d'un purgatif énergique qui est donné le quatrième jour. Ce traitement usité au XVIIIe siècle est indiqué par le commentateur de Ramazzini, dans une note surajoutée.

Au surplus, elles ne résument pas tous les métiers, les professions qui exposent aux intoxications mercurielle et plombique. Il s'en trouve bien d'autres qui offrent leurs dangers. Les apothicaires respirent la poudre de cantharides, d'où troubles urinaires et galanterie conjugale malgré soi. Les nourrices sont affectées d'hystérie. Si cette maladie tient à un ovaire regorgeant de suc, le remède s'impose : cessation de l'allaitement ou commerce honnête avec le mari.

Les sages-femmes risquent de contracter la syphilis des femmes qu'elles accouchent ; surtout en Italie, ce danger les menace : car les femmes accouchent non dans leur lit, mais sur des fauteuils percés et cette position oblige la sage-femme à étendre pendant un temps plus long sa main vers l'orifice vulvaire. Des soins de propreté seront les mesures prophylactiques dont se précautionneront les matrones : mains lavées dans du vin, gargarismes et lotions vinaigrées sur le visage, changement de vêtements.

Bien que le tabac contribue avec Bacchus et Cérès à entretenir l'esprit vif et sémillant qui distingue les habitants des villes, les ouvriers qui le préparent, à respirer sa poussière, prennent des nausées et des maux de tête : un vomitif les débarrasse de leur malaise, et le petit lait, les émulsions de semences de coings, la tisane d'orge, le riz cuit dans le lait préviennent les récidives.

III

Une doctrine entraîne les esprits. Les seuls qui résistent sont ceux que retient une compréhension personnelle. Ils voient leurs compagnons charriés comme bâtons flottants tandis qu'eux-mêmes ne bougent pas. Leur façon de sentir, bien à eux, les défend contre les courants de la mode.

A la suite des solidistes, se rangeaient, soldats fidèles, les médecins italiens du XVIIe siècle. — Applaudir Bellini était le mot d'ordre. — Ramazzini se contenta d'approuver discrètement de la tête. Sans doute les lois de la mécanique intervenaient dans la mise en train de la machine humaine; mais il y avait encore autre chose qui actionnait la roue de la machine et quel était cet autre chose, Van Helmont l'avait démontré tout au long. Pas si visionnaire qu'on le prétendait, l'inventeur de l'archée; la bizarrerie de ses hypothèses n'était qu'apparente ; pensant par soi, il expliquait autrement, et comme il regardait de très haut, ses explications dépassaient l'horizon coutumier où se complaisait l'intelligence de ses contemporains.

Ramazzini témoignait une haute estime à Van Helmont, qu'il cite souvent dans ses ouvrages. Original lui-même, il appréciait l'originalité : Originalité d'observation, originalité d'interprétation, celle-ci inférieure à celle-là, car la pratique domine toutes les hypothèses. Malheureusement, comme l'originalité de Van Helmont, comme toute originalité quelle qu'elle soit, celle de Ramazzini ne se manifestait pas sans défaillances. Il lui arrivait de défendre des opinions opposées avec une conviction égale : un jour pour, le lendemain contre, suivant l'impression immédiate. Ce qu'il observait entrait en coup de vent dans son cerveau; le souvenir de l'observation antérieure s'en trouvait endommagé : idées renversées par l'ouragan de la sensation subséquente. De là ces opinions contraires sur les avantages du quinquina : un jour, il réussit : médicament merveilleux; le lendemain, il échoue : drogue dangereuse.

Qu'on ne s'y méprenne pas, ce travers est un peu celui des esprits supérieurs; leur cerveau en activité constante ne se cristallise pas autour d'une formule invariable. Les interprétations se succèdent, mobiles, contradictoires parfois, mais jusque dans les contradictions qu'elles soulignent réfléchissant la vivacité d'une intelligence dont la flamme émet des lueurs changeantes, mais ne s'éteint pas.

LA THÉRAPEUTIQUE

DE

CARLO MUSITANO

1635-1714

I

Au sortir d'un examen gynécologique, se rendre au confessionnal et recevoir les confidences des pénitentes, il y avait de quoi effaroucher la gent dévote. Elle protesta. Carlo Musitano, qui cumulait les fonctions de prêtre et de médecin spécialiste pour dames, fut dénoncé au pape Clément IX.

Le Saint Père sourit; un confesseur qui absout les faiblesses de la femme est autorisé à vérifier le siège qui commande à ces faiblesses. Le récit du fait accompli parvient à l'oreille; plus imparfait que l'ouïe, le sens du tact ne révèle pas avec la même précision que les mots la nature des replis où se perpètre le péché. Un aveu auriculaire en apprend plus que cent examens au doigt. Se livrer à un tel examen ne compromet donc nullement le caractère sacré du prêtre, qui en entend bien d'autres.

Ces arguments, ou approchant tels, parurent péremptoires; ils firent taire la coterie acharnée après Carlo Musitano. On pense la joie du pauvre diable. Dans son triomphe, il fit faire son portrait : grosse face rasée à nez de priseur, costume ecclésiastique, main droite appuyée sur un livre, l'index écarté et tendu. Geste professionnel qui prouvait hautement que le Saint-Père autorisait notre homme à pratiquer le toucher vaginal.

Ordonné prêtre à vingt-quatre ans, Carlo Musitano était allé étudier la médecine à Naples. Tout de suite, il se consacra à l'étude des maladies vénériennes et des maladies des femmes. Pourquoi ce choix ? Attrait du fruit défendu ? Peut-être.

En tous cas, si défendu fût-il, il semble bien qu'il ait été cueilli. Dans les pages qu'il consacre à la stérilité, Carlo Musitano donne au mari qui veut multiplier, selon les vœux du Seigneur, des conseils qui témoignent d'une expérience consommée en la matière. La femme sera disposée à l'acte sexuel par la lecture d'histoires d'amour ; rien d'actif comme cette préparation verbale ; le piment de quelques caresses digitales par là-dessus, et voilà la femme pâmée dans les bras de l'époux. Celui-ci, maître de sa conquête, ne se pressera pas ; il s'agit de résister à la fougue de l'instinct, et, calme, réfléchi, en acteur qui calcule l'étendue de son geste, notre homme observera à la lettre les manœuvres essentielles et pénétrantes que notre curé recommande en latin et que la bienséance nous empêche de transcrire en français.

Carlo Musitano vécut très vieux : il mourut à soixante-dix-neuf ans, pleuré des gens de bien. Les pauvres, surtout, étaient inconsolables ; les conseils du brave curé ne leur coûtaient rien ; et, rentrés chez eux, dans l'intimité conjugale, il les suivaient, avec attendrissement, ces excellents conseils, sans être tenus de courir chez l'apothicaire.

II

Ils trouvaient dans les champs nombre de remèdes ordonnés : bryone, armoise, sauge, matricaire ; une infusion du mélange, et le tout était versé dans un bain où ils trempaient leur compagne. Car, à côté des manœuvres de l'époux, il y avait les bains, souverains contre la stérilité. Il y avait même encore des électuaires avec pistache, gingembre, poivre, moutarde, cinnamome. Influence morale de la lecture, influence physique des bains et des condiments, comment l'appétit vénérien n'eût-il pas été excité ? Et par les rues de Naples couraient des bambins dont les parents bénissaient Carlo Musitano.

Les jeunes filles, tant ignorantes qu'elles fussent des plaisirs du mariage et du charme dont notre docteur les assaisonnait, les jeunes filles aussi vouaient un culte à Carlo Musitano : car il les guérissait de la chlorose avec un succès sans précédent.

La chlorose provient d'une double cause : une pituite trop acide ou visqueuse et une sécrétion vicieuse de l'utérus. Les troubles pituitaires seront combattus par le régime : aliments de digestion facile ; ni fruits, ni légumes, ni poissons, ni lait. Les aliments seront aromatisés avec de l'hysope, de la sauge, du romarin, de la cinnamome. Manière ingénieuse de traiter ce que nous appelons aujourd'hui l'hypochlorhydrie de la chlorose. Le pain sera bien fermenté et la malade évitera toute fatigue.

La sécrétion empoisonnée de l'utérus se mêle au sang : elle réclame l'usage des évacuants et d'un antidote : le fer. On prescrira des lavements, des laxatifs ; le fer sera associé à la rhubarbe, aux feuilles de séné ; on y adjoindra des amers, quassia, écorces d'oranges, le tout sous forme d'électuaires, de pilules, de vins médicamenteux.

Si les jeunes filles adoraient Carlo Musitano, quelles actions de grâces ne lui rendaient pas les nymphomanes ! Pauvres pécheresses en proie à la fureur utérine, elles n'étaient plus réduites à implorer soulagement auprès du premier manant recruté dans la rue. Musitano leur procurait un époux robuste qui satisfaisait à leurs désirs, en docilité consentante et vaillamment prête. Toute bonne volonté méritant récompense, la tâche du pauvre diable était allégée par la sollicitude constamment en éveil du sympathique docteur : il y avait moyen, n'est-ce pas, de laisser souffler le mari. On soumettait donc sa compagne à un régime réfrigérant : pas de vin, pas d'épices, pas de viandes ; une sobriété monacale, en un mot ; mais ce n'était pas tout : des saignées, des décoctions de semences de laitue, feuilles de saule, nymphæa, édulcorées avec du sirop de violettes, achevaient d'éteindre les ardeurs de la Lucrèce, en sorte que l'époux eût le loisir de s'éponger le front de temps à autre.

Que le contre-temps provenant d'un écoulement uréthral empèchât l'homme de remplir son devoir conjugal, rien de plus simple qu'une guérison rapide : des injections avec deux gros de calomel dans huit onces de plantain, et, bien vite, le malade, au canal propice, redevenait apte à ses fonctions apaisantes de procréateur selon l'Eternel.

De même pour la syphilis : grâce au gaïac et au mercure, le mal ne traîne pas en longueur : mais que le médecin ne saigne pas ! La saignée est dangereuse.

Faut-il que le péché originel ait été grave pour que le Seigneur ait ainsi déchaîné sa vindicte sur l'humanité : placer la vérole dans les bras de la femme aimée, — car elle a existé de tout temps, la vérole : quelle illusion de s'imaginer qu'elle a été importée d'Amérique ! Aucun de ses symptômes qui n'ait été décrit par Celse, Galien ou Avicenne.

Carlo Musitano était décidément gynécologue bienfaisant et syphiligraphe judicieux ; de plus, il possédait un esprit philosophique qui lui dévoilait bien des mystères.

Pourquoi la femme a-t-elle ses règles et les animaux pas ? C'est que les animaux sécrètent une bile très chaude qui purge le sang des matières impures ; car il est impur, le sang menstruel, chargé qu'il est d'éliminer toutes sortes de poisons formés dans le corps. Les femmes à bile très chaude se rapprochent des animaux; elles sont mal réglées au cas qu'elles le soient. Exemple : les femmes poilues, hirsutes, les femmes à barbe.

III

Très libéral, le pape Clément IX, qui défendait Carlo Musitano contre ses ennemis! Cet esprit large a plus d'une fois honoré la papauté, et la médecine en a profité plus qu'on ne s'en souvient. Nous abandonnons Carlo Musitano : son originalité médicale n'a pas été telle qu'elle ne puisse disparaître sans créer une lacune dans la science.

Mais Fracastor, Baglivi, Lancisi, d'autres encore, ont été protégés par les Souverains Pontifes et, sous le couvert de cette tutelle, ont imposé leur nom.

Après le recul que les premiers siècles de l'ère chrétienne avaient fait subir à la médecine, c'était sans doute le moins que les papes eussent cherché à réparer le temps perdu. Leur intervention bienveillante prouve que le catholicisme ne prend pas forcément ombrage des progrès de la science. Et, si celle-ci s'est trouvée en si lamentable posture pendant le moyen-âge, peut-être en faut-il surtout accuser les invasions de barbares, parallèles à l'avènement du christianisme. Tout le moyen-âge a porté le poids des guerres entre nations neuves et stupides.

Prier avait rendu les gens insouciants de leurs corps, soit; mais ce n'est pas sur les ruines de la civilisation romaine, alors qu'un nouveau monde s'ébauchait avec peine, que l'intelligence pouvait prendre son vol et saisir quelque chose aux spéculations scientifiques. Le cliquetis des armures n'est pas favorable à la méditation. De cela, le christianisme n'en pouvait mais.

LA THÉRAPEUTIQUE

DE

JEAN-MARIE LANCISI

1654-1720

I

Intelligence et cœur, Lancisi les alliait l'un à l'autre. Au XVIIe siècle, on ne se montrait pas économe. L'esprit et le sentiment se rencontraient sur un même homme, étaient dépensés sans compter. De même qu'on n'avait pas encore inventé les spécialités dans l'art de guérir et qu'un bon médecin se montrait de force à pratiquer de la bonne chirurgie, les qualités de caractère et de compréhension ne juraient pas de vivre côte à côte. La poitrine ne se sentait pas écrasée sous ce double devoir : aimer ses malades, étudier leur maladie. Pas d'essoufflement à la moindre besogne, à la publication d'une mince brochure ; on eût dédaigné l'assistance de la collaboration pour les œuvres de longue haleine. D'autre part, le désintéressement n'était pas restreint aux humbles de la profession, aux médecins de campagne qui roulent nuit et jour dans leur carriole, non rémunérés de leurs peines. La science se mettait à la portée des bourses légères. Lancisi soignait les pauvres.

Les papes en avaient fait leur médecin. Nos contemporains l'auraient nommé médecin de bureau de bienfaisance. Lancisi attendrait longtemps de nos jours avant d'être muni de sa chaire d'anatomie, au collège de la Sapience, à Rome. Il n'existe plus ce collège, et puis un professeur intelligent, comme Lancisi, cela choque nos instincts d'envie égalitaire. A supposer qu'hier, il fût devenu médecin du pape, comme il l'est resté pendant trente ans, assurément ses attributions ne lui eussent pas conféré l'ascendant qu'elles lui valaient alors sur ses collègues. D'où la conclusion que Lancisi a fort bien agi de vivre dans la Rome des anciens papes et de ne pas connaître notre Europe actuelle.

On se rappelle ses travaux sur l'anatomie du cerveau, ses coupes du centre ovale ; il décrivait, en outre, les fibres musculaires du cœur : le plan externe contourné en spirale autour de la pointe, l'interne composé de fibres circulaires qui se continuent dans l'oreillette et forment l'origine des valvules auxquelles Lancisi accordait ainsi une structure musculaire. Aussi bien il voyait du muscle partout, dans le péricarde et jusque dans les ganglions nerveux. Il divisait les mouvements du cœur en trois temps, les deux derniers tiers de la systole des oreillettes correspondant aux deux premiers de celle des ventricules. Dans le cerveau, il attribuait l'étendue de la pensée au volume de la glande pinéale.

Mais Lancisi ne se cantonnait pas dans l'amphithéâtre d'anatomie. Il écrivit un mémoire sur les causes de la mort subite, la rapporta, en majeure partie, aux lésions concomitantes du cerveau ou du cœur, s'occupa des épizooties qui ravageaient le bétail, empiéta sur le domaine de l'histoire naturelle, considéra le ver solitaire non comme un animal unique, mais comme une réunion de cucurbitins unis par une pituite visqueuse, publia des relations d'épidémies extrêmement soignées, s'intéressa au paludisme. Médecin légiste, vétérinaire, naturaliste, épidémiologue, voilà bien des occupations pour un professeur d'anatomie. Il y fit face avec un succès non démenti.

Sa figure douce et fine n'est cependant pas d'un chercheur. Relevée par un sourire indulgent, elle a, dans la minceur du masque, une expression de félicité reposée, quelque chose d'ecclésiastique, d'un Léon XIII, moins diaphane et à cheveux bouclés.

II

L'épidémie rhumatismale qui sévit à Rome en l'an 1709 semble avoir été une grippe infectieuse du temps. Début par coryza, courbature, fièvre; les malades toussaient, ressentaient des douleurs vives dans la poitrine. L'angine était fréquente.

Des complications de pleurésie, péripneumonie, aggravaient parfois le pronostic; une teinte subictérique colorait les téguments. La convalescence s'annonçait par des épistaxis, de la diarrhée, des sueurs, des urines copieuses.

Comme traitement, Lancisi se félicitait de la saignée pratiquée avant le quatrième jour; les malades, tenus à la diète et au régime des boissons délayantes et évacuantes, mettaient la pleurésie ou pleuropneumonie survenues aux prises avec toutes sortes de remèdes spécifiques : sang de bouc, poudre de défense de sanglier, tête de poisson, excréments de cheval, antimoine diaphorétique. Cette médication détruisait le poison morbide qui résultait d'un mélange des sels volatils internes avec les sels nitreux absorbés par l'air.

Quant aux vésicatoires, l'auteur ne se dissimule pas leurs inconvénients dans les fièvres; il pense néanmoins qu'ils sont indiqués quand le corps est gorgé de sucs et que l'âcreté des humeurs se dissipe lentement.

Contre la pleurésie, on pouvait même adjoindre au régime précédent, l'usage de laxatifs légers : huile d'amandes avec sirop de violettes.

Lancisi ne partageait pas les préventions de quelques-uns de ses contemporains contre le quinquina. Il connaissait fort bien les fièvres des marais pontins et savait à quoi s'en tenir sur le traitement. Celui-ci ne doit pas être institué trop tard, si possible pas au-delà du quatrième jour. Que par incurie du malade ou visite tardive du médecin, ce délai soit dépassé, le malade est perdu. Les ferments de la fièvre palustre ont pris possession du cœur et des nerfs : la médication est frappée d'impuissance.

Le médecin se souviendra que le quinquina est de maniement délicat : le tempérament du malade, la marche de la fièvre règleront ses modes d'administration.

Les débilités, les lymphatiques avaleront le remède dans un mélange de vin et d'eau de scorsonère : la quantité de véhicule portée à trois onces sera donnée avec le quinquina matin et soir pendant deux jours consécutifs des paroxysmes. Les jours intercalaires, on le fera seulement prendre à jeun. Quant aux fiévreux à système mal équilibré, ils délaieront le quinquina dans une infusion de chardon bénit à laquelle on ajoute quelques gouttes d'huile de scorpion de Mathiole. La dose de quinquina ne doit pas excéder deux scrupules à une drachme par prise.

C'est surtout la fièvre palustre pernicieuse avec anxiété précordiale, refroidissement des extrémités, coma, mouvements convulsifs qui se trouve bien de la médication. Pour les cas graves, on modifie celle-ci de façon à la présenter sous forme de bols : deux scrupules d'écorces de quinquina, six gouttes d'huile de scorpion de Mathiole, un scrupule de diascordiun, pour un bol. La dose était répétée jusqu'au neuvième jour, deux fois les jours impairs, une fois les jours pairs; on continuait ensuite à raison d'une dose par jour, jusqu'au quatorzième jour. Cette préparation jouissait d'une efficacité triple : elle était fébrifuge, anthelmintique, stomachique. Ses effets touchaient au merveilleux.

A l'époque de Lancisi, les médicaments chimiques

n'attiraient plus sur eux les foudres de la faculté; notre médecin prescrivait, nous l'avons dit, l'antimoine diaphorétique dans la péripneumonie; ce qu'il reprochait aux chimistes, c'était moins leurs remèdes que leur vanité. Insupportable, la morgue de ces gens-là. Dissocier les éléments du corps, les isoler, les combiner, est d'un travail certes utile.

Seulement s'enorgueillir de la tâche accomplie au point de se rendre inabordable dénonce un esprit singulièrement myope. En fin de compte, la chimie n'explique pas tout; il reste encore les lois mécaniques qui président au fonctionnement des organes. De quel droit les envelopper d'un dédain si écrasant? Quand une loi est reconnue vraie, l'originalité ne consiste pas à la renverser, mais d'accorder les expériences avec elle. Ces réserves émises, Sylvius Deleboe est un grand homme et les étudiants seront bien inspirés d'étudier la chimie.

III

Quand la tête travaille, l'estomac se contracte mal, l'intestin plus mal encore. Lancisi n'était pas dyspeptique. La sobriété de régime à laquelle il s'était astreint réduisait à un minimum de fatigue le fonctionnement de son tube digestif. Hostile aux manifestations d'une originalité excessive, la tournure pondérée de son esprit ne consommait pas la force nerveuse en excès; il en restait assez, de cette force, pour veiller à l'entretien fonctionnel des organes.

Au surplus, les satisfactions d'amour-propre qui éclairaient la carrière de Lancisi choyé au Vatican étendaient leur influence apaisante sur son équilibre cérébral. Peu manger, penser avec modération, être adapté à sa vie, c'est là triple muraille qui défend l'approche de la dyspepsie. Il est une autre condition plus efficace encore : l'excitation du milieu. Mieux que les habitudes frugales, les idées honnêtes, le contentement moral, agit l'éperon des sensations intenses et renouvelées.

Au XVIe siècle, époque de guerres civiles, de coups d'arquebuse au coin des rues, d'embuscades, d'émotions vibrantes, la constipation n'existait pas.

Elle s'est installée au XVIIe siècle, solennel et administratif. Tous ces gens portaient des perruques énormes; ils marchaient peu; c'était trop lourd. La stimulation physique n'activait plus les digestions languissantes. Jamais le lavement n'avait triomphé comme à la cour du grand roi; la médecine évacuante rayonna dans une gloire d'apothéose.

Aimable et enjoué, Lancisi n'en eut guère besoin, de médecine évacuante. Mais de bien digérer ne le fit pas vivre plus longtemps; car il mourut à soixante-six ans. Stahl, qui digérait très mal, vécut, lui, soixante-quatorze ans.

LA THÉRAPEUTIQUE

DE

GUILLAUME MAUQUEST DE LAMOTTE

1655-1737

I

Un peu oublié, ce Lamotte! Il habitait Valognes. La postérité ne cherche guère les grands noms de la Médecine en dehors des facultés ; c'est parfois un tort. Un traité des accouchements, un traité complet de chirurgie, gardent à Lamotte une place distinguée à côté des maîtres du commencement du XVIIIe siècle.

En obstétrique, Lamotte a décrit avec talent les signes de la grossesse normale : la chirurgie lui doit une série d'observations soigneusement rédigées et suivies de réflexions curieuses.

C'est encore de la bibliothèque de Bichat que nous avons tiré le Traité de Chirurgie de Lamotte. Bichat, né à Thoirette, village du ressort médical d'Oyonnax, revenait tous les ans dans son pays natal.

En 1889, nous traitions à Thoirette une épidémie de fièvre puerpérale ; un aubergiste qui quittait le pays nous céda tout un ballot de livres de médecine.

Depuis de longues années, ce qui restait de la bibliothèque de Bichat traînait dans son grenier ; Sydenham, Boerhaave, Baglivi, Haller étaient perdus sous les toiles d'araignée. La même occasion nous fit découvrir Lamotte. Malheureusement, pas d'annotations de Bichat à la marge des livres. Pendant ses vacances le maître vendangeait. Il écrivait peu.

C'est une physionomie bien vivante que celle de Lamotte : Il s'entend parfaitement avec ses trois confrères de Valognes, ce qui fait que la chirurgie y a « acquis une espèce de perfection ». Par contre, des réserves atteignent les chirurgiens voisins. Si jaloux sont-ils les uns des autres, qu'ils seraient dignes d'un châtiment exemplaire : car cette jalousie les empêche d'agir selon les règles de la bonne foi. Ils prolongent le pansement des plaies : intérêt sordide de leur part ou ignorance qui les porte à imiter ce qu'ils ont vu faire, sans autre réflexion. Sans doute, à Paris, il y a de très honnêtes et habiles chirurgiens : mais que de fripons dans cette ville, « où la charlatanerie triomphe » ! Ils s'intitulent les maîtres de leur art, prétendant que c'est à eux seuls que les secrets de la chirurgie sont révélés. Ce n'est pas le titre qui décide du mérite ; c'est la pratique et surtout le raisonnement. Encore, ces qualités ne sont-elles appréciées que par les chirurgiens de Valognes ! Tout près, à Cherbourg, on ne les prise plus, ces qualités.

Très mauvais confrères les chirurgiens de Cherbourg ! Exemple : Un jour, Lamotte est appelé auprès d'une femme atteinte de phlegmon iliaque. Consultation solennelle ! Quatre chirurgiens de Cherbourg sont adjoints à Lamotte. — « Il n'y a pas de pus, proclament les quatre chirurgiens de Cherbourg. » « Il y a du pus, risposte Lamotte. » Et il ouvre, rien ne sort. Lamotte presse sur le ventre de la malade, la change de place, la tourne, la retourne, lui fait retenir son haleine, lui commande le repos. Toujours pas de pus. Déconvenue humiliante. Et les chirurgiens de Cherbourg de s'ébaudir. Avaient-ils raison ? Quel âne que ce petit confrère de Valognes. Lamotte eut beau garder son sang-froid : son insuccès était connu par la ville avant qu'il fût sorti de la maison. La nuit qu'il passa fut mauvaise : la satisfaction du devoir accompli n'assure pas toujours le sommeil.

Mais le lendemain, quelle joie ! Le pus inondait le pansement. D'où était-il sorti ce pus ? Pourquoi n'avait-il pas coulé la veille ? Mystère !

Ce qui n'était, par exemple, un mystère pour personne, c'était la mine déconfite des confrères. Et les bourgeois de Cherbourg en discutaient sur le pas de leurs portes.

Lamotte nous conte un certain nombre d'aventures du même genre. Le malade succombe ; c'est qu'il s'était adressé à un autre confrère ! Pas de chance, les gens qui quittent Lamotte ; ils sont certains de leur affaire. Tant pis pour eux ; ils devaient rester fidèles à leur médecin ; d'ailleurs ces clients changeants étaient des gens du commun. Lamotte traite surtout l'aristocratie : gentilshommes de distinction, comtesses, marquises. Ne vous récriez pas ; la guérison récompensait leur confiance, confiance bien justifiée, s'il vous plaît.

II

Un peu inégale, la chirurgie de Lamotte, hardie ou apeurée au hasard des interventions. Il redoute l'ouverture des phlegmons de l'aisselle, en raison du voisinage des grands vaisseaux et trépane le crâne sans appréhension. Sa prudence était parfois avisée : dans les amputations, il appliquait préalablement le tourniquet qui faisait office de bande d'Esmarch. Ailleurs, la crainte du bistouri le conduisait à une prolongation indéfinie du mal ; il traitait l'entropion par l'arrachement des cils et réitérait l'évulsion à chaque réapparition du poil.

Sa thérapeutique médicale était de teinte galénique. A Valognes, l'élan donné par Paracelse avait été paresseusement suivi. La tradition se maintient toujours plus robuste dans les petits centres.

Lamotte ordonnait le frai de grenouille contre l'érysipèle, des fomentations astringentes et confortatives sur les écrouelles. « Ces fomentations devront être faites avec les roses, les balaustes, l'écorce de grenade, la tige de plantain avec sa semence, la noix de cyprès et l'alun, dans le gros vin rouge, le tout au bain-marie. »

Heureusement que Lamotte ne tient pas à la tradition par une docilité trop continue ; il s'élève vite audessus des pratiques de son temps. Il condamne la succion des plaies dans les blessures pénétrantes de la poitrine. A chaque duel était adjoint un suceur de profession : le sang paraissait, vite la bouche sur le foyer de l'hémorrhagie. Lorsqu'il s'agit d'une égratignure, soit ; mais dans une blessure profonde, non pas; pareille manœuvre risque d'augmenter la perte du sang, et quel danger, quand un vaisseau important est atteint !

Autre bon point à Lamotte. Il rejette les injections dans l'empyème, publie des observations curieuses : celle d'un cabaretier, dont un coup de sabre fracassa le crâne. Les méninges furent tranchées, le sinus longitudinal ouvert, la pulpe cérébrale fortement entamée. Le blessé guérit en deux mois et demi, sans autre remède que l'eau-de-vie, les digestifs et les emplâtres. Une autre fois, il s'agissait d'une entaille du bas-ventre; notre chirurgien réduit le jéjunum qui fait saillie, lie, coupe l'épiploon, rapproche la plaie par deux points de suture, ménage assez de place pour introduire une tente à l'angle de la plaie.

Des aperçus sagaces éclairent le traitement de l'apoplexie.

Elle est, l'apoplexie, la conséquence d'un accident, (chute, coup, plaie) ou d'une maladie de cause interne. Le trépan est indiqué dans les deux cas. Son effet est toutefois moins assuré dans l'apoplexie de cause interne que dans l'apoplexie chirurgicale.

Sait-on que Lamotte pratiquait la trépanation dans l'épilepsie? Il disposait le malade à l'opération par des lavements, une saignée, une purgation. Dans une observation, l'épilepsie d'un adulte disparut tant que le crâne incisé au niveau du pariétal gauche resta ouvert : les accès se remontrèrent plus tard, moins violents toutefois et moins fréquents, avec la cicatrisation de la plaie.

Lamotte se réjouit avec raison de ce demi-succès.

« Quand l'effet d'un remède, nous dit-il, que la raison nous indique, n'a pas tout le succès qu'on en attend, ce n'est pas une raison pour le proscrire absolument, surtout quand il est justifié par d'autres expériences : mais il faut, autant qu'il est possible, examiner les causes qui ont empêché le succès; car la nature varie tellement dans ses différentes opérations, que très souvent, ce qui est bon à un malade est contraire à un autre, quoique tous deux paraissent atteints d'une même maladie, au moyen d'accidents qui leur sont communs. »

Ces lignes sont d'un clinicien philosophe. Au lieu d'habiter Valognes, Lamotte eût résidé à Paris, fût-il devenu un maître éminent? Qui sait?

Sur les tempéraments appropriés, l'originalité se développe à la campagne mieux qu'en ville. Parce qu'il pense seul, l'homme est obligé de penser par soi. Pas d'inspirateur qui lui souffle les idées. Elles coulent d'une source personnelle. A une condition : qu'à la campagne, le médecin s'isole et n'alimente pas son appétit d'intelligence à la conversation mesquine du milieu.

LA THÉRAPEUTIQUE

DE

GEORGES-ERNEST STAHL

1660-1734

I

Toute opinion d'un homme supérieur devient matière à controverse. Il est si agréable de discuter sur une idée qu'un autre a pris la peine d'émettre. S'échauffer dans une polémique où chacun se renvoie des arguments puisés ailleurs, exerce une action stimulante, sans l'accompagnement de fatigue qu'entraîne une compréhension originale.

Stahl a-t-il médit de l'anatomie et de la chimie ? Oui, disent ses ennemis. Non, contestent ses admirateurs.

Peut-être bien les uns et les autres ont-ils raison. Le souvenir qui nous reste du professeur de Halle rappelle un esprit synthétique, très enfoncé dans ses convictions et persuadé moins par l'évidence des faits que par la vivacité de ses impressions. Une telle disposition mentale n'éclaire pas d'un jour égal les impressions successivement ressenties. Si vif est l'éclat projeté par la sensation présente, si brillantes apparaissent les associations d'idées qu'ébranle cette sensation présente que la sensation qui l'avait précédée s'efface dans l'ombre. Le souvenir d'une affirmation première est facilement emporté par le flot de l'affirmation subséquente. Hier est englouti par aujourd'hui. Des contradictions échappent à la plume trop absorbée par le sujet actuellement traité pour laisser place à des considérations inverses qui semblaient évidentes la veille. Ils sont rares les hommes supérieurs, imaginatifs si l'on préfère, l'imagination étant un attribut propre aux natures d'élite, ils sont rares ceux-là dont l'accord constant avec les sentiments s'exprime en une formule invariable : rassembler côte à côte des jugements disparates sur des propositions d'ordre non rigoureusement scientifique est jeu où le critique est assuré de gagner la partie. Nous avons déjà vérifié ce fait à propos de Ramazzini.

La lecture des œuvres de Stahl confirme ce que ces données générales permettent de prévoir. En ce qui concerne l'importance de l'anatomie et de la chimie, c'est tantôt le pour, tantôt le contre que nous voyons soutenir, au caprice de l'idée dominante du moment.

« Une chose qui nous a vivement affligé et contrarié, nous confie Stahl, c'est l'apparition des grands et fastueux travaux des anatomistes modernes. »

Voilà une phrase qui n'indique guère une sympathie extraordinaire pour l'anatomie. Ne nous pressons toutefois pas de conclure. Stahl ne tarde pas à revenir sur son assertion. « C'est une chose injuste, corrige-t-il ailleurs, et contraire à la vérité, que de tourner en dérision, de flétrir, comme une frivolité, l'étude exacte et complète de l'anatomie. »

De même pour la chimie. Un jour elle est indispensable, le lendemain c'est temps perdu que s'en occuper. « Le seul vrai et unique fondement de l'art médical est la réelle et profonde connaissance chimique des sécrétions et des excrétions. » Cette formule est du Stahl ami des chimistes.

Comment concilier avec elle la déclaration qui suit : « Depuis longtemps nous étions familiarisés avec les banales et vulgaires inanités des chimistes. Le médecin n'obtient rien d'avantageux de ces subtiles recherches. »

Insister sur les sens opposés qui émanent de ces citations nous semble indigne de qui prétend embrasser l'envergure intellectuelle de Stahl. De si haut voyait-il que la confusion avait bien droit d'embrouiller quelque peu les petites choses. Une aperception large conçoit en grand et néglige les détails ; ceux-ci se heurtent avec étrangeté, quand on ne remonte pas à la pensée directrice; mais d'atteindre jusqu'à elle fait dédaigner les contradictions qu'on domine. C'est la raison seule de la contradiction qui importe.

Assurément Stahl n'entendait reprocher à l'anatomie et à la chimie que l'empiètement trop hardi dont elles envahissaient le domaine de la pratique médicale. Être médecin est l'essentiel. Étudions l'anatomie et la chimie, mais ne nous égalons pas à des génies du jour où nous connaissons l'une et l'autre; d'autant qu'il nous sied de demeurer modestes. La chimie, par exemple, n'est qu'une science dans l'enfance; tant de parties en sont ignorées qu'il n'est pas permis de s'enorgueillir de celles qui nous sont familières. Elles n'ont droit, l'une et l'autre de ces sciences, à nos égards que dans la mesure où elles secondent la tâche du praticien. La clinique sera toujours le tronc de l'arbre; l'anatomie et la chimie compteront comme branches. Il s'agit de ne pas confondre l'accessoire avec le principal.

II

Entre tous les bonheurs qui échurent à Stahl c'est peut-être là le principal : d'avoir vécu il y a cent cinquante ans. Professeur à la faculté de Halle, médecin du roi de Prusse, il pourrait encore être tout cela aujourd'hui. Seulement son exposition de l'animisme, auquel il tenait tant, n'aurait pas grand succès dans le monde moderne si fermé à l'abstraction. L'âme, principe immatériel, ordonnatrice des mouvements nécessaires à la conservation du corps, quels haussements d'épaules, à ce fatras de visionnaire?

En place du mot âme, mettez pourtant force nerveuse. Voyez l'ampleur que prend la doctrine! Elle rend compte des phénomènes de la vie qui sont le mouvement primordial d'assimilation imprimé à la constitution matérielle.

La force nerveuse décroît avec l'âge. Conséquence : langueur des fonctions, sensations émoussées, fatigue de l'attention.

C'est la force nerveuse dont l'activité dans le cerveau donne la mémoire et l'imagination au jeune homme. L'adulte se contente du jugement et de la réflexion, qualités solides qui tiennent au tassement de la force nerveuse qu'opèrent les années. A tout âge c'est la force nerveuse qui entretient la chaleur et la fluidité du sang, favorise les sécrétions, provoque les excrétions.

C'est encore la force nerveuse qui commande la marche des maladies : elle combat la cause morbifique, soit qu'elle la détruise, soit qu'elle annihile ses effets. Les hommes qui disposent d'une force nerveuse puissante déploient dans les causes les plus légères, tout l'appareil des mouvements de réaction. La sensibilité exquise de leur système nerveux leur crée comme une ligne avancée de défense. Tout en étant exposés à la maladie, ils restent garantis d'elle. Ils luttent contre des maladies légères et cela très fréquemment, tandis qu'ils tiennent à distance les maladies graves qui ne peuvent les surprendre à l'improviste. Voyez au contraire ces sujets vigoureux : parce que leur santé est robuste, ils n'opposent à la maladie qu'une réaction maladroite. La gravité du mal augmente de ce manque d'éducation à le combattre.

Réaction et maladie sont deux termes confondus par

le vulgaire : dans l'inflammation, la chaleur, la rougeur, la tumeur, la douleur ne constituent pas la maladie : elles ne sont que les effets de la maladie et indiquent l'action du principe qui veille à la conservation du corps. Ces effets préservent le sang de la corruption et conjurent le danger. Il deviendrait imminent sans eux. On croit entendre l'axiome énoncé par le professeur Bouchard : plus l'aptitude morbide est grande, moins il y a de lésion locale. Encore la lésion locale n'est-elle pas toujours suffisante. La maladie s'aggrave lorsque la cause matérielle l'emporte sur la nature.

Les effets de l'inflammation comprennent des phénomènes de réaction locale : la fièvre est un effet de réaction générale. On respectera la fièvre comme on respecte les symptômes de l'inflammation ; la thérapeutique ne doit agir qu'en favorisant l'effort salutaire de la fièvre ou de l'inflammation, effort qui tend à expulser du corps une matière nuisible à l'économie.

Les boissons délayantes, la saignée, les sangsues, les purgatifs, c'est à quoi se bornera l'intervention du praticien. Il n'oubliera jamais que le thérapeutique ne peut rien sans la nature ; mais que la nature, autocrate par constitution, peut beaucoup sans le secours de l'art.

Que si le malade est par trop affaibli, on le stimulera par une mixture tonique. Qu'on ne compte pas sur les médicaments altérants ; ils n'existent pas. On ne purifie le sang que par l'évacuation des poisons aidée d'une alimentation convenable.

Stahl rejette le quinquina du traitement des fièvres intermittentes ou ne l'ordonne qu'à des doses faibles. Il enseigne que le quinquina n'agit que par son principe astringent : de là constipation et engorgement des viscères. L'erreur du maître étant toujours dépassée par le disciple, l'élève de Stahl, Juncker, va jusqu'à traiter le quinquina de médicament inepte.

Des aperçus de pratique sagace signalent l'emploi de l'opium ; ce médicament, en supprimant les mouvements, s'oppose à la réaction de l'organisme. Tout au plus, de temps à autre, et administrées avec prudence, quelques pilules de cynoglosse !

Les cachectiques ne se trouveront bien des martiaux qu'à une condition : qu'il ne reste que l'atonie à corriger. On prescrira en pareille occurrence le safran de mars antimonié, la teinture de mars apéritive de Ludwig. Pas d'eaux minérales ferrugineuses : bien plus, dans n'importe quelle maladie, jamais d'eaux minérales. On tolérera seul l'usage des eaux minérales acidulées qui conviennent aux palpitations de cœur.

Les hémorrhoïdes constituent un émonctoire par où l'organisme se débarrasse du sang trop abondant. Le rhumatisme doit être considéré comme une sorte de congestion humorale, dont souffrent communément les personnes pléthoriques. On le traitera par les dérivatifs, diurétiques (esprit de nitre, c'est-à-dire acide azotique étendu d'eau, nitre), sudorifiques.

Déjà, dans sa dissertation inaugurale sur l'art de connaître et de guérir les maladies des intestins, Stahl, bien qu'il ne fût âgé que de vingt-quatre ans, se révélait comme une personnalité d'idées indépendantes.

Nous y trouvons signalée l'utilité des poudres absorbantes et le danger des alcalins dans les cas d'inflammation, hypersthénie gastrique ou hyperchlorhydrie, dirions-nous aujourd'hui.

« La poudre d'yeux d'écrevisse neutralisera ainsi l'acidité capable de surexciter l'inflammation et provoquera la diminution et disparition de la matière stagnante. Quant aux sels alcalins fixes ou volatils, en raison de leur facile dégénérescence en matière salée ou sel acide, ils sont dangereux dans toute inflammation par la chaleur et les douleurs qu'ils risquent d'augmenter. »

Pour le même motif, on bannira de l'alimentation les boissons froides, acides, vin, aromates. Jusqu'à l'antisepsie du tube digestif dont nous découvrons l'ébauche dans le conseil suivant : « Le camphre, la myrrhe seront employés avec succès dans le cas de corruption des matières. »

Contre les hémorrhagies intestinales mentionnons encore la ligne de conduite tracée : tout d'abord la saignée et ensuite administration à l'intérieur d'un mélange liquide de myrrhe et de mastic (mastic, une partie, huile d'olives, cinq parties, le tout chauffé jusqu'à parfaite dissolution du mastic).

En vérité on ne peut que s'incliner devant cette thérapeutique qui s'inspirait empiriquement de méthodes dont la raison scientifique comme pour l'hypersthénie gastrique, n'a été fournie que dans des temps tout proches de nous. Partout nous nous rencontrons avec cette pensée impérative de seconder l'action prépondérante du système nerveux dans la marche naturelle de la maladie vers la guérison.

Certes le doute qui écarte l'usage du quinquina dans la fièvre intermittente n'est pas justifié. Au surplus des prescriptions trop anodines parfois attiraient à Stahl cette question de Hoffmann : l'autocratie de la nature suffit-elle à guérir l'épilepsie ?

La postérité néanmoins passe volontiers éponge sur ces erreurs. La loupe de la critique mesure les grains de sable. Dirigée vers les larges surfaces, elle ne laisse traverser qu'une image imparfaite dont l'objet est dénigré parce qu'il est mal perçu. Ce n'est qu'aux infiniment petits que convient la critique. A qui veut comprendre le grand, il faut l'admirer.

III

Au point de vue philosophique, Stahl semble avoir subi l'influence de Malebranche. Le Dieu de Malebranche qui est tout entier dans toutes les parties de la matière a quelque rapprochement avec l'âme de Stahl.

C'est sans doute l'immixtion de cette métaphysique dans la médecine, immixtion jointe à la langue un peu obscure et à la prolixité d'argumentation que lui reprochait Leibnitz, ce sont ces bizarreries et ces défauts qui ont si singulièrement rétréci le cercle des lecteurs de Stahl.

Et cependant que d'erreurs nos contemporains eussent évité à la méditation de sa doctrine! Les ravages qu'a faits il y a quelques années la médication antipyrétique à outrance dans le traitement des maladies infectieuses, ces ravages eussent-ils entraîné tant de victimes si les médecins s'étaient souvenus de cet axiome émis par Stahl : « C'est précisément à l'aide des assauts fébriles que les hommes sont délivrés des fièvres et cela par la puissance spontanée de la nature, sans l'intervention d'aucun moyen actif. » L'avantage que ces bains froids procurent aux fébricitants ne doit pas faire oublier que c'est d'une erreur d'interprétation qu'est née cette méthode thérapeutique. Par elle, on voulait diminuer le degré thermique : les malades allaient mieux non parce que leur fièvre était moins élevée, mais parce que l'eau froide tonifiait le système nerveux et provoquait l'élimination des déchets toxiques.

Encore une vérité que les écrits de Stahl contenaient en germe, cette nécessité de tonifier le système nerveux, c'est-à-dire de favoriser l'autocratie de la nature dans la lutte contre l'infection.

Il pressentait de plus les rapports du foie avec l'intestin dans la formule : *vena portae, porta malorum*. Avant la découverte de l'oxygène, il imaginait l'existence d'un principe insaisissable dont les corps combustibles étaient chargés : le phlogistique. Son dédain pour les chimistes ne l'empêchait pas d'en être un très grand : il émettait une théorie sur les sels, laissait son nom à des composés qu'il préparait : le sel sulfureux de Stahl.

Il y a de quoi rester confondu à qui récapitule le nombre de problèmes que soulevait cet esprit, un des plus puissants qui aient honoré la médecine.

Cela prouve que, plus une chose est jugée de haut, moins elle est entachée d'erreur ; les grandes lignes aperçues demeurent invariables.

De la doctrine de Stahl il reste beaucoup. C'est parce qu'il avait beaucoup pensé.

LA THÉRAPEUTIQUE

DE

GEORGES BAGLIVI

1668-1707

I

Nous finissions de ramasser nos notes sur Baglivi lorsqu'une brochure de M. Fabre (de Commentry) nous est parvenue qui concerne ce médecin. Dans une solide étude, notre savant collègue rectifiait un certain nombre de détails biographiques mal vérifiés par la négligence des érudits.

Mort dans sa trente-neuvième année, après avoir été successivement professeur d'anatomie et de médecine pratique à l'archi-lycée de la Sapience de Rome, Baglivi a traversé en un tourbillon de génie le monde médical qui resta comme étourdi de son passage.

C'est qu'au lieu de bavarder, il s'agissait d'observer ; d'autres l'avaient dit, Baglivi le répéta ; seulement la transition de l'une à l'autre de ces occupations ne s'opère pas toute seule. Réprimer un flux de langue est une de ces difficultés qui rebutent les persévérances les plus intrépides. Aussi Baglivi, qui connaissait sans doute combien chimérique est l'espoir de transformer les habitudes de nos semblables, usa de diplomatie ; il continua d'autoriser les discussions mais en conseillant l'expérience au lit du malade. De l'observation d'abord, seulement et c'est là son habileté, à côté d'elle quelques discours quand même, ne fût-ce que pour ne pas exposer à la mélancolie des intelligences incapables de s'allumer sans l'étincelle des phrases faciles et applaudies.

Soutenue par Baglivi, la doctrine solidiste résolut le problème : pendant deux siècles elle soulagea les esprits en obsession d'éloquence. C'est tout à l'aise qu'on fulmina contre l'inanité des dogmes humoraux; et chacun de jurer par la lumière éblouissante du solidisme.

Baglivi avait comparé les dents à des ciseaux, les artères et les veines à des tuyaux hydrauliques, le cœur à un piston, les viscères à des cribles, le thorax à un soufflet. Les opérations chimiques étaient expliquées par la forme des atomes et le diamètre des vaisseaux commandait l'importance des sécrétions. A la rigueur, on admettait une fermentation du sang; mais cet emprunt fait aux iatrochimistes était perdu dans le machinisme des coins, leviers et corps de pompe au fonctionnement desquels était subordonné l'entretien de la vie.

Cette conception présentait un avantage : d'être comprise. Démonter un organisme comme une bâtisse avec ses charpentes et ses conduites d'eau, à la bonne heure : voilà de la science; l'analyse s'étendait à ce qui était perçu à l'œil nu; cela était assez gros.

Quant à s'imaginer qu'il existait autre chose qui échappât au regard, non pas : il n'a rien moins fallu que les doctrines microbiennes qui datent d'hier pour démontrer que le monde n'était pas circonscrit dans l'horizon de la rétine non prolongé par le microscope.

Le plus important était même ce qu'on n'avait pas soupçonné : le travail de nutrition latent dans l'intimité des tissus et la lutte contre les infiniment petits.

A Baglivi solidiste appartiennent le traité de la fibre motrice et la dissertation sur l'anatomie des fibres. Le Baglivi hippocratique revendique le traité de Médecine pratique et le mémoire sur l'usage et l'abus des vésicatoires. Bien supérieur celui-ci à celui-là. L'impression qu'il nous laisse est d'une intelligence dont le vol plane très haut et qui a atteint les sommets du premier coup d'aile.

Baglivi n'était âgé que de vingt-huit ans lorsqu'il publia sa « Médecine pratique. » On comprend l'hésitation des contemporains à reconnaître la valeur d'une œuvre signée d'un tout jeune homme. D'autre part il apparaissait si frêle! Son portrait nous le montre et il avait trente-quatre ans à cette époque, le front haut, si haut sous ses cheveux bouclés que les yeux, un œil curieux, bridé et peut-être atteint d'un léger strabisme, que les yeux sont renvoyés dans une face presque trop exiguë, semble-t-il. Il résulte de cette disposition un amincissement du masque osseux qui ramasse en un ovale d'enfant le nez aux narines ouvertes, la lèvre ironique et le menton à fossettes que supporte le linge mal empesé d'un petit col rabattu et sans cravate.

II

La discussion sur l'inconvénient des vésicatoires soulevée dernièrement par M. Huchard, à la Société de Thérapeutique, donne un regain d'actualité au mémoire de Baglivi.

Celui-ci s'arrête complaisamment aux accidents provoqués par la révulsion cantharidienne : soif, sécheresse de la bouche, dysurie et hématuries; jetons un coup d'œil en passant au groupe des troubles locaux : cicatrisation pénible et gangrène de la plaie et réservons toute notre attention pour les désordres nerveux. Nous apercevons d'abord les soubresauts de tendons; leur importance s'efface toutefois devant la solennité du coma, du délire et des convulsions. Jamais de vésicatoires à un délirant : on le tue; pas davantage de vésicatoires aux fiévreux, surtout si on appréhende des convulsions : ils auraient le sort des délirants. Au médecin de ne pas transformer ses malades en clientèle de nécropole.

Par contre le vésicatoire sera utile dans tous les cas où il s'agira de dissoudre ou d'atténuer les vices du sang. Les maladies des yeux, la toux avec expectoration, la pleurésie tireront avantage de la révulsion cantharidienne. Parfois même le médicament pourra être administré par une autre voie, le tube digestif par exemple. Thomas Bartholin prescrivait les cantharides à l'intérieur. Il les considérait comme spécifiques dans la gonorrhée, la suppression d'urine et les calculs urinaires. Il formulait : un scrupule de poudre de cantharides dissous dans trois onces de vin du Rhin ou d'esprit-de-vin ; laisser macérer quelques jours ; filtrer ; à prendre chaque jour une cuillerée mêlée à sept cuillerées de vin. Avant Bartholin, Hippocrate avait déjà recommandé les cantharides contre l'hydropisie : trois cantharides dont on ôte la tête, les ailes et les pieds : piler dans deux onces et demie d'eau et faire avaler au malade qui boira de l'eau tiède par-dessus.

Les dangers que Baglivi reconnaît à la révulsion cantharidienne peuvent, en résumé, être traduits ainsi qu'il suit. Traduction libre en langue moderne : les vésicatoires seront bannis du traitement des maladies infectieuses aiguës, ils provoquent une irritation rénale trop intense par l'adjonction qu'ils réalisent du poison cantharidien uni avec les toxines microbiennes. On n'autorisera le vésicatoire que dans les infections très atténuées ou les maladies non fébriles.

Tenu en garde contre les mirages thérapeutiques, Baglivi n'en a pas moins cédé à l'illusion qu'éveillent les coïncidences d'un traitement heureux. Tout de suite on est tenté de considérer comme spécifique une médication qui a réussi. On joue un rôle, n'est-ce pas, auprès d'un malade, et quiconque joue un rôle en exagère fatalement l'importance. L'amour-propre réclame sa place dans une cure ; à quoi bon un médecin, si le malade guérit tout seul ? Celui-ci va bien : c'est donc à vous qu'il le doit.

C'est ainsi que dans la fièvre intermittente, Baglivi prône le sel ammoniaque et la camomille, au détriment du quinquina qui, d'après notre auteur, est plein de dangers, du moins à Rome, et dont il se sert très rarement : c'est encore la même erreur d'interprétation qui lui fait désigner la violette comme spécifique des maladies convulsives et nerveuses.

Le sourire vient aux lèvres. Lequel de nous hélas ! n'a pas sa chimère ? D'ailleurs Baglivi ne s'y laissait pas bercer plus que de raison.

Le rêve ne l'enlevait pas à la perception du monde réel. Sa thérapeutique en général voyait juste.

Les fièvres aiguës sont à leur début justiciables de la saignée ; qu'elles s'accompagnent de vertiges, d'un état syncopal, d'anxiété, un vomitif est préférable. On usera à cet effet de préparations antimoniées : le crocus metallorum que l'on associera à du vin. L'ipécacuanha trouvera surtout ses indications dans la dysenterie et les hémorrhagies.

Quant aux réfrigérants, opposés aux fièvres aiguës, ils risquent d'en entraver la crise. Une grande prudence commandera leur emploi.

Dans l'ictère, nous voyons préconisé un vin médicamenteux où entrent les feuilles de séné, l'absinthe, la petite centaurée, les baies de genièvre ; l'auteur y ajoutait de la limaille de fer. Les calculs urinaires étaient expulsés par les eaux minérales et les balsamiques tels que décoction de pin ; les douleurs vives expulsives réclamaient l'usage des émollients et des calmants.

A l'asthme convenaient la gomme ammoniaque, l'oxymel scillitique, le spermaceti et le julep de tabac dont on corrigeait le goût désagréable par l'adjonction de sirop d'althaea. Des infusions d'hysope, scabieuse, véronique, lierre terrestre servaient d'excipient à ces divers remèdes. L'air de la campagne, l'usage interne du lait étaient recommandés avec avantage. A la rigueur, une saignée soulageait les paroxysmes asthmatiques; mais elle risquait d'affaiblir et le médecin devait plutôt chercher à démêler la vraie cause de l'asthme, afin d'utiliser une thérapeutique plus certaine et moins périlleuse; l'asthme qui vient de l'estomac était combattu par les évacuants; on rappelait l'affection cutanée dont la disparition avait engendré les crises d'oppression, il était requis de poursuivre l'inflammation concomitante du poumon.

Ce souci d'une thérapeutique étiologique était plus nettement encore formulé dans le traitement de la goutte. Celle-ci provient d'une triple cause : l'abus du vin, les excès vénériens, le repos prolongé. On lui opposera le lait et les boissons aqueuses, la modération dans les rapports sexuels, l'exercice.

III

Le médecin qui se targue d'éviter les hypothèses y tombe quand même. L'infirmité de l'esprit humain le mène aux raisonnements qu'il réprouve.

Baglivi n'admettait pas d'hypothèses, celles d'autrui s'entend : car pour les siennes, il se montrait d'une tolérance inconsciente et naïve. Il dotait la dure-mère d'une structure musculaire, lui attribuait des alternatives de tension et de relâchement dont la conséquence était un mouvement de systole et de diastole dans l'encéphale. Au cerveau de lancer le fluide nerveux comme le cœur lançait le fluide sanguin. Conclusion par analogie qui, de tous les modes de raisonnement, est certainement le plus défectueux! Cela même, Baglivi l'avait dit. Au nombre des obstacles qui entravent les progrès de la médecine, il avait placé l'abus de ce procédé de démonstration par analogie. Or, non seulement il s'en servait tout à son aise, mais il donnait comme point de départ à la discussion une hypothèse, cette hypothèse du fonctionnement musculaire qu'il accordait à la dure-mère.

La jeunesse de l'auteur se révèle à ces contradictions qui témoignent d'une éducation imparfaite de la réflexion. L'intelligence de Baglivi était vive : il discernait les lacunes de l'enseignement médical de son époque ; seulement, trop occupé à corriger le voisin, il négligeait ses défauts à lui, en sorte qu'il sombra sur l'écueil qu'il signalait aux autres. L'intensité des sensations qu'il recueillait se résolvait en une certaine impulsivité d'idées et quand celles-ci étaient préconçues, elles résistaient aux faits qui leur étaient contraires.

Ainsi Baglivi soutenait les théories mécaniques de Borelli et de Bellini ; il se montrait, au contraire, peu partisan des doctrines chémiatriques. D'une telle opinion découlait la conviction qu'il est licite de recourir aux explications mécaniques pour interpréter les phénomènes de la vie, mais que rien n'est plus dangereux que de comparer l'activité d'un corps vivant à une réaction qui se passe dans une cornue. Cela est vrai parce que je le crois, est un article de foi familier à Baglivi.

S'il eût vécu, sans doute, se serait-il amendé ! Et puis, combien peu pèsent les défauts d'un homme supérieur placés en regard de ses qualités !

N'est-ce pas Baglivi, l'un des premiers, qui s'est élevé contre le préjugé de la génération spontanée ? Le principe de tout animal et de tout végétal, s'écrie-t-il, a un œuf pour origine. Ce n'est pas la pourriture qui produit les insectes, mais la chaleur et la fermentation des matières qui pourrissent favorisent l'éclosion des œufs comme le soleil favorise le développement de la végétation.

Une telle prescience de la vérité fait bien pardonner quelques défis à la dialectique.

LA THÉRAPEUTIQUE

DE

HERMANN BOERHAAVE

1668-1738

I

Qui fouille l'histoire est émerveillé de l'encyclopédie de connaissances que possédaient nos pères. Prêtres, littérateurs, artistes, hommes de science promenaient leur curiosité sur un champ d'étude dont l'étendue nous consterne.

Sait-on que Bossuet parlait en forts bons termes de l'acidité du suc gastrique? « Ces eaux de la nature des eaux fortes, nous apprend-il, ont la vertu d'inciser les viandes et les coupent si menues qu'il n'y a plus rien de l'ancienne forme. » Et Bossuet ne restreignait pas son érudition au chimisme stomacal. Des artères il avait fait le cœur périphérique : il avait prévu le nœud vital de Flourens; il s'était occupé, avant Darwin, de l'expression des émotions. Quelle ironie! Bossuet précurseur de Darwin.

Parmi les littérateurs, est-il besoin de rappeler Descartes et Pascal, puissants écrivains et prodigieux savants? Et les artistes de la Renaissance, Michel-Ange, Léonard de Vinci, ne pratiquaient-ils pas le cumul avec un sans-gêne extraordinaire? Peintres, sculpteurs, architectes, ils étaient tout cela à la fois : et Vinci se créait en plus une réputation de physicien, d'ingénieur et de musicien.

Les grands maîtres de la médecine tentaient communément des incursions à côté de leur art.

Hippocrate pratiquait la philosophie. Ne s'était-il pas écrié qu'un médecin philosophe est l'égal des Dieux? Galien composait deux cent cinquante traités sur l'histoire, la philosophie, les sciences, la rhétorique, la grammaire. Dans les temps modernes, Stahl alliait à l'étude de la métaphysique, l'enseignement de la matière médicale, de la physiologie et de la médecine pratique.

Boerhaave, lui, apprit l'histoire, la philosophie, l'hébreu, le chaldéen et donna des leçons de mathématiques.

Vraiment, nous sommes un peu petits à côté de ces gens-là. Ce n'est pas rien que la pénombre du passé qui les amplifie ainsi à nos yeux. Une originalité qui résiste à l'amoncellement du savoir n'est jamais qualité banale et ces chercheurs que n'incommodait pas leur bagage d'érudition nous font envie par l'ardeur dont ils entretenaient leur appétit de pensée.

Aujourd'hui, grâce à la division progressive du travail, chacun se cantonne de plus en plus dans sa spécialité. Aucune objection à cela. Toutefois la direction en un seul sens imprimée aux occupations, en quoi interdit-elle, pour qui s'y résout, la conduite inverse du voisin à savoir, celle qui ouvre accès à des activités multiples ? Il est des gens qui ne tolèrent chez autrui que le bagage de qualités dont ils sont munis eux-mêmes. Tout ce qui excède le poids de ce bagage est enregistré comme défaut. Spécialistes eux-mêmes et confinés dans le cercle de leur spécialité ils accablent de leur dédain quiconque se risque hors de la plate-bande que sa profession lui assigne.

Un médecin se délasse, aussi discrètement qu'on voudra, dans les lettres et les arts. C'est un esprit superficiel.

Son amour de l'étude ne se satisfait pas d'un tronçon de science ; clinicien, il est curieux de chimie ; chirurgien, il s'adonne à la physiologie ; accoucheur, il entreprend de la chirurgie. Cela suffit. L'homme est jugé. Puisqu'il se complaît à plusieurs spécialités, il n'est propre à aucune.

Les esprits murés dans une besogne strictement limitée, voilà les grands hommes. Moins ils se répandent, puis ils s'élèvent. Peut-être cependant la justesse de cette assertion ne s'étend-elle pas au-delà du vivant de ceux qu'elle glorifie. La postérité n'entend pas grand'chose à ces adulations réciproques d'une camaraderie intéressée.

II

Voici donc un certain nombre d'écrits de Boerhaave ; les huit volumes des Institutions de Médecine, le Traité de la pierre, des maladies des yeux et l'introduction à la Médecine pratique, le tout traduit du latin et édité chez Byasson, « A l'Ange-Gardien et à la Science. » Paris, 1749.

Le texte n'est pas exempt de naïveté. « Le premier devoir du médecin, nous apprend le professeur de Leyde, est de visiter le malade : cette visite lui en fait connaître le sexe, s'il est mâle ou femelle. »

Nous voilà renseignés sur l'état civil du patient. Etudions maintenant son tempérament.

Ce que l'on appelle tempérament est le concert des éléments du solide et du fluide. Il existe un tempérament huileux ; cela se voit clairement quand le corps est plein d'une graisse épaisse. Il existe aussi un tempérament salé, ce qu'on connaît par l'âcreté de la sueur et de l'urine. Le tempérament putride est décelé par la fétidité de l'haleine : on le diagnostique à trois pieds de distance.

Restent les tempéraments aqueux, bilieux, terrestre,

atrabilaire. L'hypothèse règne despotiquement dans ces distinctions. Inutile d'insister.

L'examen du malade est continué sur les actions vitales : « Respirez-vous facilement »? sur les actions naturelles : « L'appétit est-il perdu »? sur les actions animales : « Y a-t-il délire? »

On recherchera la partie affligée, si ce sont les viscères, les glandes, les endroits concaves comme les cavités du cœur ou tel autre appareil.

Dans la partie affligée, quelle est la matière peccante? une matière solide (polypes, vers, athérome, squirrhe, chancre)? ou une matière liquide comme il arrive dans les maladies vénériennes et le scorbut?

Ces données acquises, ne vous hâtez pas de conclure au traitement.

Ordonnez un remède anodin; puis enfermez-vous dans votre cabinet. Il s'agit de réfléchir.

L'indication des remèdes est vitale (air, alimentation), préservatoire (diète, saignée, vésicatoires, remèdes évacuants et altérants), curatoire, adoucissante.

L'indication curatoire embrasse toutes les causes qui ont besoin de secours. Ceux-ci agissent en corrigeant l'âcreté par des remèdes contraires (alcalins contre les acides), ou en avançant la maturité : ce dernier résultat sera obtenu après qu'on aura adouci ce qui est âcre. Ainsi les fomentations émollientes dans l'ulcère des narines. Au lieu d'une humeur âcre qui sortait de la tête, vous amènerez par ce moyen la sortie d'une mucosité qui est une matière mûre, d'élimination naturelle.

L'indication adoucissante consiste à calmer : elle soulage la douleur, arrête les évacuations trop abondantes.

Sur cette pathologie générale un peu trouble, étaient édifiés des conseils pratiques excellents. Si Boerhaave a eu le tort de rechercher la salivation dans le traitement par le mercure, en revanche il a eu le mérite d'instituer la médication alcaline dans la goutte. Il ordonnait du savon (un scrupule répété trois fois par jour) associé au nitre et faisait boire par dessus une infusion de plantes apéritives fraîches (aigremoine, mélisse).

Les petites véroles guérissaient par les décoctions de gaïac : c'était la seule boisson autorisée; en outre des fumigations pratiquées avec l'esprit-de-vin favorisaient la sortie des sueurs.

Boerhaave faisait grand cas de la coloquinte. Il en usait dans les paralysies, à très petites doses, ne dépassait pas une quantité variant de la dixième à la sixième partie d'un grain.

Une maladie convulsive s'était glissée parmi les jeunes gens de l'un et de l'autre sexe à Harlem. Les médecins n'y pouvaient rien. « C'est l'imagination qui est blessée », affirma Boerhaave appelé en consultation, et il appliqua un fer rouge sur le bras des convulsionnaires. Instantanément tout le monde fut guéri et l'épidémie cessa.

Les médications n'étaient pas toujours aussi énergiques : telles le suc de laitue et des chicoracées contre la phtisie, l'application topique de sel de cuisine chaud dans l'hydropisie.

Toutefois le traitement de la gravelle urique n'a pas subi de modifications notables. Les malades continuent de se bien trouver du régime préconisé par le médecin de Leyde. Le voici dans ses lignes essentielles :

Alimentation végétale. Légumes verts, fruits. Petit lait comme boisson. Exercice assez fréquent pour empêcher l'obésité. Quand la pierre chemine, boissons abondantes et bains pour relâcher les voies naturelles et faciliter son glissement. A l'occasion ouvrir les reins pour extraire le calcul : ce n'est pas là une opération commode. Boerhaave avoue que nous ne connaissons pas bien la situation des reins. Avant de prendre le bistouri, il sera prudent d'attendre l'apparition d'une tumeur lombaire. Au moins saura-t-on où pratiquer l'incision.

Une fois engagée dans l'uretère, la pierre suscite

le mouvement convulsif de ce conduit. On combattra le spasme par l'administration de l'opium. Une injection d'huile par le cathéter permettra la sortie de la pierre tombée dans la vessie. Le malade gardera l'huile injectée : Il expulsera par cette méthode des pierres plus grosses que des avelines.

Quand l'intervention chirurgicale devient indispensable, l'auteur recommande l'incision au-dessus du pubis. C'est le procédé de choix en face d'une pierre grosse. La vessie emplie d'eau, on rase le pubis, on ouvre entre les muscles droits : la vessie est découverte, le péritoine écarté. Alors seulement on tente l'ouverture.

Le traité des maladies des yeux est œuvre médiocre; on y trouve recommandé l'usage interne du jus de cloportes contre l'ophtalmie, le fiel d'anguille ou de brochet contre les taies de la cornée. La poudre suivante, dont la recette est conservée dans nos formulaires, réussit mieux dans ce dernier cas : aloès soccotrin, calomel, de chaque trois centigrammes; sucre quatre grammes, pour insufflations. Quant à l'opération de la cataracte, l'auteur s'en tient à la méthode recommandée par Celse. Il n'y a rien à ajouter, affirme-t-il. Il s'agit du procédé d'abaissement par l'aiguille introduite « au-delà de la tunique uvée, vers le cercle ciliaire. »

III

L'influence de Spinosa sur Boerhaave est manifeste. Le style géométrique de l'Ethique se retrouve dans les publications de notre professeur. Ce sont propositions, théorèmes, lemmes, corollaires; la compréhension des phénomènes vitaux découle de données mathématiques; la fonction d'un organe est expliquée par une formule invariable; le dessin d'un losange et la complexité de la vie sont subordonnés aux mêmes principes rigides qui ne connaissent ni déviation, ni oscillation autour de la loi qui les régit. Cela ne valait pas la peine, comme l'avait fait Boerhaave, de réfuter Spinosa dans une dissertation philosophique pour lui emprunter sa manière d'argumenter ; en philosophie cette manière était spécieuse; elle aboutissait aux erreurs les plus fâcheuses en médecine, car elle aveuglait sur tout ce que le système chémiatrique de Sylvius contenait de vérité. Proscrire les hypothèses des fermentations n'était pas un progrès : remplacer ces hypothèses par des calculs mathématiques donnait l'illusion d'une explication, mais n'en constituait pas une.

Fils d'un pasteur protestant, sans ressources à la mort de son père, secouru par le bourgmestre de Leyde, Boerhaave avait connu les débuts difficiles.

Sa sympathie pour autrui s'éveilla au souvenir de ce qu'il avait souffert. Il fut aimé de sa clientèle comme sont aimés ceux dont le cœur a été douloureusement ébranlé par la vie. Au sortir d'une maladie qui l'avait mis en danger, ce fut une allégresse générale. La ville de Leyde illumina.

Plus tard, goutteux, cardiaque, anhélant dans son fauteuil, Boerhaave conserva vis-à-vis de chacun cette bienveillance émue qui lui valait sa popularité. Ses confrères lui demandaient des consultations : il répondait à tous. Trop discerné avait-il le mystère des causes pathologiques pour faire le superbe. Son attirail de raisonnements mathématiques ne le convainquait qu'à moitié. Il avait atteint, à force de travail, à cette ignorance savante qui se connaît, dont parle Pascal.

Si la postérité ne lui tient guère compte de cette modestie, au moins devrait-elle s'incliner avec respect devant le modèle que fut cet homme, de praticien probe et pieusement attaché à ses devoirs professionnels. « Attention! s'écriait-il, devant ses élèves au lit des malades, il s'agit de peau humaine. »

LA THÉRAPEUTIQUE

DE

JEAN ASTRUC

1684-1766

I

Nous aurions désiré écrire la thérapeutique de Bordeu. Ce grand homme, ami des encyclopédistes, personnifie la médecine du XVIIIe siècle, élégante, intelligente, pratique, pomponnant d'hypothèses discrètes les faits d'observation exacte. Malheureusement nous n'avons pu nous procurer les œuvres complètes de Bordeu. Ses recherches sur l'histoire de la médecine nous ont montré l'esprit hardi, original, convaincu qu'il était; elles ne suffisent pas à dessiner le praticien. Sauf un chapitre sur la thériaque proclamé le chef-d'œuvre de l'empirisme et un chaud plaidoyer en faveur de l'inoculation, cet ouvrage ne nous révèle pas les médications familières de son auteur.

Faute de Bordeu, nous nous sommes rabattu sur Astruc, moins vivant, moins personnel, hésitant parfois à dégager son avis du bagage d'érudition qu'il traîne avec soi. Il savait tant de choses.

La postérité qui demeure indifférente aux connaissances acquises se soucierait toutefois peu des succès de concours et de professorat remportés tant à Toulouse qu'à Montpellier et à Paris par ce médecin si d'autres qualités que celles de l'enseignement n'eussent sauvé son nom de l'oubli, cette résultante des gloires applaudies et non discutées de leur vivant. Ce n'est pas davantage comme médecin de Louis XV qu'Astruc s'impose à notre attention. Sa Majesté Royale ne discernait pas toujours le vrai mérite : à preuve Lieutaud, ce prétentieux sans surface, qu'elle choisit pour médecin à la mort de Sénac. Ce n'est même pas le nombre de ses ouvrages qui vaut à Astruc une des premières places dans ce XVIIIe siècle si extraordinairement fécond. Il composa, il est vrai, un traité sur l'immatérialité, l'immortalité et la liberté de l'âme, un autre sur la peste, un troisième sur les sources originales où a puisé Moïse pour composer son livre de la genèse, sans compter une foule d'autres écrits, dissertations sur la physiologie, l'histoire naturelle, la pathologie. Ses ouvrages sur les maladies vénériennes et les maladies des femmes ont été traduits en anglais, en latin, comme classiques de l'époque. Tout cela, labeur, honneurs, titres, n'eût pas suffi à faire d'Astruc un homme remarquable; mais il valait par autre chose. Il a très heureusement dominé sa situation grâce à son intelligence ouverte, accessible à la contradiction et dans n'importe quel poste, si subalterne fût-il, il serait demeuré quelqu'un. Aux aguets des progrès thérapeutiques, il ne rejetait aucune affirmation de parti pris, signalait les remèdes empiriques et étranges non pour les blâmer, mais pour rendre les médecins attentifs à les éprouver, s'ils en trouvaient l'occasion. Un grand souci de l'observation servait de base à son expérience ; il était modeste, bon pour les pauvres, n'avait qu'un tort : se méfier de son imagination dont il n'osait utiliser la richesse. Par-dessus tout, il redoutait d'être rangé parmi les faiseurs d'hypothèses. Cette crainte l'empêchait de conclure dans la discussion : deux interprétations qui semblent contradictoires se résolvent souvent dans une interprétation supérieure qui concilie tout. C'est cette interprétation supérieure qui effrayait Astruc. Il préférait rester empêtré dans les faits : les tasser en provisions de science aplanies et substantielles dépassait sa volonté. De là cette impatience qui saisit le lecteur. L'exposition est judicieuse, le plan bien conçu, l'expérience du praticien se trahit à chaque page, il manque la vision d'en haut qui coordonne, établit les perspectives.

Cette manière de comprendre la science explique le dédain avec lequel Astruc jugeait ce génie que fut Sylvius Deleboe : « Ce médecin eut beaucoup de vogue pendant sa vie, dit-il quelque part; mais ses ouvrages ne l'ont pas maintenue ». Et cependant que de justesse dans les vues des chimistes! Notre professeur le reconnaissait le premier.

Hecquet avait évalué la force musculaire de l'estomac et celle des muscles abdominaux à un poids de deux cent soixante-et-un mille livres. Elle ne dépasse pas quatre livres et trois onces, ripostait Astruc. D'ailleurs, ajoutait-il, les ferments de la salive et du suc pancréatique sont plus actifs que tous ces muscles à action si merveilleusement calculée.

II

Très curieux, l'historique de la syphilis dans la monographie que lui consacre Astruc. Il croit à l'origine américaine de la maladie, à son importation en Europe à la fin du XVe siècle,

Attribuée comme on le sait, au virus syphilitique, la gonorrhée reçoit les honneurs du premier chapitre. Outre les tisanes rafraîchissantes, les laxatifs, sont prônées les frictions mercurielles pratiquées tous les trois ou quatre jours sur le périnée, les fesses, les aines, les parties génitales. On ne dépassait pas la dose d'un gros d'onguent. A l'intérieur la préparation mercurielle la plus recommandable est le mercure trituré avec les yeux d'écrevisse.

Plus tard, il s'agissait de déterger les ulcères internes, tempérer par des adoucissants les âcretés du sang. On ordonnait les baumes de térébenthine, de Chio, de Venise, pendant trois ou quatre jours de suite, tantôt purs, tantôt associés à la rhubarbe en poudre (un demi-gros à un gros) ; le mélange était pris dans du sirop de capillaire en un bol rendu consistant par l'addition de sucre en poudre. Le gonorrhéique buvait des eaux minérales ; Capvern, Cransac, Forges, Passy, pendant une vingtaine de jours, avalait des astringents : corail rouge préparé, succin, safran de Mars astringent, cachou, sang dragon, alun, l'une ou l'autre de ces drogues étant pilée, incorporée dans de la conserve de roses ou du sirop de coings.

Aucun détail n'était négligé par les vieux maîtres : de là leurs succès thérapeutiques. Le moindre remède était soumis à des complications de préparation, inutiles, soit, mais qui se doublaient de conseils hygiéniques minutieux et pratiques. En faveur des recommandations sévères de régime, on pardonne telle formule difficile de cataplasme : Farine d'orge, de lupin, de sénegré, de seigle, de chacune deux onces, graine de cumin, une demi-once, faire cuire dans l'eau jusqu'à réduction en bouillie épaisse. Ajouter une once et demie d'huile de vers. Merveilleux, ce cataplasme contre l'orchite gonorrhéique.

Dans les cas de rétrécissement de l'urèthre, une injection préalable d'huile d'amandes douces favorisait le glissement ultérieur de la sonde. Que s'il était impossible de pénétrer jusqu'à la vessie on introduisait aussi profondément que possible une sonde crénelée telle que celle dont on use dans la lithotomie. Sur l'un des côtés du périnée, une incision parallèle au raphé suivait jusqu'au bout la crénelure de la sonde ; à travers la plaie de l'urèthre était enfin introduite une sonde de femme qui pénétrait dans la vessie et était laissée à demeure, jusqu'à disparition de l'inflammation de la plaie uréthrale. A la rigueur et faute du procédé précédent, on était en droit de ponctionner le périnée avec un trocart qu'on enfonçait à travers les parties molles jusque dans la vessie.

Le traité des maladies de femmes nous renseigne sur les médications adoptées ; quelques-unes sont hardies, d'autres étranges.

L'inflammation de la matrice était non seulement traitée par le repos au lit, les injections vaginales (guimauve, nénuphar, morelle, lait de chèvre écrémé et coupé avec quantité égale d'eau de rose). Non seulement des pessaires préparés avec la pulpe des herbes employées en injections étaient serrés dans un linge clair et introduits dans le vagin, mais on utilisait même les injections intra-utérines. Pourvu que le col fût ouvert et sans qu'on se préoccupât autrement du reflux du liquide, le liquide était poussé avec la canule jusque dans la cavité de l'utérus.

Astruc distinguait trois sortes d'ulcères de la matrice : l'ulcère simple, l'ulcère vérolique, l'ulcère carcinomateux.

Traitement de l'ulcère simple : repos, purgations, boissons délayantes et rafraîchissantes, toniques propres à raffermir le ressort de la matrice relâché par l'engorgement : ainsi cascasille pulv., tartre martial soluble, de chaque douze grains, à prendre avant le dîner en forme de bol. Un cautère était appliqué aux jambes : des plumasseaux chargés de digestif aiguisé de teinture de myrrhe ou saupoudrés de térébenthine en poudre recouvraient directement l'ulcère.

Dans l'ulcère vérolique, on saignait, on baignait, puis au bout d'une dizaine de jours intervenaient les frictions mercurielles. Des injections calmantes (suc de morelle avec sirop de pavot ou laudanum) soulageaient l'ulcère carcinomateux dont les hémorrhagies réclamaient l'usage de la tisane de racine de grande consoude et l'eau de Rabel (cinquante-cinq gouttes).

On décrivait deux formes d'hydropisie de la matrice : celle qui est due à la distension de l'utérus par de l'eau et celle qui provient d'hydatides. Les bols suivants convenaient à l'une et à l'autre : Ethiops martial, quinze grains ; poudre de cloporte, vingt grains ; sel de tartre, huit grains ; gomme ammoniaque, sept grains, le tout incorporé à du sirop des cinq racines.

III

En praticien expérimenté, Astruc n'ignorait pas que les femmes ne tolèrent pas la contradiction. S'opposer à une demande de leur part, c'est déchoir dans leur estime, s'exposer à voir son cabinet déserté par elles. Elles vont consulter un confrère plus complaisant. Un peu d'adresse et cette humiliation est évitée. Il suffit de formuler son jugement dans le sens désiré ; à cela, aucun risque. Une parole ne compromet pas ; une ordonnance c'est autre chose.

Une jeune fille désire le retour de ses règles ; soyez circonspect. Méfiez-vous encore davantage si c'est une jeune veuve. Une suppression brusque des règles, cela sent la grossesse. Ne laissez toutefois pas percer votre doute, assurez votre cliente que vous allez travailler à rappeler son écoulement périodique et contentez-vous de lui ordonner des stomachiques, des amers, des absorbants, c'est-à-dire des remèdes innocents.

Même tactique à l'endroit des femmes de quarante-cinq ans. Elles ne s'estiment jamais en âge de perdre leurs règles. Le flux sanguin est le dernier signe de la jeunesse qui s'en va : elles entendent le garder. Il faut compâtir aux doléances de ces malheureuses, ne pas les injurier de la raison d'âge, et faire suivre un compliment discret d'une ordonnance des plus anodines : stomachiques, délayants, absorbants.

C'est ainsi que, tout en ne s'écartant pas des règles de la courtoisie galante, le médecin ne fera pas violence aux lois de la nature.

Et quelle reconnaissance de la cliente? Partout elle ira célébrer votre délicatesse. Il n'en faut pas davantage pour devenir un spécialiste très couru.

LA THÉRAPEUTIQUE

DE

GÉRARD VAN SWIETEN

1700-1772

I

Directeur du service médical des armées, Van Swieten ordonna que les troupes autrichiennes fussent pourvues de sublimé. La liqueur de Van Swieten devenait le remède officiel des maladies vénériennes. Seulement comme il est de la nature du médecin de ne pas admettre les médicaments imposés par ordre supérieur, le sublimé fut tout de suite condamné pour méfaits variés : drogue incertaine et dangereuse, murmuraient les chirurgiens militaires, et ils prescrivaient en secret le mercure doux, tandis qu'ils chantaient publiquement les louanges du sublimé. Quand l'avancement est en jeu, il est bien permis d'avoir une opinion double : la sienne qu'on dissimule et celle du chef qu'on manifeste très haut.

Et pourtant c'était un bien brave homme de chef, ce Van Swieten, médecin de Marie-Thérèse et restaurateur des études cliniques à l'école de Vienne. La supériorité du mercure doux sur le sublimé lui eût été prouvée qu'il se fût immédiatement rendu à l'évidence.

Mais rien de pareil ne lui ayant jamais été démontré, il continua d'opter pour le sublimé. En sorte que cette satisfaction resta accordée aux chirurgiens militaires : tenir des conciliabules intimes où ils déploraient l'entêtement mal avisé de leur chef.

Disciple de Boerhaave, Van Swieten fut plus qu'un directeur médical des armées intelligent et sévère. Sa réputation de professeur était incomparable et celle-là, il la devait à une lucidité merveilleuse d'exposition servie par un sens très aigu de la pratique.

Maître modèle, Van Swieten sut allier les qualités qu'on exige de celui qui enseigne : clarté, érudition, intérêt. La tâche n'est pas si commode qu'on imagine. Des trois obligations auxquelles elle soumet le professeur, l'érudition est celle dont la réalisation est la plus aisée. Rien de facile comme de compiler et d'apprendre par cœur. C'est affaire de mémoire, voilà tout. Être clair n'a rien qui décourage non plus les candidats à l'enseignement. Comme ils opèrent sur des faits et très peu sur des idées, ils ont vite acquis la faculté de trier proprement les matériaux peu complexes qui leur constituent le sujet d'une leçon. S'ils raisonnaient sur des idées, c'est-à-dire sur des choses plus abstraites qu'un fait qui tombe directement sous les sens, sans doute l'exposition risquerait d'être moins limpide, à préparation égale. Mais un médecin n'est pas un philosophe, ou du moins estime-t-on qu'il n'a nul besoin de l'être. Exposer des faits suffit à la gloire du professeur.

Et en effet pourquoi l'obligerait-on à des idées? Celles-ci ne sont indispensables qu'au chercheur, à celui qui fouille l'inconnu et est guidé dans ses recherches par l'hypothèse féconde qui part de faits préalablement acquis. L'hypothèse suggère des rapports. Ces rapports sont enregistrés sous forme d'idées et c'est le fondement de ces idées qu'établit le chercheur.

Mais le professeur n'est pas tenu de s'engager en pareille voie. On ne lui demande pas de découvertes;

il suffit qu'il transmette à ses élèves l'héritage de connaissances qui lui vient de ses pères. Celui-ci n'est pas à dédaigner : il y a là-dedans des observations vraies, des médications rationnelles, des formules actives. Il appartient au professeur de protéger ce legs contre les innovations tumultueuses et incertaines.

Défenseur de la tradition, il l'est au suprême degré, et, parce que la tradition repose sur des données acceptées, il lui est d'autant plus aisé de remplir le rôle de vulgarisateur de ces données et de les revêtir d'une forme claire qui les impose aux esprits.

Voici donc notre maître en possession de l'érudition et de la clarté. Il lui reste à intéresser l'auditoire ; deux moyens lui permettent d'y arriver : la vie par laquelle il anime la forme même de l'exposition, ou l'originalité dont il fait le fond de cette exposition. Si l'originalité ne l'inspire pas toujours et nous venons de voir qu'elle est moins indispensable au professeur qu'au chercheur, au moins la vie qui émane de la forme sous laquelle est dite la leçon, je veux dire les inflexions de la voix, la variété du geste, l'art de disposer la lumière et les ombres du tableau, cette vie constitue-t-elle une condition essentielle de l'intérêt dégagé. Van Swieten a moins possédé l'originalité de la pensée que le talent de l'exposition.

Son principal ouvrage a été les commentaires qu'il a émis sur les aphorismes de Boerhaave. Rien de bien nouveau n'est aperçu à travers le texte touffu de ces cinq in-quarto. Mais tout y est ordonné, discuté, interprété avec soin, et, faute d'attirer sur ses idées personnelles l'attention du lecteur, Van Swieten dirige l'intérêt vers les interprétations de ses devanciers. Il y réussit avec autant de succès que dans ses leçons orales qu'il faisait au lit des malades.

II

Nous sommes très fiers et à juste titre de la découverte des infections microbiennes et des auto-intoxications ; mais cela, les anciens le connaissaient tout au long ; la clinique leur avait démontré la nécessité d'interprétations dont la science moderne a débrouillé la raison cachée : « La pratique de la médecine, nous dit Van Swieten, fournit tous les jours des exemples nouveaux qui prouvent que les matières indigestes ou les corruptions amassées autour de l'estomac, soit qu'elles proviennent de quelques miasmes morbifiques et contagieux, soit qu'elles naissent du croupissement et de la putréfaction des liqueurs séparées de la masse du sang, et trop longtemps retenues dans le corps, portent le désordre dans les fonctions du cerveau, occasionnent des délires, des fureurs et d'autres maux graves et alarmants ». Cette citation est extraite du Traité des fièvres.

Mais, dans le cours de son puissant ouvrage, abondent les lignes aussi dignes d'attention que celles-là. Le chapitre des néphrites est particulièrement intéressant.

Voici d'abord l'énumération des symptômes : urines rares, rouges, enflammées, parfois aqueuses, vomissements bilieux, renvois fréquents, fièvre continue, douleurs dans les lombes, les aines, le testicule, engourdissement de la jambe surtout fréquent dans la néphrite calculeuse.

Les causes sont rangées en quatre classes : 1° Celles qui gênent le cours du sang (blessures, contusions, abcès, tumeurs, efforts, calculs, vie sédentaire) ; 2° Celles qui gênent le cours de l'urine dans les reins, l'uretère et la vessie ; elles sont semblables aux précédentes ; 3° celles qui tiennent à l'élimination par les canaux urinifères d'un sang épais (fatigue, équitation, chaleur, efforts, pléthore, poisons diurétiques âcres, cantharides) ; 4° la contraction spasmodique des vaisseaux. C'est elle qui se produit dans l'hystérie et l'hypocondrie et amène une polyurie aqueuse : en sorte que le sang privé de son eau stagne aux extrémités des vaisseaux et entraîne la production d'une néphrite.

La nature, à elle seule, peut guérir cette maladie, elle opère par résolution de l'inflammation, par l'émission d'une urine copieuse et épaisse rendue du septième au quatorzième jour, par l'apparition d'hémorrhoïdes fluentes.

Le médecin intervient de son côté avec l'administration des remèdes généraux qui combattent les inflammations (saignée). Il usera en outre de boissons émollientes, adoucissantes, avalées en abondance. Notons à ce sujet l'opinion de notre auteur qui attribue à l'uva ursi des vertus égales à celle des alcalis quand il s'agit de combattre les calculs urinaires. Outre l'uva ursi, le médecin pourra prescrire des décoctions où entrent les feuilles de cerfeuil, de beccabunga, de pariétaire, les racines de chicorée, de bardane, les semences de pavot blanc ou de melon, la réglisse, etc.

Le traitement sera complété par la recommandation de lavements, de bains tièdes, de fomentations émollientes sur les reins. Le malade absorbera une nourriture légère, liquide, gardera le repos, n'abusera pas du décubitus dorsal.

L'opium ne sera utilisé contre les douleurs trop vives qu'après la saignée et les autres médications : le praticien n'oubliera pas que ce remède agit sur les effets du mal, non sur sa cause.

Les vomissements ne seront pas combattus dans la néphrite calculeuse : on les aidera au contraire par la prescription d'eau miellée tiède; car les secousses qu'ils provoquent dirigent le calcul vers la vessie d'autant mieux qu'on aura favorisé le glissement de celui-ci par l'administration préalable de décoctions émollientes et d'huile d'amandes.

Si la néphrite dépasse le septième jour, il y a lieu de craindre la formation d'un abcès : l'urine devient purulente, fétide. A ce moment conviendront les diurétiques aqueux, le lait, les balsamiques. Seulement ces derniers agents (térébenthine, baume de copahu) seront donnés à petites doses et seulement trois à quatre jours de suite : car les doses trop élevées ou prolongées risquent d'irriter, de provoquer de la strangurie, une inflammation des conduits urinaires.

Au cas que ce traitement ne rétablisse pas le rein dans son état normal, la suppuration se prolonge : le rein se transforme en poche kystique, se trouve annihilé dans ses fonctions, peut former des calculs ; le malade se paralyse, s'affaiblit, devient hydropique.

Un certain nombre d'opinions particulières sont exposées par Van Swieten dans le traitement des collections purulentes de poitrine.

Après l'opération de l'empyème, il faut absolument éviter l'entrée de l'air dans la cavité thoracique et expulser celui qui y est contenu ; à cet effet, on rapproche les bords de la plaie avec les doigts ; le malade fait une inspiration profonde et sur le thorax en inspiration, le chirurgien rouvre la plaie ; de l'air est chassé de la plèvre ; pour qu'il n'en pénètre pas de l'extérieur à la faveur de l'ouverture, celle-ci ne reste pas béante. Le chirurgien la referme avant que le malade n'expire ; et ainsi plusieurs fois de suite. La manœuvre est terminée par l'application d'un emplâtre agglutinatif qu'on renouvelle le plus tard possible.

Lorsque la collection purulente semble encore renfermée dans le poumon, on pratique des fomentations émollientes sur la poitrine et la peau, les muscles sont ensuite fendus jusqu'à la plèvre, au niveau de la collection purulente soupçonnée ; celle-ci s'évacuera par la voie qu'on lui aura ainsi préparée.

Inutile de faire ressortir les éventualités auxquelles exposait une pareille méthode ; l'auscultation, la percussion étaient inconnues ; une incision douteuse allait à la recherche d'un abcès incertain. On ignorait où il fallait couper et ce que l'on allait trouver et nonobstant ces lacunes, le chirurgien n'opérait pas moins. On ne peut certes accuser nos pères d'avoir manqué de hardiesse.

Van Swieten va jusqu'à conseiller la trépanation du sternum dans les abcès du médiastin antérieur et du péricarde. L'hydrothorax au contraire ne lui paraît pas comporter le besoin du bistouri : il se contente du trocart qu'il rejette avec raison du traitement de l'empyème. Mais sait-on d'où lui venait ce refus d'en user dans ce dernier cas? De la crainte de blesser le poumon.

Toutes ces petites recommandations n'intéressent plus guère les contemporains. De Van Swieten ils connaissent sa liqueur, comme ils connaissent la potion de Rivière. L'homme disparaît derrière la formule : le nom seul demeure, ici associé au sublimé, là à un remède contre les vomissements.

III

Or Van Swieten n'a pas été qu'un savant : il s'est montré organisateur supérieur, philanthrope ému. Il fit ouvrir la Bibliothèque impériale toute l'année, institua une chaire d'accouchements à l'usage des sages-femmes, y fit professer le cours en langue vulgaire, ordonna que les apothicaires fussent soumis à une visite annuelle et imprévue. D'autre part, il secourait les veuves nécessiteuses des confrères, créa une Société chargée de veiller au soulagement de ces malheureuses, leur assurait à chacune un revenu d'environ quinze cents livres; tout cela obtenu avec l'aide de Marie-Thérèse, qui alimentait cette Société des veuves avec la somme de onze cents livres que chaque médecin devait payer au fisc lors de sa réception. Au lieu du fisc, c'est la Société de secours qui touchait. Heureuse époque!

Aussi bien cette époque traduit, avant tout, le droit aux initiatives individuelles et la faculté de les faire aboutir. A cet égard notre siècle ne vaut pas ceux qui l'ont précédé.

Depuis Van Swieten, est née la Presse politique et elle n'accomplit pas de très grandes choses. Elle représente une sorte de collectivisme qui fournit au lecteur un stock d'idées journalier et banal. Or la nature humaine est si paresseuse de pensée qu'elle quête toujours les idées du dehors ; les trouver dans la Presse la contente surtout en ce qu'elle est dispensée de les chercher en soi. Ce qu'il faut croire, elle le lit, ce qu'il faut faire, elle le lit. Le journal prend la place de l'individu, se substitue à sa personne, devient responsable, s'attribue les initiatives. Le lecteur se réjouit de l'effacement auquel il est réduit. Il est nourri intellectuellement et moralement par son journal comme il sera demain nourri physiquement aux frais de la Société collectiviste complètement organisée. Le collectivisme de l'esprit annonce le collectivisme des appétits : on commence par ne plus faire travailler son cerveau avant de ne plus faire travailler ses bras. Et quand on ne fera plus ni l'un ni l'autre, lorsque la tête sera vide et le ventre plein, alors ce sera le paradis terrestre, et dans ce paradis, condamné à l'immobilité du bonheur, aucune tentative d'amélioration n'aura chance de succès. Van Swieten y serait tout-à-fait considéré comme un fauteur de désordre.

LA THÉRAPEUTIQUE

DE

JOSEPH LIEUTAUD

1703-1780

I

Lieutaud était sûr de trois choses : d'être médecin de Louis XV, de disséquer habilement et de posséder l'esprit scientifique. Il disait vrai des deux premiers points, mais s'abusait singulièrement sur le troisième.

L'esprit scientifique ne se laisse pas, comme il faisait du sien, imprégner par les jugements préconçus. Il observe, l'esprit scientifique, n'avance rien dans le domaine du fait qui ne puisse être vérifié. Ses constatations restent libres, dégagées du respect des formules. Que s'il interprète ses constatations d'une façon originale, c'est un droit qui lui est acquis du moment que les interprétations anciennes se montrent hors d'usage.

Lieutaud observait, mais sa vision n'excédait pas la table de l'amphithéâtre ; dès qu'il abordait la clinique, le pauvre homme n'y était plus ; la multiplicité des rapports dont est faite l'étude de l'homme malade lui donnait le vertige. Il trébuchait et pour se tenir droit invoquait l'appui des anciens. Ceux-ci rejetaient le fait nouveau, fuyaient l'hérésie des explications. Ils étaient grands. Lieutaud les égale.

Il ne plaisante pas. Sur le chapitre de l'observation, il demeure intraitable. Malheureusement une petite erreur se glisse dans son intolérance. Il s'imagine qu'un fait se présente de lui-même au chercheur et que beaucoup de bonne volonté aidée d'un peu de chance opère seule les découvertes. Parfois, oui. Le plus souvent il n'en est pas ainsi. Le chercheur ne compte pas sur le hasard. Avant de se mettre en route, il a son plan. Des hypothèses posent les jalons du chemin, et partant de faits vérifiés, s'engagent dans l'inconnu. L'hypothèse suit le fait antérieur ; elle précède le fait à venir.

Seulement, pour être féconde, elle doit choisir son homme. Les esprits secs l'étouffent, elle ne peut germer que dans des cerveaux créateurs. Or ceux-là sont imaginatifs. La prescience qu'ils ont des phénomènes à étudier est une qualité essentiellement imaginative. Lieutaud ne l'entend pas ainsi. L'imagination est sa bête noire.

Cette maîtresse d'erreur et de fausseté, comme la qualifie Pascal, cette superbe puissance ennemie de la raison n'a qu'à se résigner. Les dédains de Lieutaud lui sont acquis. N'empêche qu'un Pascal dénué d'imagination n'eût pas été un Pascal : un Nicole, tout au plus.

Mais Pascal ou Nicole, il n'importe à Lieutaud. Il exècre l'imagination et il a raison. Il considère l'esprit scientifique comme synonyme de paresse cérébrale et il a encore raison. Il y a vingt-cinq ans, Pasteur était traité d'esprit non scientifique. Si Lieutaud eût vécu, en voilà un qui aurait dit son fait à l'inventeur des microbes. Pour écraser la doçtrine nouvelle, il eût roulé des arguments énormes, des blocs de démonstrations solides comme des montagnes. Et quels applaudissements n'eût-il pas recueillis.

La critique tout entière eût trépigné d'enthousiasme. Elle estime que l'esprit créateur est chimérique, que le véritable esprit scientifique est celui de l'imitateur. Et Lieutaud pense comme la critique. Il se flatte d'observer, n'interprète pas. Douce illusion !

Qu'observe-t-il? Les faits. Comme si un fait était chose abstraite, isolable de son milieu. Toujours il y a attache, emprisonnement. L'attache lie le fait à d'autres faits, à d'autres idées qui découlent de ces faits, l'emprisonnement détient l'imitateur dans la vénération de ces autres faits, dans le culte de ces autres idées. Et que sont ces autres faits? Bien souvent des hypothèses auxquelles la vieillesse a donné la consistance du fait acquis. Que sont ces autres idées? Des interprétations fondées sur des hypothèses.

Voilà ce que Lieutaud ne discute pas. Il accepte comme inaliénable le legs de science à lui transmis. Il ne soupèse pas la valeur de ce legs et s'imagine augmenter cette valeur en observant.

Mais à supposer que cette valeur première soit réduite à zéro, comment faire prospérer un capital qui n'existe pas? Triste observation que celle qui repose sur une semblable compréhension de l'étude. Elle transporte son homme sur le dos d'un paralytique auquel elle attribue des jambes.

Et ce n'est pas tout. Lieutaud non seulement n'assure pas la solidité de ses bases d'observation ; sa myopie intellectuelle l'empêche encore de saisir l'ensemble des rapports qui font de son observation un simple anneau dans la chaîne des phénomènes biologiques. Le pauvre homme voit bien et cela suffit en anatomie, mais il ne comprend pas, et c'est indispensable en médecine. Très précis, très exact, il trouve moyen de n'être jamais vrai, l'exactitude se contentant de constatations sèches et la vérité étant faite de l'étincelle qui jaillit du choc des rapports. Lieutaud a peur du feu ; il ne manie pas l'étincelle. Il est photographe, non peintre. Ce qu'il publie est honnête et pas scandaleux.

Les yeux fixés à terre, il compte les cailloux du chemin. Il y en a trois cents, avait dit un prédécesseur. Non pas, il y en a trois cent un, proteste notre homme.

L'esprit créateur, dans ses essais d'interprétation,

formule des hypothèses et il le sait, l'esprit scientifique de Lieutaud interprète ou des faits mesquins ou des affirmations enseignées dans les livres. Il formule aussi des hypothèses, mais ne s'en aperçoit pas.

II

Ainsi notre homme se flattait d'éviter les hypothèses et défendait la doctrine de la coction et de l'évacuation critique de la matière morbifique. C'était pourtant une hypothèse, cela. Lieutaud ne s'en doutait pas.

Rebelle aux spéculations imaginatives il avait érigé une méthode curative sur des observations, « dont l'enchaînement, dit-il, formait un système solide et inébranlable auquel le temps qui renverse tous les autres ne saurait donner la moindre atteinte ».

Son précis de Médecine pratique publié successivement en latin et en français nous fournit à cet égard des données précieuses : car elle était heureuse, la pratique de Lieutaud : il a soin de nous en informer.

Il n'employait que les remèdes adoptés par les meilleurs praticiens, ou dont il s'était servi avec un succès non démenti. Et quelle intelligence dans l'appréciation des médications recommandées ! La saignée, proclame Lieutaud, peut être utile au commencement de la maladie dans certains cas ; mais dans d'autres on n'en peut attendre que de mauvais effets. Si on l'applique aux oppressions, on soulage pour un temps le malade, mais on rend son état plus fâcheux et plus rebelle. Aux guérisons opérées on peut opposer l'observation constante de tous les praticiens qui voient tous les jours de très mauvais effets de la saignée.

Très bien, nous comprenons que la saignée fait du bien à moins de faire du mal. Dans quelles circonstances ces résultats différents ? Lieutaud ne se compromet pas. Saignons d'abord, nous verrons ensuite. L'état ultérieur du malade nous apprendra si nous avons commis une faute.

Vomitifs, purgatifs, sudorifiques, eaux minérales sont jugés dans le même esprit de prudence. Les hépatiques, les apéritifs, tels que la scolopendre, les capillaires jouissent d'une efficacité certaine. Ils guérissent toujours ; mais quand la maladie de foie est parvenue à un certain degré, ils ne guérissent plus.

Au moins les spécifiques ne laissent-ils pas semblable éventualité à redouter. Pour tout le monde ce titre de spécifiques n'est accordé qu'à des agents thérapeutiques dont l'action curative est assurée.

Lieutaud, lui, n'est pas si téméraire. Tout spécifique que soit un remède, celui-ci risque d'emporter son homme.

Quoi de plus spécifique dans le scorbut que le cresson, le cochléaria et autres anti-scorbutiques? Et pourtant ces médicaments ont plus d'un malheur à leur charge : la fièvre lente, la phtisie, le marasme.

Le soufre est le spécifique de la gale. Seulement c'est un spécifique qu'il faut savoir manier. Crainte d'accidents, on préparera pendant longtemps son action par la prescription préalable au galeux des tempérants, dépurants, amers, apéritifs, sudorifiques, diurétiques et purgatifs.

Assurément l'audace était le défaut qui devait atteindre le plus malaisément les disciples de Lieutaud. Il eût été curieux de connaître à quelle règle de conduite aboutissaient des conseils que voici.

L'asthme comprend des espèces différentes à causes variées. A causes diverses seront donc opposés des traitements distincts? Non pas. Nonobstant la multiplicité d'origine et de nature, le traitement sera non seulement univoque, il sera encore spécifique. Les pectoraux, les vulnéraires, le miel, etc., comptent comme remèdes spécifiques de l'asthme quel qu'il soit. Il n'est pas indifférent de les prescrire l'un ou l'autre. Ces remèdes demandent un choix. Quel choix? « Il est très difficile à déterminer, assure Lieutaud : le médecin se souviendra seulement que l'emploi inconsidéré de ces médicaments a chance d'achever des malades qui auraient pu vivre encore longtemps. « Une seule indication thérapeutique s'impose catégoriquement : « quand l'asthme est le résultat de la gale rentrée. Cette fois, pas d'hésitation ; il faut ramener la gale ».

Et tout du long de l'œuvre de Lieutaud c'est le même procédé qui apeure le praticien en face de la médication à instituer.

Contre la constipation, nous trouvons préconisé un exercice que le curé Kneipp a remis à la mode dernièrement : la marche pieds nus sur un plancher froid et mouillé. Ce remède, toutefois, n'est pas sans danger, se hâte d'ajouter Lieutaud déjà effrayé de son affirmation.

Dans la tympanite l'application de la glace a réussi « mais il serait dangereux de se familiariser avec ce topique ». La ponction est indiquée dans nombre de circonstances « mais on est arrêté par la difficulté de connaître quelles elles sont ».

Les flueurs blanches se trouveront bien des astringents, toniques, prescrits à l'intérieur, des injections préparées avec des herbes vulnéraires : aigremoine, plantain, consoude. Les fumigations avec l'encens, le succin, le tacamahaca, le mastic seront aussi très utiles.

« Mais avant de recourir à ces traitements, le praticien n'oubliera pas que la cessation subite des flueurs blanches a donné lieu à l'angine, à l'inflammation de la poitrine et du bas-ventre, à la fièvre pourprée, à la fièvre lente, à l'hydropisie et à la phtisie ».

Lorsque, par hasard, un précepte judicieux est émis, le bénéfice qu'on en pourrait attendre est aussitôt diminué par les maladresses dont Lieutaud l'enveloppe.

A la gonorrhée conviennent les lavements émollients, les boissons délayantes. Au bout de quelques jours au tour des balsamiques d'entrer en fonctions.

On fera intervenir le baume de Copahu, du Canada,

la térébenthine de Chio. Les douleurs seront calmées par les opiacés et de préférence le camphre. Jusque-là pas d'objection à formuler. Rien que de rationnel dans la médication recommandée. Mais attendez la fin : « Les avantages, termine Lieutaud, que peuvent procurer tous les remèdes que nous venons de proposer sont fort au-dessous de ceux qu'on doit attendre des frictions mercurielles ».

Et Lieutaud s'estime praticien à la façon d'Hippocrate. Il est de ceux, nous annonce-t-il dans la préface de son livre, qui ont le rare talent de penser et de réfléchir.

Quand on a, comme lui, disséqué douze cents cadavres, on arrive à cette vérité inattaquable « que les causes prochaines et immédiates des maladies se dérobent toujours à nos recherches ». Les écarts de la nature se plaisent, de plus, à confondre les philosophes, soupirait notre homme, un jour qu'une jeune fille atteinte de léthargie hystérique ne se réveilla qu'une seconde ! le temps de lui administrer un soufflet.

III

Certaines gens ont prétendu que Lieutaud exerçait ses mains à défaut de son cerveau.

Le maniement du scalpel remplaçait chez lui le fonctionnement intellectuel. Suivre sur le cadavre les ramifications d'un nerf lui tenait lieu d'idées générales.

Ce sont là méchants propos.

D'avoir été médecin de Louis XV indique forcément une supériorité, ne fût-ce que dans les honneurs.

Et puis, ne l'oublions pas, Lieutaud était très fier de son esprit scientifique.

LA THÉRAPEUTIQUE

DE

WILLIAM CULLEN

1712-1790

I

Cullen a dit un mot profond : « Il est nécessaire de temps en temps de réformer les doctrines », non pas pour le vain plaisir d'innover, mais dans le but d'une orientation différente aux intelligences.

L'esprit se fatigue à regarder toujours du même côté. Il lui faut du changement ou la lassitude s'en mêle. L'attention erre si vite, distraite. D'autre part, les faits qui rentrent dans le cadre de la doctrine sont bientôt épuisés; pour en trouver de nouveaux, il importe de créer une doctrine nouvelle qui alimente les recherches, et sans laquelle ces recherches ne seraient pas tentées. Il faut à l'homme une direction : la doctrine la fournit au médecin.

Elle indique la tâche à accomplir. C'est ainsi qu'elle suscite l'effort, réveille le cerveau, prépare le moule où la pensée reçoit son empreinte. Sans doctrine la pensée ne se concrèterait pas en formules. Si nombreuses sont les occasions de sortir de soi que l'homme ne penserait pas si on ne lui ordonnait la façon de penser.

Seulement, à côté des avantages que procure le labeur auquel elle incite, la doctrine a ses inconvénients. Reposant sur une connaissance imparfaite, elle aboutit à cette confusion nosologique qui faisait décrire à Cullen côte à côte la diarrhée, le diabète et l'hystérie.

On rit des classifications des vieux maîtres. Plus tard, on rira des classifications de notre temps.

Il ne faut les considérer que comme moyens provisoires de simplification : les opérations de la nature sont complexes; il est nécessaire de les accommoder à la portée des intelligences. De là cette construction de cases schématiques, où l'on emboîte séparément les faits qui paraissent distincts, au risque de négliger les intermédiaires qui coordonnent ces faits en un ensemble compréhensif. Les progrès de la science augmentent le nombre des faits distincts : les cases qui sont annexées à ces faits se multiplient. Suffisante un jour, une classification devient exiguë le lendemain. L'essentiel est que cette classification ait eu son heure d'utilité. La nosologie de Cullen a facilité l'étude de la médecine. Moins effrayante que la nosologie de Sauvages, elle a rapidement fait son tour d'Europe.

Et puis elle n'empêchait pas les applications thérapeutiques de rester judicieuses. Cullen a été un excellent praticien. Dans la rigidité des cadres nosologiques, circulaient des médications intelligentes.

C'est avouer que les mots n'influent pas considérablement sur les actes. La nosologie, c'était le mot, la pratique, c'était l'acte. Un mot abuse l'esprit : comme le mot est très apparent, il illusionne sur les véritables motifs des actes qui restent cachés. L'homme croit régler sa conduite sur les idées qu'enferment les mots : il obéit à des appétitions qui ne brillent pas comme les mots, à la surface, mais germent dans les profondeurs de l'instinct.

Agir autrement qu'on ne pense est le commun des mortels.

La thérapeutique de Cullen était souvent en désaccord avec sa nosologie : l'expérience corrigeait inconsciemment la théorie : peu à peu elle greffait, cette expérience de chaque jour, un homme nouveau à côté du théoricien; l'homme nouveau se moquait de la théorie, à son insu, bien entendu. Il s'imaginait guider sa pratique d'après la théorie. Il guidait sa pratique d'après l'expérience, et cela au bénéfice des malades.

II

Les vieux maîtres ont, en général, fait preuve de sagacité thérapeutique dans le traitement de deux sortes d'affections : les fièvres et les maladies de l'estomac.

Cullen a émis sur la pathogénie des fièvres des vues puissantes. Elles sont dues, les fièvres, à des miasmes qui s'élèvent des marais ou du corps de l'homme. Ces miasmes constituent la cause primordiale des fièvres; ils récoltent des adjuvants d'action dans des conditions étiologiques surajoutées : le froid, la peur, les excès de boisson ou vénériens, toutes causes secondes qui diminuent la résistance du système nerveux vis-à-vis des miasmes.

Compter sur les efforts de la nature pour amener la guérison serait d'une pratique précaire. Affirmation qui met Cullen en opposition avec les doctrines de l'école hippocratique. Restreindre le rôle de la nature, développer celui du médecin, cela, Hippocrate ne l'avait pas dit. Cullen en proclame la nécessité.

Quoi de plus indiqué que de modérer la violence de la réaction fébrile, de prévenir les effets de la faiblesse, de corriger la disposition des fluides à la putréfaction ?

La réaction fébrile sera modérée par les moyens suivants : repos du corps et de l'esprit, usage des boissons rafraîchissantes et acidulées, abstinence des aliments solides et des boissons alcooliques, prescription des laxatifs qui éliminent les matières putrides de l'intestin. On ne saignera le malade qu'autant qu'il ne soit pas trop faible. Les vésicatoires paraissent remplacer avec avantage la saignée.

De toutes les médications, la plus active contre les fièvres est le froid. Il répond à la triple indication : de combattre la fièvre, relever les forces, empêcher la putridité des humeurs. On l'emploie sous forme de bains d'air : le malade, débarrassé de ses couvertures, est exposé à la température ambiante. Le corps sera, de plus, fréquemment lavé à l'eau froide, méthode, nous apprend Cullen, qui a été expérimentée pour la première fois, en 1737, à Breslau. Le quinquina, le vin adjoindront leurs effets toniques à ceux du froid. Quant aux tendances à la putridité, elles se manifestent à la suite de l'affaiblissement du ton du cœur et des vaisseaux. Le froid corrige cet affaiblissement.

Dans le traitement des maladies de l'estomac, l'auteur insiste sur la dyspepsie par acidité du suc gastrique. Sans distinguer au point de vue chimique l'hyperchlorhydrie et l'acidité par fermentation, Cullen a très bien indiqué les différences de médication attribuable à l'une et à l'autre.

Aux dyspepsies acides avec douleurs rongeantes à l'épigastre, conviennent les infusions de camomille, les sels alcalins et les terres absorbantes. « Parmi les alcalins, le caustique est plus efficace que l'alcalin doux, et ceci sert à expliquer les effets de l'eau de chaux. En faisant usage des absorbants, on évite l'excès d'alcalin, qui peut quelquefois avoir lieu. Les absorbants diffèrent en ce qu'ils forment un sel neutre plus ou moins laxatif; de là procède la différence qui existe entre la magnésie blanche et les autres absorbants. Il faut songer à éviter l'excès des absorbants et des alcalins, car, si l'on en donne une grande quantité, ils peuvent priver nos fluides de l'acide qui entre nécessairement dans leur composition. » Quant à la nourriture, on se rappellera que les viandes préviennent la disposition à l'acidité. Elles seront bien supportées. On se gardera des boissons théiques et spiritueuses, on défendra les végétaux en général et on n'autorisera que ceux qui sont le moins disposés à la fermentation vineuse, le pain bien levé par exemple.

Aux dyspepsies, dont l'acidité est due au séjour trop long des matières acescentes dans l'estomac, il faut opposer les remèdes qui excitent l'action de l'estomac (amers, exercice, froid). La stase alimentaire, comme origine de la dyspepsie fermentative est accusée en termes précis : elle est la conséquence, cette stase alimentaire, de la digestion difficile des aliments absorbés, de la faiblesse des parois qui empêche l'estomac de pousser les aliments jusqu'au duodénum, d'un obstacle au passage du pylore. Surtout, pas de purgatifs énergiques contre la constipation ; il faut exciter l'intestin, non précipiter son action.

A côté de la thérapeutique des fièvres et des dyspepsies acides, que de conseils sages, d'aperçus cliniques originaux.

Cullen a décrit la diphtérie pharyngée sous le nom d'esquinancie maligne. Elle est très remarquable, cette description. Le croup devient de l'esquinancie trachéale. La mort dans le croup suit le spasme de la glotte et l'obstruction par les membranes. Les vomitifs sont le remède le plus efficace.

Au sujet de la pneumonie, relevons cette assertion : la pneumonie disparaît fréquemment le second ou le troisième jour lorsqu'il survient un érysipèle externe ; si cet érysipèle continue et se fixe, la fluxion de poitrine ne reparaît pas. Traitement de la pneumonie : la saignée.

Le diabète est considéré pour la première fois comme un vice d'assimilation. Cullen n'en formule pas le traitement. Il est découragé. Tous ses malades sont morts.

La médication est parfois hardie. Cullen baigne ses tétaniques dans l'eau froide et leur administre de hautes doses d'opium.

Toujours la thérapeutique reste soumise à l'expérience de la pratique. Dans la gonorrhée, par exemple, les injections astringentes sont pernicieuses au début : elles augmentent l'inflammation. Leur utilité ne s'impose que plus tard, quand la période aiguë est dissipée. Manier les drogues en connaissance de cause est la grande habileté du médecin. Il faut même savoir s'en passer à l'occasion. De là le fameux aphorisme de l'auteur sur le traitement de l'attaque de goutte : « Patience et flanelle ».

III

Les dernières années de Cullen furent aigries par la lutte qu'il eut à soutenir contre son ancien disciple et ami Brown, en quoi Cullen manqua de perspicacité.

A considérer les excès alcooliques dont Brown était coutumier, Cullen eût dû entrer en défiance. L'amitié est chose instable : à plus forte raison, l'amitié d'un ivrogne.

La constance dans l'amitié, si rare soit-elle, existe pourtant de temps à autre : on la rencontre chez les gens qui ont été humiliés par la vie ; c'était, il est vrai, le cas de Brown, dont les parents étaient pauvres. Seulement, être humilié ne suffit pas pour développer les qualités qui assurent l'amitié vraie. Il faut encore que l'humiliation fortifie chez qui l'a subie les centres d'arrêt psychiques : attention, jugement, raisonnement, volonté, toutes qualités d'acquisition ardue qui déterminent la suite dans le caractère et les affections.

Cette éducation des centres d'arrêt faisait défaut à Brown. Cullen ne s'en est pas aperçu. De là l'amertume de son cœur. Elle provenait d'une connaissance imparfaite des hommes.

LA THÉRAPEUTIQUE

D'ANTOINE PETIT

1722-1794

I

« La femme est un être que la nature fait toujours marcher à côté d'un précipice prêt à l'engloutir ». Elle n'est pas d'Antoine Petit, cette déclaration émue, mais d'un de ses disciples. — Chambon de Montaux, c'est son nom, a publié un traité en deux volumes sur les maladies des femmes. C'est lui qui fut nommé maire de Paris en 1792 et accompagna dans sa voiture Louis XVI, mandé à la barre de la Convention. Plus qu'à la femme convenait bien à ce pauvre roi la phrase du « précipice prêt à l'engloutir ».

Nous avons encore sous les yeux un Traité des maladies des femmes en couche, par Raulin, Paris 1772. En tête du volume portrait de l'auteur, dont la face de profil avec des yeux à fleur de tête et la coiffure de l'époque a quelque chose d'un batracien en perruque.

Cette fin du XVIIIe siècle a vu ainsi éclore toute une série de livres de gynécologie. Larmoyante avec Rousseau, l'époque a transporté l'attendrissement au domaine de la pathologie. Les misères de la femme ont fait tomber les pleurs des gynécologues dans l'urne de la sensibilité à la mode. C'était à qui se lamenterait sur les incommodités du beau sexe.

Antoine Petit a échappé à ce travers. Aucune déclamation dans ses leçons faites en 1770 sur les maladies des femmes enceintes et des femmes en couche. Pas galant du tout, le professeur. Déjà Guy Patin avait dit : « C'est un sot animal qu'une femme qui s'occupe de notre métier. ». A l'adresse des femmes qui se livrent à la pratique des accouchements, Antoine Petit assène à son tour une volée de phrases qui n'ont rien du madrigal.

Sexe léger, timide, faible, incapable d'apprendre, maladroit dans sa façon d'administrer les remèdes, quel a été l'aveuglement des magistrats qu'ils aient autorisé les femmes à pratiquer un art où le manque de sang-froid est cause de mort? Qu'elles fassent des enfants, il n'y a rien à redire! Mais qu'elles aident à les faire, non pas! Elles ne sont pas taillées pour ça. Un accouchement sur une autre dépasse leur compétence.

Et les doctoresses actuelles? Brave Antoine Petit! Son indignation contre elles n'eut plus trouvé de termes. Aussi a-t-il eu la précaution de mourir il y a cent ans, en 1794.

Membre de l'Académie des Sciences, c'est comme titulaire de la chaire d'anatomie au jardin du Roi qu'il attirait à ses cours des disciples dont l'enthousiasme lui décernait communément l'épithète de génie. A l'entendre, Corvisart eut la révélation de sa vocation et sacrifia à la médecine l'étude qu'il avait commencée du droit.

C'est donc justice que de rappeler la thérapeutique d'Antoine Petit. Au surplus elle nous confie telle anecdote piquante ignorée des générations actuelles.

Ainsi Clément, médecin de la dauphine, avait une recette toute spéciale pour panser les parties génitales meurtries par l'accouchement. Il confectionnait une omelette avec des œufs et de l'huile de camomille, et sortie de la poële, toute chaude, l'appliquait sur la vulve de son auguste cliente.

II

Moins culinaire est la matière de traiter familière à Antoine Petit. En temps de grossesse, il recommande la saignée, à condition que la femme souffre de pléthore, vertiges, varices, œdèmes. Bien portante, la femme enceinte n'a besoin d'aucune médication : c'est tout au plus si une soustraction sanguine offre quelque avantage dans le cours du neuvième mois, par l'éréthisme de l'utérus qu'elle diminue et le décollement du placenta qu'elle favorise. Bien entendu que durant le temps de la gestation les vomitifs seront proscrits. Parmi les purgatifs, on évitera les drastiques pour choisir la rhubarbe, le sirop de chicorée composée, les sels neutres, les eaux acidules purgatives. Ces remèdes seront également prescrits contre les vomissements de la grossesse : on leur adjoindra, en pareil cas, du lait coupé d'eau ferrugineuse ou d'eau alcaline, de l'eau pannée relevée par une cuillerée de vin d'Espagne. La malade mangera ou boira peu à la fois et souvent.

Des embrocations à l'huile de vers ou au baume tranquille seront pratiquées sur la région épigastrique. Sous peine de passer pour un sot, il faut toujours ordonner quelque chose, fût-ce une peau de lièvre étendue sur le creux de l'estomac. C'est là, foi d'Antoine Petit, un bon remède qui arrête parfois les vomissements. Ceux-ci résistent à la peau de lièvre, que faire ? Une bonne saignée. Ou commander un changement de résidence. D'aller à la campagne est plus utile que tous les antispasmodiques qui ne valent rien.

Dans la syphilis des femmes grosses, on commence le traitement par des saignées, des boissons délayantes ou rafraîchissantes. Au bout de dix à douze jours, c'est le tour des frictions de pommade mercurielle associée au camphre, ce dernier agent ayant pour effet de retarder la salivation. Si elle survient, on fait boire une décoction de bardane avec une demi-tête de pavot. La malade se couche, sue abondamment et le mercure se porte à la peau. Du lait coupé de stomachiques sera finalement ordonné pendant un ou deux mois.

Les convulsions constituent un des accidents les plus redoutables de l'accouchement. La saignée est le remède d'urgence à leur opposer. On essaiera en plus les antispasmodiques. Eau de fleurs d'oranger, teinture de castoréum. En cas d'insuccès pas d'hésitation. Il faut accoucher la femme sur-le-champ, rompre les membranes, repousser la tête, appliquer le forceps de Levret dont les branches des cuillers ont l'avantage d'être courbes.

La sortie de l'enfant a amené la déchirure de la fourchette. Quelle conduite tenir contre cet accident? Les cuisses de la femme seront rapprochées l'une de l'autre et la plaie, lavée avec des décoctions d'orge, d'aigremoine ou de roses de Provins, sera pansée avec des digestifs, c'est-à-dire de la térébenthine unie aux jaunes d'œuf ou à quelques huiles telles que celles de camomille, d'hypericum. Si la déchirure va jusqu'au milieu du périnée, le même traitement est applicable : en trois semaines la cicatrice est formée. Chez des femmes jeunes et robustes, on peut parfois se passer de suture, bien que la déchirure s'étende jusqu'à l'anus. Malheureusement cette issue favorable est exceptionnelle. Souvent il persiste une infirmité dégoûtante; la femme aime encore mieux la supporter que de se soumettre aux douleurs que provoque la suture du périnée.

La septicémie puerpérale est considérée comme la conséquence de la suppression des lochies. Dans les cas bénins, la saignée n'est pas indiquée. De deux heures en deux heures seront administrés des lavements émollients aiguisés avec un peu de matricaire. La pulpe des plantes qui a servi à préparer les lavements sera appliquée sur la vulve et on ordonnera à la femme de l'eau d'orge coupée de teinture de safran ou de fleur de camomille.

Les cas plus graves seront traités par la saignée et l'émétique. Ce dernier remède, par la compression que les vomissements opèrent sur les viscères du bas-ventre, a l'avantage d'expulser les lochies et d'en rétablir le cours. On prescrira en outre eau de fleurs d'oranger, eau de matricaire : de chaque trente-deux grammes, teinture de safran et de castoréum, de chaque soixante-quinze centigrammes. De temps à autre une cuillerée et la malade guérira; « le succès a toujours couronné mes espérances, » assure notre auteur.

Assez de soins à la femme : occupons-nous un peu du marmot.

Le meilleur maillot où l'envelopper est celui dont usent les Canadiens, un sac de peau avec un trou vis à vis des fesses : l'enfant, ficelé jusqu'au cou, conserve les membres libres et se développe mieux. La syphilis du bébé sera soignée par des applications sur les bras, les jambes et les cuisses de linges couverts d'onguent mercuriel double associé au camphre : l'enfant guérira parfois, mais pour l'ordinaire il succombera dans les six premières semaines.

Une impression rassurante pour nos contemporaines, se dégage quand même de cette vieille thérapeutique. Les femmes qui accouchent dans nos mains ont le bénéfice de l'antisepsie et des injections intra-utérines. En face d'une opération césarienne à pratiquer, Antoine Petit réconfortait sa cliente par cet argument que la religion l'engageait à souffrir tant pour elle que pour son enfant. Ces consolations partaient d'un bon sentiment. N'empêche que le chloroforme est plus apprécié de nos jours.

III

Leuvenhoeck avait admis que dans la génération le spermatozoïde est le seul agent fécondant et que la femme n'émet nullement de semence prolifique. « Nous ne nous amuserons pas à réfuter un système aussi ridicule, » proclame Antoine Petit. Pour lui, c'est du mélange des semences de l'homme et de la femme que se forme le fœtus, et comme il pense d'après Hippocrate, c'est donc qu'il a raison.

Puissance de la tradition, confiance en soi qu'exagère l'importance de la position acquise et de la réputation dont on jouit, notre homme était la dupe de l'une et de l'autre. Il ne s'en apercevait pas, et c'est très ingénuement qu'il préparait avec ses illusions une leçon pour notre orgueil. Intelligent il était. Intelligent il s'était trompé. L'enseignement qui découle de son erreur nous apprend à ne jamais rejeter d'emblée une idée neuve, si mal s'accorde-t-elle avec les idées dont nous avons été nourris. « Système ridicule, » affirmait Antoine Petit. « Vérité incontestée, » ont corrigé ses successeurs. Que de fois faudra-t-il encore démontrer cette métamorphose en acquisition lumineuse de ce qu'on traitait tout d'abord d'absurde avant que les hommes se montrent plus réservés dans leurs jugements ?

Nous rions des préjugés de nos devanciers et raisonnons comme eux sur les idées que nous nous créons des choses, non sur les choses elles-mêmes. Notre raison s'imagine resplendir en foyer de vérités. Ceux qui percent à jour les erreurs que nous suscitent des raisonnements vicieux, nous les traitons d'insensés. D'injurier nous rehausse, et ravalant ce qui excède notre portée, c'est à qui d'entre nous négligera de méditer les paroles de ce psychologue qu'était l'apôtre St Paul : « Ce sont les insensés qui confondront les sages. »

LA THÉRAPEUTIQUE

DE

JEAN-GEORGES ZIMMERMANN

1728-1795

I

Hippocrate était médecin de campagne. Il exerçait dans les petites villes de la Thessalie et de la Thrace. A vingt siècles de distance adjoindre le nom de Zimmermann à celui d'Hippocrate est grouper près du Maître un de ses plus vaillants disciples.

Vers le milieu du XVIIIe siècle, Zimmermann s'installa comme médecin dans la petite ville de Brugg, non loin de Berne. Il y acquit une clientèle étendue et publia des œuvres médicales et philosophiques. C'est de lui cette thèse sur l'irritabilité faite sous l'inspiration de Haller, où la contractilité du tissu musculaire, comme propriété indépendante de la sensibilité, était pour la première fois expérimentalement démontrée. C'est encore de Zimmermann ces œuvres traduites dans toutes les langues, le Traité de la Solitude, qui lui valut une correspondance avec l'impératrice de Russie ; le Traité de l'Expérience en médecine, que devrait méditer chaque médecin, une monographie de la dysenterie qui faisait dire à Cullen : « M. Zimmermann est le premier qui ait donné la vraie manière de traiter cette maladie ».

Nommé en 1768 premier médecin du roi d'Angleterre à Hanovre, Zimmermann quitta Brugg et mourut en 1795, à l'âge de soixante-sept ans.

Pauvre diable resté pendant quinze ans praticien de village, Zimmermann connut l'amertume d'une vie que dépriment les sensations monotones et le bourdonnement des médisances dont la jalousie confraternelle enveloppe toute supériorité.

Un médecin de campagne ne se plie à sa condition qu'au prix d'un double danger : il sombre dans la médiocrité ou la mélancolie.

La médiocrité l'envahit quand il consent à vibrer en communion d'idées avec son milieu. A défendre la hauteur de ses conceptions contre la vulgarité des menus faits et des intérêts subalternes, il s'enfonce dans la mélancolie.

La solitude conserve la personnalité : on demeure quelqu'un si l'on ne se mêle pas aux foules. Seulement le refus de se laisser entamer par elles aboutit à l'extrémité fâcheuse de la santé compromise.

L'intelligence sauvée anime le corps malade. Le trouble de nutrition s'installe et réagit à son tour sur le cerveau qu'il abat. Le cercle est fatal.

Si intenses soient les excitations de la pensée, elles finissent, lorsqu'elles sont prisonnières de la répétition des impressions physiques, par perdre de leur vigueur. De voir chaque matin le même paysage, les mêmes figures, d'être astreint aux mêmes occupations, de faire les mêmes demandes et d'entendre les mêmes réponses professionnelles plonge qui subit cette nécessité dans une langueur lamentable.

Travailler de la tête soulage : encore faut-il avoir à sa disposition des éléments de travail ; et quand on les possède par hasard, d'en avoir manqué si longtemps empêche le cœur à la besogne.

Marcher est d'une hygiène rationnelle ; mais quel plaisir aux courses quand la campagne oppose son impassibilité à l'anxiété du promeneur !

A l'esprit actif convient un milieu agité ! cette condition de santé, comment la réaliser pour le médecin de campagne tenu de par sa profession au calme, à la réserve, et écarté, de par sa supériorité, des occasions de distractions offertes. La neurasthénie naît de l'instinct contrarié et on comprend que Zimmermann en ait souffert. On saisit ses impatiences, on entre dans ses révoltes, son besoin de changer de place : aller n'importe où, mais ailleurs, dans un endroit plus excitant qui ranimerait ses énergies défaillantes et les utiliserait en une poussée vigoureuse de force créatrice.

Le changement de séjour fut pour Zimmermann, comme nous l'avons vu, la cour de Hanovre. Dans cette société choisie, il reprit la gaîté : et la joie lui fut cette perfection plus grande dont parle Spinosa puisqu'elle lui permit de mettre la dernière main à ses beaux ouvrages.

II

Grand observateur, Zimmermann ne pouvait manquer d'être un excellent praticien. Comme Hippocrate, il croit à la force curative de la nature. Il appartient au médecin de mettre en jeu les ressources profondes que l'instinct du malade oppose à la maladie. La mort des gens est due à cette imprudence de leur part, de s'adresser à un praticien qui, au lieu de les observer dans leurs prises avec le mal, pense par habitude et ne voit les choses que telles qu'on les lui a enseignées.

Se répéter dans ses prescriptions est le fait d'un médecin inférieur. Une ordonnance ne sera formulée qu'après interrogation minutieuse.

Aider à la réparation des pertes, à la consolidation de ce qui a été déchiré ou rompu, favoriser la séparation de ce qui est vicieux, particulièrement par la suppuration, pousser à l'excrétion de ce qui est nuisible soit par des voies ordinaires, soit par des voies extraordinaires, respecter souvent la fièvre, veiller au régime de la vie, aux habitudes, à certaines singularités du patient, stimuler l'empire de l'âme sur le corps, autant d'indications curatives que la perspicacité du médecin devra subordonner les unes aux autres, suivant la prédominance de l'indication essentielle.

Les médications ordonnées par Zimmermann sont celles de l'époque, toutefois son originalité se manifeste dans le traitement de la dysenterie où, à l'exemple d'Alexandre de Tralles, il préconise les laxatifs doux et répétés, au contraire de Sydenham, qui s'en tenait communément au laudanum.

Ces laxatifs consistent en crème de tartre (une once dans cinq livres d'eau) à boire dans l'après-midi et pendant la nuit. Il vaudra mieux dès le premier matin commencer le traitement par l'administration d'un vomitif (aux enfants quatre doses de cinq grains d'ipécacuanha avec autant de crème de tartre; aux adultes trois doses de dix grains, avec une demi-drachme de crème de tartre).

Le second jour de traitement, on ordonnera aux adultes trois onces de tamarin bouilli deux minutes dans une livre d'eau. La dose pour les enfants sera réduite suivant l'âge à deux ou à une once.

Le troisième jour, Zimmermann réitérait le tamarin lorsque le mal ne s'était pas suffisamment amendé; sinon il en remettait l'usage au quatrième jour et ne faisait prendre dans cet intervalle que de l'eau d'orge acidulée.

Très souvent, soutenu par la prescription simultanée de crème de tartre, le tamarin que notre médecin considère comme plus efficace que la rhubarbe, amenait la guérison en trois ou quatre jours. Au contraire, mouraient en grand nombre les paysans qui usaient du vin rouge et du fromage pourri, comme l'avait jadis conseillé Sennert.

Dans la dysenterie inflammatoire, on doit pratiquer la saignée et la réitérer si les forces du malade le permettent. Des lavements de décoction d'orge, de mauve, de guimauve, de camomille, à l'intérieur une poudre adoucissante composée de gomme adragante et arabique, de racine de guimauve, de chaque une once et demie, d'amidon, de réglisse, de chaque une demi-once ; de sucre fin trois onces seront autant de recettes dont le dysentérique tirera un bénéfice marqué. L'usage du vin sera réservé aux formes malignes où les forces sont anéanties ; les vins de la Moselle et du Rhin, le vin de Grave seront les plus utiles en semblable occurrence ; on pourra leur adjoindre tels médicaments toniques qu'on jugera convenables ; le camphre et l'extrait de quinquina par exemple. Les doses prescrites de ceux-ci ne dépasseront pas seize grains en vingt-quatre heures.

Les astringents et narcotiques sont des agents dangereux à manier : ils risquent de supprimer les selles et d'augmenter les symptômes généraux de la maladie. Dans les dysenteries malignes, on sera parfois autorisé à les associer aux cordiaux lorsque le nombre trop fréquent des selles devient par lui-même un danger. C'est dans ces conditions que Van Swieten prescrivait un grain d'opium matin et soir. Autant avouer que le traitement de la dysenterie est avant tout question de tact médical. Ce qui réussit à un habile médecin devient poison dans des mains maladroites.

En général, l'hygiène occupe une place prépondérante dans la thérapeutique de Zimmermann. Il insiste sur la réglementation du régime si variable au hasard des tempéraments, des professions ; tel homme doit manger beaucoup, tel autre peu. Les excès de nourriture sont l'affaire de l'ouvrier, du paysan, du soldat. L'homme de cabinet restera sobre, car ses digestions sont lentes.

Les passions si funestes à nombre de personnes deviennent à d'autres un principe de santé. On rencontre des gens qui se portent mieux après un mouvement de colère : ce détail ne doit pas échapper au praticien qui ménagera encore dans la mesure du possible les habitudes de ses clients. Il se rappellera cette réponse du Scythe auquel on demandait comment ses compatriotes pouvaient aller tout nus sous leur climat rigoureux. « C'est qu'ils sont tout visage, dit-il. »

Par l'habitude on résiste non seulement aux causes des maladies, mais à la maladie elle-même. Exemple : la lèpre est contagieuse ; on voit cependant des hommes qui ne gagnent pas cette maladie malgré leurs rapports avec des femmes infectées ; il semble qu'il faille offrir une certaine prédisposition à la lèpre et peut-être s'accoutume-t-on à une douce contagion comme on s'accoutume aux poisons.

L'inconvénient, c'est qu'on s'accoutume aussi aux remèdes. L'arsenic, la ciguë, l'aconit sont des médicaments actifs : l'action s'épuise avec l'usage et à un moment donné, il faut forcer la dose, ce qui n'est pas sans danger.

L'empire que le médecin exerce sur le malade sera toujours un des agents les plus actifs de guérison. L'influence de l'âme sur le corps opère des miracles. Toute émotion est susceptible de vertus curatives. « Un homme fut guéri d'une fièvre tierce des plus opiniâtres par la peur de faire naufrage sur le vaisseau où il était. »

Dans les chances de succès d'une thérapeutique, on réservera une place à l'action des climats et des années, les maladies n'étant les mêmes ni en différents lieux ni en différents temps. La vérole était déjà moins dangereuse au XVIIIe siècle que du temps de Christophe Colomb ; en outre, sa gravité est plus forte dans les pays froids que dans les pays chauds. « Un Espagnol va et vient dans le Pérou avec un degré de vérole qui ferait périr un Danois, malgré les meilleurs médicaments. »

Boerhaave prescrivait en Hollande des vomitifs qui auraient fait vomir jusqu'au sang des gens dont l'estomac n'eût pas été garni de fromage, de beurre et de poissons pourris.

Ces modifications de symptômes et de traitement inhérentes aux conditions de milieu et aux changements d'époques, n'entament d'ordinaire pas le fond de la pathologie et de la thérapeutique. La pleurésie, la phtisie, l'épilepsie apparaissaient à Zimmermann avec les mêmes signes que du temps d'Hippocrate et étaient justiciables de semblables remèdes. Au médecin d'apprécier dans quelles circonstances une maladie est sujette à variations et quelles indications celles-ci commandent au traitement.

III

Chez les hommes du tempérament de Zimmermann, une contradiction éclate souvent entre le caractère et les écrits. Affable et doux avec ses malades et dans le cercle de ses relations, Zimmermann, la plume à la main, devenait un autre homme. Sa phrase était incisive, décochée en coup de dent à la place la plus sensible de l'adversaire.

Le silence du cabinet opérait cette métamorphose. Rentré chez lui, Zimmermann ne dissipait plus en mouvements, paroles, examen de malades, le trop plein de vie dont il était chargé. Dans le recueillement du milieu, montait la détresse du cœur. Sur le papier se succédaient les attaques irritées et mauvaises, d'autant qu'aucune obligation de société n'arrêtait l'emportement de l'auteur, pas même celle de l'aménité qu'il devait à ses malades et qu'il dépouillait, lorsque assis à son bureau lui apparaissait nettement la médiocrité des hommes.

Plus d'une fois, dans l'histoire des grands noms, on retrouve cette antinomie : la douceur de l'homme associée au ton acerbe de l'écrivain. C'est que cette douceur, dans le commerce journalier, est souvent le résultat de l'éducation ou des exigences professionnelles.

De cette qualité obligée auprès des autres, l'homme se dédommage, une fois seul, en lâchant bride à son instinct. A l'intelligence vive doit être adaptée un caractère vif; celui-ci se trahit dans une virulence de plume qu'exaspère encore le sentiment aigu des injustices subies. Et puis, d'écrire vigoureusement ce que l'on a sur le cœur fait tant de bien et vous permet de reprendre, avec une aisance soulagée, ce masque souriant qu'aperçoit seul le monde.

LA THÉRAPEUTIQUE

DE

P.-J. BARTHEZ

1734-1806

I

Faire de la politique n'a pas toujours réussi à Barthez. Chancelier de l'Université de Montpellier, il fut nommé conseiller d'État en 1788. Lors de la convocation des États, il soutint dans une brochure les prérogatives de la noblesse. L'esprit de l'époque ne pardonnait pas ça. Barthez dut quitter Paris : de professeur et conseiller d'État, il devint médecin-praticien. Sa fortune lui permettait de donner des consultations gratuites, et la clientèle l'aperçut installé tour à tour à Narbonne, Carcassonne, Toulouse, Montpellier.

Survint la reconstitution des facultés de l'an III. Les collègues de Barthez furent réintégrés dans leurs grades : lui pas. Ce n'est que six ans plus tard (an IX) que son initiative politique lui fut pardonnée. Chaptal lui restitua son titre de professeur, et peu après, en même temps que Corvisart, Barthez était nommé médecin du gouvernement. Napoléon se connaissait en hommes. Il savait qu'on ne discute pas sur les esprits subalternes; si bafoué était-il de ses collègues, que Barthez avait chance d'être une intelligence supérieure.

En quoi Napoléon ne se trompait pas. A la vérité, son protégé avait un défaut qu'on pardonne malaisément : une perspicacité très aiguë, et cela ne rendait pas Barthez indulgent au pauvre monde. Ses ripostes entraient en blessures cuisantes dans l'amour-propre de ses adversaires; même dans ses bons moments, sa vivacité éclatait en répliques mordantes, tellement le tour de ses sensations, quel qu'en fût l'objet, demeurait rebelle à la pondération qui engendre les jugements calmes. La brusquerie était son abord familier. D'être dérangé par les importuns faisait partir notre homme en accès de mauvaise humeur, et cette mauvaise humeur se projetait à la tête de ses meilleurs amis. Quand on pense avec feu le souffle d'une interruption est toujours mal accueilli, si innocente soit-elle et fût-elle conçue dans les termes les plus aimables.

Barthez mourut en 1806. Atteint d'un calcul de la vessie, il refusa de se laisser opérer, et préféra boire de la busserole; selon lui, cette plante jouissait sur la vessie d'une action tonique qui se traduisait par une sensibilité moindre au contact du calcul.

II

La doctrine de Barthez est connue. La cause qu'il assigne aux phénomènes de la vie devient un mot : le principe vital. Quelle est la nature de ce principe? Nous l'ignorons.

A toute page, ce mot revient sous la plume de Barthez, il explique tout sans être explicable lui-même. Lacune salutaire qui rabat notre orgueil au degré d'humilité qui convient.

Après les doctrines mécanique et chimique, voici donc la doctrine vitaliste; elle rappelle l'animisme de Stahl, s'en distingue moins par l'esprit que par les noms qui sont changés. Comme Stahl, Barthez voit de haut, de plus haut que les mécaniciens et les chimistes;

sans plus de succès, il lutte comme eux, contre l'insaisissable. La taille des hommes diffère peu une fois qu'on les range sur le seuil de l'inconnu.

Barthez n'était pas seulement philosophe, il s'occupait surtout de guérir les malades, et sa philosophie ne lui servait qu'à mieux saisir les indications thérapeutiques. Celles-ci peuvent être réduites à trois méthodes : 1° la méthode naturelle ; 2° la méthode analytique; 3° la méthode empirique.

La méthode naturelle vient en aide aux mouvements spontanés de la nature qui tendent vers la guérison : hygiène thérapeutique, régularisation des actes curatifs qui s'accomplissent. La fièvre est un acte curatif, elle est trop vive, il la faut ramener au degré nécessaire à la guérison naturelle.

La méthode analytique décompose une maladie dans les affections essentielles dont elle est le produit ou dans les maladies plus simples qui s'y rattachent.

Aux affections composantes sera attribuée une thérapeutique que déterminera l'importance de chacune d'elles. Dans l'inflammation on distinguera l'élément douleur, l'élément fluxion, l'élément irritation phlogistique. L'élément fluxion prend-il le pas sur les autres, c'est de lui en particulier qu'on s'occupera. Entre plusieurs fluxions coexistantes, c'est la fluxion la plus grave qui sera combattue. Une fluxion vers le cerveau menace l'existence : on lui opposera une médication énergique, plus énergique que celle instituée contre une fluxion primordiale modérée, qui aurait servi de point de départ à la maladie.

L'état inflammatoire accompagne d'ordinaire l'état bilieux. L'élément bilieux nécessite l'administration des vomitifs et des purgatifs ; que si l'adynamie affaisse le malade, au tour des toniques d'entrer en jeu : pour faire valoir leurs effets, les antispasmodiques guettent le tapage possible des phénomènes nerveux, et ainsi de suite : tout élément morbide devient un malfaiteur rappelé à l'ordre par un fonctionnaire thérapeutique.

La méthode empirique change la forme d'une maladie par des remèdes qu'a indiqués l'expérience. « Elle convient surtout aux maladies où l'on a lieu de craindre que les mouvements spontanés de la nature ne soient impuissants pour opérer la guérison, et dans celles que l'on ne peut décomposer dans des éléments bien déterminés. »

Cette méthode empirique nous vaut elle-même plusieurs subdivisions : elle se partage en méthode vaguement perturbatrice ou substitutive (traitement par les caustiques des plegmasies purulentes ou phagédénismes spécifiques, guérison par les émotions vives des névroses convulsives); à côté de la méthode vaguement perturbatrice se range la méthode imitative. Elle tend, cette seconde forme de la méthode empirique, à « déterminer des mouvements de fièvre ou autres, analogues à ceux par lesquels la nature guérit souvent des maladies semblables. » Une maladie guérit-elle par la fièvre, à la faveur d'une hémorrhagie, ou d'une éruption, au praticien de provoquer cette fièvre, cette hémorrhagie, cette éruption au cas où ces symptômes de sauvegarde n'apparaissent pas chez son malade spontanément comme ils devraient. La troisième forme de la méthode empirique est la méthode spécifique : elle est mystérieuse, celle-là. Comment le mercure guérit-il la syphilis ? Quelle est la raison qui fait juguler au quinquina la fièvre palustre ?

Derrière les vrais spécifiques sont échelonnés des agents dont l'action moins puissante ne laisse pas que de nous échapper dans ses motifs : qui expliquera les effets de l'iode et de l'arsenic dans la scrofule ? En pareil cas, le praticien se contente de guérir sans savoir comment. C'est là une lacune dont le malade s'accommode volontiers, le plus beau raisonnement du monde n'équivalant pas pour lui à la plus modeste guérison.

Comment de ces données générales, Barthez descendait-il à la pratique ?

Voici la goutte, par exemple, sur laquelle il a écrit

un ouvrage en deux volumes. Pour traiter cette maladie, on se souviendra d'abord de sa nature. Les observations prouvent qu'elle dépend d'un état spécifique des humeurs qui tiennent à la rétention dans le sang des principes excrémentitiels.

L'analyse démontre ensuite que dans la goutte, prennent place deux ordres de symptômes : les symptômes fluxionnaires, les symptômes fébriles. Que si les uns et les autres ne sont pas trop tapageurs, on se contentera d'une médication anodine : enveloppement de l'articulation douloureuse dans un sac de taffetas ciré vert; à la rigueur, application d'une emplâtre de jusquiame si la douleur est aiguë. Avant tout, on recommandera le repos d'esprit, une alimentation végétale, un peu de chocolat, de bouillon de veau et de poulet.

Mais la fluxion s'exagère, une intervention plus active s'impose : on recourra à la saignée ou plutôt aux sangsues et ventouses scarifiées sur la tumeur goutteuse. Des boissons diaphorétiques favoriseront la transpiration ; des purgatifs sobrement ordonnés combattront la saburre des voies digestives. Plonger les extrémités tuméfiées dans un bain froid est dangereux, la répercussion de l'humeur goutteuse étant à redouter sur d'autres organes ; par contre, des bains de jambes tièdes, surtout des bains de vapeur locaux, soulageront le patient sans lui faire courir de risques

L'usage interne de l'opium demande une grande circonspection : ce médicament sera réservé aux insomnies persistantes et douloureuses ; on l'associera de préférence à l'ipécacuanha comme dans la poudre de Dower qui fait transpirer et lâche le ventre.

La fièvre, quand elle se maintient à sa fonction de fièvre dépuratoire, doit être respectée. Elle dépose en effet l'humeur goutteuse dans les articulations et en débarrasse le sang ; c'est tout au plus, si on lui opposera l'administration d'un rob de sureau ou de nitre dans des boissons légèrement diaphorétiques. Seulement, cette fièvre dépasse parfois le rôle qui lui est assigné, elle devient inflammatoire et réclame la saignée. Elle revêt un caractère putride : de là, indication de laxatifs, rhubarbe et crème de tartre qui combattent la putridité des voies digestives.

La fièvre est passée. Si le malade reste languissant, on le remontera par du quinquina. Une saison aux eaux minérales sera indiquée : ces eaux seront salines lorsqu'on aura lieu de croire que tous les déchets de l'humeur goutteuse sont éliminés; ferrugineuses au contraire, seront les eaux prescrites au cas que les humeurs goutteuses évacuées en quantité suffisante, ne menacent pas du retour d'une poussée fébrile.

Tout le monde connaît la goutte irrégulière, sa durée est fort longue et déjoue les méthodes de traitements analytiques qu'on serait tenté d'instituer ; on en est le plus souvent réduit aux méthodes empiriques.

Les purgatifs combinés aux aromatiques donneront de bons résultats : ainsi tel électuaire où le diagrède (scammonée) est joint au girofle et au gingembre ; tel encore le mélange de quinquina et de fleur de soufre.

Les diaphorétiques et les diurétiques ne seront pas oubliés. Les racines et bois sudorifiques de patience, salsepareille, genièvre, trouveront leur emploi, on pourra même utiliser les propriétés diaphorétiques de l'opium en l'unissant avec le camphre.

Dans les diurétiques prendront place les décoctions de bourgeons de sapins, tiges de douce amère, racines de bardane ou de pareira brava, décoctions auxquelles on joindra de l'esprit de Mindererus (acétate d'ammoniaque). Sont également recommandables, les infusions d'arnica, grâce à la réunion de leur triple effet vomitif, purgatif et diurétique.

Outre ces remèdes, il en est d'autres auxquels on a accordé une action, en quelque sorte spécifique, contre la goutte. Tels sont la ciguë, la belladone et surtout l'aconit. Ce dernier médicament sera ordonné sous forme d'extrait (un demi-grain pour commencer ; monter progressivement à trois ou quatre grains toutes les trois ou quatre heures). Quarin, Van Swieten ont enregistré des guérisons remarquables par ce procédé. Préconisé par Boerhaave, le savon est un excellent dissolvant de la matière goutteuse, on le prescrira avec des décoctions de saponaire et de la racine de seneka.

Quant aux agents préservateurs de la goutte, ils ressortissent à la fois aux pratiques hygiéniques et à la pharmacopée. L'exercice, les frictions sèches, les bains froids, l'eau comme boisson, une alimentation végétale rentreront dans les mesures d'hygiène conseillées. Les martiaux, l'élixir de vitriol, le quinquina, les stomachiques seront cherchés chez l'apothicaire. Le goutteux appréciera surtout les pastilles de Desault préparées avec l'aethiops martial, la canelle et le quinquina.

Les détails dans lesquels nous venons d'entrer nous éclairent sur la thérapeutique de Barthez. Il a cherché à comprendre et à introduire une intelligence très haute dans la pratique médicale. Ses idées ont fait doctrine. C'est avec raison que l'école de Montpellier se glorifie encore aujourd'hui d'avoir possédé un tel Maître.

III

Barthez peut être considéré comme l'opposé de Sydenham : le métaphysicien en face du praticien ; mais comme la philosophie de Barthez n'a pas rendu nuageuse sa thérapeutique, ainsi la pratique n'a pas empêché Sydenham de se réclamer d'un certain nombre de spéculations de l'école hippocratique. La philosophie de Barthez était sienne ; celle de Sydenham n'était pas personnelle, sa pratique seule lui appartenait. Le médecin de Montpellier a été plus original comme penseur que comme médecin. Sydenham s'est montré plus original comme médecin que comme penseur. Tous deux ont fort bien traité leurs malades et cette habileté dans la pratique n'étonnera pas, même venant du médecin de Montpellier. Un homme intelligent, pour philosophe qu'il soit, laisse place dans son cerveau à autre chose encore qu'à la théorie. Les résultats de la pratique y pénètrent et ceux-là sont faits d'expérience. En sorte que la théorie recule, se tasse, se plie à la variabilité des indications thérapeutiques et plus d'une fois, de son énoncé idéal aux applications pratiques, passe par une série de transformations qui en atténuent la rigueur et en déforment la formule.

La biographie de Barthez nous révèle le détail suivant : la perte d'une gouvernante qui le servait depuis quarante ans le jeta dans un véritable désespoir. C'est à elle qu'il confiait ses déboires, et combien nombreux étaient-ils ! L'isolement où il vivait le rendait vulnérable à toute sorte d'ennuis, dont la vie agitée de la ville eût amorti les effets. Sa gouvernante morte, il dut mâcher ses peines tout seul.

La science en profita. Barthez, désolé, dépensa son émotion en travail. Il publia une seconde édition de ses Nouveaux Éléments de la Science de l'homme. Le nouvel ouvrage était augmenté de beaucoup de notes.

Tellement il est vrai que sur les natures d'élite, mais seulement sur celles-là, la douleur est toujours salutaire.

LA THÉRAPEUTIQUE

DE

PIERRE POMME

1735 - ?

I

Et voici comme on se trompe quelquefois.

Quiconque ouvre le *Traité des affections vaporeuses des deux sexes*, par Pierre Pomme, médecin consultant de la marine française, appréhende de tomber sur un grotesque. La dédicace de l'ouvrage en forme d'invocation à l'Humanité, « Humanité, écrit Pomme, nom sacré, je ne t'ai jamais prononcé sans attendrissement », le portrait de l'auteur, perruque poudrée et jabot, agrémenté du quatrain suivant :

> A votre bienfaiteur, souriez vaporeux ;
> Ses écrits, ses conseils sont pour vous des oracles ;
> Moribonds, espérez ; pâlissez, envieux ;
> Ses cures, ses succès sont autant de miracles ;

toute cette déclamation d'un Monsieur fort satisfait de son mérite a droit d'inspirer au lecteur une confiance un peu hésitante. L'avant-propos continue l'impression fâcheuse.

A l'appel de M. Pomme les malades se sont dressés

menaçants : « Je ne veux plus être purgé », manifeste l'un. « Arrière la lancette du chirurgien, crie l'autre ». « Je me traiterai moi-même » gesticule un troisième. Et ce concert d'imprécations soulevées contre les erreurs de la thérapeutique à la mode se résout en un hosannah de bénédictions à la glorification de M. Pomme. Il n'avait pas besoin de ce concours d'indignations. Seul il eût suffi à sa défense. La riposte, il la maniait en spadassin de profession.

Touchés, les ennemis de M. Pomme l'étaient si pitoyablement qu'ils ne se relevaient plus. Après le duel, les funérailles !

Enterré Lassone, médecin de la reine ; enterré, Vicq d'Azir, son successeur auprès d'elle, guillotinée la Dubarry qui avait empêché, à la mort de Sénac, la nomination de Pomme comme médecin de Louis XV. Grâces soient rendues à la Providence! Ses voies sont justes et ses desseins cachés. Si cachés qu'à l'histoire de la Dubarry par les frères de Goncourt manque ce détail : la montée de la courtisane sur l'échafaud considérée comme la punition céleste de son insolence vis-à-vis de M. Pomme.

Eh bien! notre erreur était complète.

Elle a été partagée par d'autres puisque le nom de Pomme est pour l'ordinaire perdu dans l'historique de l'hystérie. Trois lignes seulement sont consacrées à notre héros dans le dictionnaire de Dechambre : « Pomme (Pierre) est né à Arles en 1735. Reçu docteur à Montpellier, il vint à Paris et se fit une grande réputation. On ignore l'époque de sa mort ». Et c'est tout.

Passer comme un météore et disparaître sans qu'on sache où, a été la destinée de Pierrre Pomme. La maxime de Pascal : « Voulez-vous qu'on dise du bien de vous, n'en dites pas », s'est déroulée en épitaphe sur la tombe de ce médecin oublié pour avoir trop fait parade de sa valeur.

En toute bonne foi, Pomme s'imagina bouleverser la thérapeutique des maladies vaporeuses. Au moins la modifia-t-il en un sens très salutaire, et puisque nul ne s'en souvient, ce nous est motif de faire connaître comment.

II

Dans les maladies vaporeuses, hystérie chez la femme, hypocondrie chez l'homme, le traitement se résume en recommandations très simples : hydrothérapie et boissons aqueuses abondantes. Pour l'auteur, les affections vaporeuses seraient dues « à une tension et à un racornissement des nerfs ». Rendre à ces nerfs l'humide qu'ils ont perdu est l'indication à remplir. Baigné de liquide au dehors et au dedans, le malade voit « s'assouplir ses solides desséchés, les sels des liqueurs sont dissous et leur acrimonie corrigée » dans le charroi des véhicules aqueux.

Point n'est besoin de torturer la pensée de l'auteur pour en tirer l'aveu du trouble de nutrition comme cause de l'hystérie et de l'hypocondrie. Le racornissement de la fibre et de la stagnation des sels qui en résulte équivalent en langage moderne à un dérangement dans les oxydations. Changez les mots, l'idée est juste.

L'hystérie et l'hypocondrie, maladies de nutrition, sont justiciables d'un traitement qui rétablisse l'ordre dans les échanges. Pomme disait la chose dans la langue du temps.

Les manœuvres hydrothérapiques qu'il préconise consistent en lavements froids, bains tièdes, bains froids et bains locaux.

Dans les paroxysmes hystériques, plus le mal est violent, plus le traitement doit être doux. Pas de médicaments antispasmodiques tels que la teinture de castor, l'éther, le camphre, le musc, la valériane et tant d'autres qui ne tendent « qu'à porter le feu dans les esprits déjà effarouchés ». Pas de complications de vésicatoires ou de ventouses : un seul remède est efficace : le lavement d'eau froide, glacée, si possible.

On complètera la cure, quand la malade aura repris connaissance, par l'administration de boissons copieuses, eau de poulet, de veau, d'orge et quelques soupes au lait. Tous les jours seront ordonnés de grands bains tièdes, de trois à dix heures de durée; « en raison du racornissement des tissus, les malades surnageront d'abord dans la baignoire, mais l'absorption d'eau par les téguments les plongera, tôt ou tard, au fond ». Pomme signale cette curiosité aux physiciens. Il y a de quoi.

Du bain froid, il usait avec une audace qui ferait frémir Brand. Voici une jeune fille atteinte d'anurie hystérique. C'est en été. Plongée dans l'eau froide pour que le sang soit obligé de se décharger sur les reins, la malheureuse reste dans sa baignoire deux mois de suite, à raison de dix heures par jour. L'adjonction attentive de glace entretenait la température au degré requis. Complète fut la guérison.

Les bains locaux jouissent d'effets moins puissants : ils ne soulagent que la partie du corps qui y est exposée : telles les fomentations froides sur le ventre qui éteignent les ardeurs des entrailles, les compresses froides contre les maux de tête, etc.

Ne quittons pas le domaine de l'hystérie sans rappeler que Pomme est avec Hoffmann le premier qui ait décrit l'hémiplégie hystérique. Encore qu'elle ne résulte que d'une perturbation nerveuse, elle simule à s'y méprendre l'hémiplégie organique. Elle s'en différencie surtout par le traitement : avantages de l'hydrothérapie et danger des saignées, émétiques, vésicatoires, aussi contraires à la névrose qu'ils sont utiles dans les apoplexies sanguine et séreuse.

A l'hypocondrie, maladie de l'homme, les bains prolongés sont d'un profit moins assuré que dans l'hystérie. C'est de l'observation rigoureuse du régime alimentaire que bénéficiera surtout l'hypocondriaque : le petit lait, la tisane de poulet, les fomentations, lavements, lui conviennent autant qu'à l'hystérique.

Par contre, il proscrira de sa table les farineux, pâtisseries, aromates, le gibier. Se contenter de viandes d'animaux qui ne vivent que d'herbes, user de jeunes volailles, d'herbes potagères cuites, de pain bien fermenté; comme boisson ne boire que de l'eau, s'interdire le vin et les spiritueux, redouter les médicaments quels qu'ils soient, stomachiques, apéritifs, laxatifs; la mise en pratique de ces règles hygiéniques assurera la guérison qu'avancera encore le souci d'un exercice modéré, marche ou équitation et le repos de l'esprit.

En vérité le meilleur praticien contemporain ne modifierait en rien cette ordonnance qui convient à merveille dans la neurasthénie. Une triple indication s'y trouve satisfaite : l'accroissement des oxydations par les bains, les boissons aqueuses et l'exercice, le manque d'apport d'éléments toxiques dans l'alimentation, le rétablissement de la digestion grâce au choix des aliments et à l'interdiction des fatigues morales.

Sans doute, tout cela, Pomme ne l'a pas inventé. Pour s'en tenir aux bains, Hippocrate, Galien, Celse, Arétée, Alexandre de Tralles les avaient depuis longtemps prescrits dans l'hystérie et l'hypocondrie. Seulement leur pratique était tombée en désuétude et Pomme, en la rajeunissant, est le premier des modernes qui l'ait organisée d'une façon systématique.

On a trop de tendance, parce qu'une médication est vieille, d'en contester le mérite. L'enthousiasme s'attache au remède à la mode. Très énergiquement Pomme a remonté le courant qui célébrait les vertus des antispasmodiques et s'est retrempé dans les méthodes hydrothérapiques des vieux maîtres.

III

L'hydrothérapie exalte qui la prône. Pomme au siècle dernier, Priesnitz plus tard, aujourd'hui le curé

Kneipp ont joui d'une gloire qui n'allait pas à des hommes plus éminents.

Non pas que la faveur publique ne s'égare que sur de fausses pistes. L'admiration qui court hors des voies où fraient les personnages officiels trouve sa cause dans le besoin de nouveau que satisfait mal la quiétude reposée de ces personnages. La foule sent très bien que posséder trop de titres est souvent renoncer à la poursuite du nouveau. On se contente de ce que l'on a. Que si la curiosité de l'inconnu pousse l'homme titré à tenter une voie non ouverte, au moins ne s'y engage-t-il qu'en allure discrète qui ne sollicite pas l'attention.

Or la foule aime le boniment. La thérapeutique en fanfare est celle où courent ses sympathies.

Pour condescendre à ses goûts tapageurs, il faut une certaine audace vulgaire qu'assurent à la fois l'indépendance de position, l'habitude de jouer des masses, l'aplomb des ignorances qui s'ignorent.

Pomme avait l'audace. Il n'était pas professeur, pas très bien élevé non plus. Priesnitz et Kneipp avaient l'aplomb. Brutal chez le paysan, onctueux chez le prêtre, c'est de cet aplomb que sortaient les affirmations empiriques érigées en articles de foi.

Et puis l'hystérie est une maladie si théâtrale ! Et quelle metteuse en scène que l'hydrothérapie dans le truc de ses guérisons instantanées ! Dirigés par le chef de claque, tout de suite les applaudissements éclatent en ovations délirantes. Pomme, Priesnitz et Kneipp ont été de très habiles chefs de claque. Le premier a montré que ces fonctions étaient conciliables avec un talent très réel de praticien.

LA THÉRAPEUTIQUE

DE

MAXIMILIEN STOLL

1742-1788

I

Stoll ne fut pas seulement professeur de clinique médicale à l'Institut de Vienne. Il avait débuté par l'enseignement des humanités dans un établissement de jésuites. Pourquoi il rentra dans la vie laïque, son historien, le professeur Parrot, nous l'apprend : « Il avait aperçu dans ce monde des ténèbres, à la lueur d'un sinistre brasier, le cénacle des fils de Loyola, distillant leurs poisons, ourdissant la trame de leurs calomnies, lançant leurs brandons indignés. » Quand on voit tout cela, on a droit de changer de métier.

Stoll étudia la médecine : il avait vingt-six ans lorsqu'il se fit inscrire à Strasbourg comme étudiant de première année. « Cette sage résolution, ajoute le professeur Parrot, permit à son âme généreuse et droite d'échapper à la malice et à l'astuce de ceux dont il serait fatalement devenu le complice. »

Toute la jeunesse de Stoll s'accorde à témoigner que le professeur Parrot n'aimait pas les jésuites. Le regretté professeur était un anticlérical. Que cette constatation soit acquise à sa mémoire!

Il apparaissait bien sans prétention, cet institut clinique où Stoll exposait aux élèves ses considérations sur les malades présents. Pas très nombreux, ces malades! Ils étaient douze : six hommes et six femmes. Seulement à chaque lit était attaché un registre d'observation et, parce que l'attention n'était pas émoussée dans la pléthore des salles, le coup d'œil aussi était plus aigu. L'intelligence ramassée s'emparait des faits et les assimilait en interprétations perçantes.

Aujourd'hui tout est changé : les moyens d'enseignement médical multiplient leurs sphères d'attraction : salles d'hôpital pour la chirurgie, la médecine, les diverses maladies infectieuses, laboratoires vastes comme des palais, instruments de précision, rien ne manque. Ou plutôt à ces mines de travail il manque parfois l'essentiel : le mineur.

Plus est aisée l'acquisition des connaissances, moins s'éveille la curiosité de les posséder. C'est aux tâches ardues que s'allument les enthousiasmes. Aplanir les difficultés équivaut à arrêter l'élan du chercheur.

Le progrès d'une science n'est pas déterminé par les encouragements que lui valent les subventions de millions et les constructions somptueuses.

Rien de maladroit, au point de vue psychologique, comme de supprimer la gêne que l'insuffisance d'un milieu crée aux efforts de l'homme de science. De cette gêne subie avec révolte jaillit l'activité qui brise les obstacles; c'est enfoncer l'homme dans la paresse que de disposer trop commodément à sa portée les éléments de travail.

Combien modestes les laboratoires de Claude Bernard et le premier laboratoire de Pasteur! Modeste aussi cette clinique de Stoll avec son total de douze lits! L'humanité se félicite du budget restreint que le monde officiel de l'époque allouait au service de l'instruction.

Ce qu'il faut, on s'en apercevra peut-être un jour, ce n'est pas le luxe de la bâtisse, c'est, en dehors des idées ayant cours, l'obsession de la recherche par soi. Pourvu que l'existence du savant soit assurée en ses besoins essentiels, qu'un minimun d'organisation rende utilisables les instruments de travail, la science peut attendre. Elle sera récompensée de sa patience par des découvertes dont un cadre trop grandiose eût peut-être noyé la conception.

II

« Ma matière médicale, dit Stoll, est fort succincte, non par pénurie, mais par dessein prémédité. Que ceux-là se servent de prescriptions apprêtées qui sont forcés de flatter le palais des femmes ou de donner des médicaments dont le haut prix fait tout le mérite. »

Le dédain pour les formules coûteuses rapproche Stoll de Sydenham. Il est vrai que la nature spéciale des maladies qu'ils affectionnaient autorisait le Maître anglais et le Maître viennois à cette vulgarité thérapeutique. Une maladie infectieuse, cela guérit tout seul et, à un siècle de distance, la préoccupation de Sydenham et de Stoll allait aux constitutions médicales, aux maladies épidémiques, aux variations de leurs symptômes.

Stoll insistait grandement sur ce fait qu'une constitution médicale bilieuse peut se transformer en constitution médicale inflammatoire. A la première convient une thérapeutique évacuante. Dans la seconde, et c'est celle que Stoll eut à combattre vers la fin de sa vie, on aura recours à la saignée.

C'est dire qu'avant de traiter une maladie, il faut se pénétrer non seulement de sa nature, mais aussi de sa forme, quelle elle est, comme elle est.

La pleurésie ou péripneumonie est tantôt inflammatoire ou bilieuse ou mixte.

A moins de quelque mauvaise disposition de son tempérament, celui qui est atteint d'une pleurésie inflammatoire est promptement guéri. Il avalera les boissons abondantes qui délayent la saburre et tiennent ouverts les émonctoires. Que si les forces fléchissent, on les stimule par l'application de vésicatoires encore indiqués dans la pleurésie rhumatismale, par l'usage interne du camphre et les décoctions de racine de serpentaire de Virginie. Celles-ci, au dire de Mathiole, dans sa Matière médicale du XVIe siècle, « sont bonnes à ceux qui ne peuvent avoir leur haleine sans avoir le cou droit ». La saignée, dans les maladies bilieuses, ne donne que peu de soulagement, et est suivie d'une recrudescence du mal; elle trouve, au contraire, son indication sur les malades vigoureux atteints de pleurésie inflammatoire.

Dans les formes bilieuses de la pleurésie, on prescrira les émétiques (tartre stibié) de préférence aux purgatifs. Ces derniers offrent l'inconvénient, à travers les longs détours du canal intestinal, de charrier des matières étrangères qui peuvent être résorbées par les vaisseaux absorbants et vicier le sang. A côté des émétiques une place sera réservée aux expectorants sous forme d'eau de sureau, d'oxymel simple ou scillitique, de chacun une once.

Inutile d'exposer le traitement de la pleurésie mixte. Il est emprunté au mélange des médications précédentes.

Dans les diverses maladies dont s'occupe Stoll, se retrouve ce souci d'une thérapeutique rationnelle dans la mesure où l'autorisait l'obscurité étiologique.

L'ipéca est recommandé contre la dysenterie, surtout quand il y a amertume de la bouche, nausées, vomissements, anxiété. En d'autres cas, la pulpe de tamarin ou de pruneaux bouillis dans une décoction d'orge, la teinture aqueuse de rhubarbe, rendront des services.

Dans l'iléus, les purgatifs drastiques et les lavements ne sont d'aucune utilité, l'huile d'amandes douces et les potions huileuses sont infiniment supérieures à ces remèdes.

Les fièvres putrides seront améliorées par les fleurs

d'arnica dont l'action est puissamment résolutive et légèrement émétique. On fera bouillir le quinquina avec ces fleurs au grand avantage des malades épuisés.

L'extrait de belladone est d'un bon usage dans les névroses. Dans la chorée on en ordonne un grain par vingt-quatre heures. La guérison est complétée au bout de six semaines par la prescription d'essence de castoréum et de camphre. L'épileptique bénéficiera également de l'action de la belladone. Ce médicament que Trousseau recommandait dans le haut mal vient d'être remis à la mode par Pierret qui se félicite de ses effets convulsivants grâce auxquels sont réglées les décharges nerveuses.

Une observation curieuse de tétanos terminée par la guérison nous renseigne sur le traitement que Stoll ordonnait en pareil cas. Il s'agit d'une jeune femme enceinte de neuf mois, atteinte d'une fracture compliquée du talon. Quatorze jours plus tard, trismus, opistothonos, tous les signes du tétanos classique. Stoll formule : poudre de quinquina et racine de valériane, de chacune un demi-grain ; musc et camphre, de chacun deux grains ; sirop de casse q. s. pour un bol. Huit semblables. Un bol toutes les trois heures. Pour la nuit une mixture opiacée. Sur la mâchoire, cataplasmes de feuilles de jusquiame.

Peu à peu les crises tétaniques diminuent de fréquence et d'intensité et, neuf jours après le début des accidents, la femme guérie accouche d'un enfant bien portant. S'agissait-il de tétanos vrai ? La blessure antérieure du talon le laisse au moins présumer.

Dans l'œuvre de Stoll, il est un point que l'histoire a négligé ; le pressentiment que le professeur de Vienne avait de l'existence de la lésion rénale dans l'intoxication saturnine. Le passage suivant avait échappé à Ollivier qui ne le cite pas dans son mémoire sur l'albuminurie saturnine : « J'ai vu, assure Stoll, la colique des peintres produire une mort lente par hydropisie. Le système générateur des urines, surtout ressent l'action du plomb, se convulse, se resserre et n'opère plus suffisamment la sécrétion et l'excrétion de l'urine. Alors la matière des urines, retenue amassée, portée vers des cavités qui ne lui sont pas destinées, produit l'hydropisie. Je l'ai beaucoup soulagée chez un malade par le moyen de l'opium uni à la scille ; mais je ne l'ai pas guérie ».

III

Stoll a subi la mésaventure qui diminue parfois les grands hommes : il a eu des disciples. Quinze siècles d'adulation plate ont rendu Galien insupportable. Sans doute créer une école, c'est répandre la doctrine, mais c'est aussi altérer l'esprit de la doctrine. A passer par trop de cerveaux, l'idée perd de sa limpidité : celui qui l'a conçue l'envisage autrement que celui qui la reproduit. Il n'existe pas deux optiques intellectuelles semblables. Maîtres et disciples diffèrent toujours. Ce qui a été saisi sous un angle spécial par l'un ne sera pas aperçu sous le même angle par le second.

D'autant que qui dit disciple n'affirme pas forcément la nécessité d'une conception très imaginative.

Quand on pense par soi, on se refuse au rôle de disciple. On est maître et non pas maître de l'école de tel autre maître, mais maître de son école à soi, tout simplement. Boerhaave a eu la chance de trouver, au nombre de ses commentateurs, Van Swieten et Haller. Tous les vieux maîtres ne possèdent pas des élèves de cette envergure. S'ils se consolent par le nombre de la qualité douteuse, et adulés par une foule, qu'ils respirent un encens, agréable toujours, cela s'entend, d'où qu'il vienne, est-ce là cependant un avantage, qui expose une œuvre à passer par le niveau de compréhension où atteint ce tas de monde ? Comment sauvegarder la synthèse d'une idée en présence de gens incapables d'en embrasser l'étendue? C'est un mauvais service qu'ils rendent à la cause que de s'emparer comme ils font d'un des éléments qui constituent la pensée directrice du Maître, de le détacher, cet élément, de son milieu de pensée et, par le relief qu'ils lui accordent, d'en dénaturer la valeur, laquelle est subordonnée à l'intégrité de l'ensemble.

Stoll avait parlé de l'influence de la constitution gastrique sur les maladies intercurrentes. Il n'en fallait pas davantage. C.-P. Richter déclare que toute fièvre intermittente tient à une cause gastrique. Erreur de généralisation qui porta momentanément préjudice à la réputation de Stoll. Il n'avait jamais dit pareille chose. On l'en rendit responsable. Car, entre les désagréments inhérents aux honneurs de chef d'école, celui-là est un des plus lourds : porter la charge des écarts auxquels se livre l'enthousiasme maladroit du disciple.

LA THÉRAPEUTIQUE

DE

FRANÇOIS CHOPART

1743-1895

I

D'une initiative réfrénée par la crainte des complications infectieuses, la pratique des anciens chirurgiens nous intéresse moins dans l'acte opératoire lui-même que dans le traitement médical dont ils le complétaient. Borné était le domaine du bistouri ; toutes sortes de périls menaçaient ses incursions en dehors du territoire restreint qui lui était assigné. La prudence interdisait l'audace. — Comment s'aventurer à des opérations sur les organes splanchniques alors qu'une plaie ne guérissait pas sans suppuration ? « On a proposé, nous avoue Chopart, d'extirper l'ovaire squirrheux ou son hyste hydropique; mais ses adhérences rendent impraticable cette opération difficile et dangereuse. »

Si désarmé demeurait le chirurgien abandonné aux seules ressources de sa trousse que force lui était d'implorer aide ailleurs; en désespoir de cause il s'adressait à la médecine et si celle-ci ne répondait pas toujours à son attente, au moins lui enseignait-elle l'importance de soumettre un blessé aux règles diététiques d'une hygiène bien entendue.

Au siècle dernier Chopart fut un des chirurgiens qui allièrent le plus heureusement les services de la médecine aux bénéfices que procurait l'intervention chirurgicale. Opérateur habile du reste et dont le traité des maladies urinaires était encore classique il y a quarante ans. Un traité des maladies chirurgicales écrit en collaboration avec Desault fait aussi le plus grand honneur à Chopart. Sait-on qu'il avait tout d'abord hésité à faire connaître son procédé d'amputation partielle du pied ? Boyer seul le décida à faire taire sa modestie ; car c'était un modeste, ce Chopart, et non pas un modeste par calcul, mais un modeste naïf, un peu étonné de posséder tant de titres. Prévôt du collège de chirurgie, professeur de physiologie, puis de pathologie externe à l'École de médecine, il y avait de quoi gonfler son homme. Chopart n'en fut pas plus fier et c'est très sympathique à tous qu'il mourut, en 1795, d'une attaque de choléra.

II

En nombre de points et sauf l'asepsie qui lui était inconnue, la pratique de Chopart ne diffère pas de celle qui est enseignée aujourd'hui. Dans les cystites, on se préoccupera de la cause ; on extraira le corps étranger s'il s'en trouve dans la vessie ; on recommandera ensuite les boissons émollientes, petit lait, bouillon de poulet, sirop d'orgeat ; les lavements opiacés, les cataplasmes ou vessies pleines d'eau tiède et appliquées à l'hypogastre ou au périnée. Quand l'indication se posera d'une soustraction sanguine, outre les saignées ou sangsues au périnée, on pourra recourir à la section de la veine dorsale de la verge.

Dans les formes chroniques seront utilisées avec profit les injections vésicales de décoction d'orge pure, ou coupée d'eau de Barèges ou de Balaruc, ces eaux minérales en cas de paralysie simultanée concomitante. Jamais trop d'attention ne combattra les troubles digestifs, ces compagnons fidèles des vieilles inflammations de la vessie. On stimulera les fonctions de l'estomac par la prescription de poudre d'ipéca (deux centig. et demi à cinq centig. répétés plusieurs fois dans la journée) ou de quinquina mélangé avec de la thériaque et pris en opiat au moment du coucher.

La distension excessive de la vessie par le sang épanché sera amendée en dernier ressort par l'aspiration. Une seringue à lavement fera office d'aspirateur; son piston soulevé vivement amènera d'ordinaire un peu de sang par la sonde adaptée à la canule. — Quant aux caillots restants, une série d'injections les balaiera tant et si bien que l'urine ne tardera pas à couler.

Contre le cancer du sein inopérable, trouveront place un certain nombre de remèdes propres à purger le sang du poison qu'y verse la tumeur. Tels les boissons d'eau d'orge, d'avoine miellée, les aliments qui relâchent le ventre (épinards, chicorée), la diète lactée, les purgatifs doux, par exemple la décoction de pruneaux à laquelle on adjoint de la crème de tartre à petites doses. Ulcéré, le cancer sera pansé avec des feuilles de morelle, belladone, jusquiame, ciguë, un mélange sous forme d'onguent de sucs de plantain, de morelle et de belladone, incorporés à du miel. Les crottes de chamois figurent d'une façon assez inattendue dans une formule de cataplasme en compagnie du miel, de la graine de lin, du pain émietté et de la farine de froment.

A l'intérieur l'extrait de ciguë sera ordonné aux doses de dix, puis vingt centig. par jour, la dose sera peu à peu élevée à quatre grammes par jour, la tolérance du médicament étant facilitée par la prescription d'une purgation tous les quinze jours. A ces pilules pourra être ajouté du sublimé (un centig. par jour) et on fera boire des décoctions de quinquina. Efficace aussi, l'action de l'arsenic ; sera administrée pendant quatre jours le matin dans un verre de lait ou d'eau de gruau, une cuillerée à bouche d'une liqueur ainsi composée : quarante centig. d'arsenic dissous dans soixante-quatre grammes de vinaigre et une pinte d'eau ; le cinquième jour, on en donnera deux cuillerées, puis on augmentera tous les quatre jours d'une cuillerée jusqu'au nombre de quatre : ce traitement sera continué deux à trois mois. Grâce à lui, Chopart assure avoir plusieurs fois constaté la résolution du squirrhe.

Il suffit que l'arsenic nous paraisse le seul médicament qui ait à l'occasion pouvoir de rétrocession sur les tumeurs cancéreuses pour qu'on n'hésite pas à prescrire les hautes doses atteintes par Chopart (trois centig. par jour). Quant à l'extrait de ciguë, pourquoi ne pas y revenir ? Les praticiens modernes qui en usent ne dépassent guère la dose de cinq à dix centigr. par jour. Rien n'empêche d'essayer derechef les doses de plusieurs grammes que Chopart estime nécessaires. Il est vrai que l'adjonction du sublimé à l'extrait de ciguë a dû plus d'une fois modifier l'action de celui-ci et amener à lui seul la guérison d'excroissances syphilitiques qu'un diagnostic erroné avait fait considérer comme cancéreuses.

Dans le chapitre des plaies pénétrantes du ventre par intruments tranchants, nous trouvons un rôle important rempli par la carte à jouer, roulée suivant sa longueur et d'un diamètre moindre que celui de l'intestin : elle sert de support aux parois intestinales dont une section a écarté les bouts et permet d'exécuter une suture qui sauvegarde la lumière du canal intestinal tout en affrontant solidement les bords de la plaie. Inutile d'ajouter que la carte sera propre, trempée dans l'essence de térébenthine et dans un bain d'huile d'olives.

Rarement le chirurgien sera acculé à ce procédé opératoire. Guériront d'elles-mêmes, pourvu qu'elles ne soient pas trop larges, plaies de l'intestin et plaies de l'estomac. En semblable cas, on se contentera de donner peu à boire au blessé et de soutenir ses forces avec les gelées de viande ou lavements nourrissants. Les vomissements de sang seront arrêtés par de l'alun dissous dans l'eau (trente gr. par litre) à avaler par petites gorgées. Il serait téméraire et dangereux, ajoute notre auteur, de faire plus ; agrandir la plaie de l'abdomen, tirer hors du ventre une portion des intestins afin de découvrir la partie blessée et pratiquer la suture, c'est là folie chirurgicale. Assurément pareil enfantillage en matière d'intervention provoquerait le sourire renseigné de nos chirurgiens actuels. Peut-être quand même, n'est-elle pas tellement vieux jeu que cela, l'expectation que préconise Chopart. L'urgence opératoire ne s'impose pas d'une façon si manifeste qu'elle ne prête à discussion très hésitante parfois.

III

Chopart avait le vrai tempérament chirurgical : froideur et adresse. Intelligent en sus, ce qui ne gâte rien quand l'intelligence n'est pas trop tumultueuse. L'imagination, en effet, qualité au médecin, devient défaut au chirurgien. Le premier pressent les phénomènes qui se passent dans l'intimité des tissus, le second concentre sa puissance de perception sur la réalisation parfaite d'un manuel opératoire qui est œuvre de sang-froid.

Le médecin agite des problèmes, le chirurgien a l'œil fixé sur ses doigts. Esprit de synthèse nécessaire à l'un, esprit d'analyse à l'autre. Le juste équilibre entre ces deux modes d'entendement appartient aux grands sujets.

Seulement si la balance penche d'un côté, que ce ne soit pas vers le plateau de la synthèse quand il s'agit d'un chirurgien. De voir large nuit plutôt à l'habileté manuelle. Les chirurgiens les plus adroits n'ont pas toujours été ceux dont le cerveau était le plus brillamment organisé, ou peut-être la fusion de leurs idées en lois générales n'a-t-elle que rarement l'occasion de s'accomplir, sollicitée qu'est l'activité du chirurgien par l'éducation minutieusement réglée de sa main d'opérateur.

Un blessé n'a que faire d'un penseur. Il lui faut le secours de quelqu'un prêt à l'action et à une action sagement conduite, si hardie soit-elle. Dans la pente naturelle des maladies à la guérison, le médecin trouve un adjuvant qui lui autorise la réflexion. Instantanée souvent doit être la résolution du chirurgien. Ce n'est pas avant l'intervention que la nature vient en aide au blessé, c'est après. Les médecins comptent sur le malade, les chirurgiens sur eux-mêmes.

D'une importance capitale en médecine, la pathologie générale est plus réduite en chirurgie. La loi, c'est pour l'ordinaire l'adresse de l'opérateur qui la crée, et cela en dépit du terrain sur lequel il est appelé à manœuvrer. Bien entendu que cette maxime ne doit pas être poussée à un exclusivisme trop intolérant. Ç'aura été la gloire de Verneuil d'insister sur les réticences qu'elle comporte.

LA THÉRAPEUTIQUE

DE

JEAN-PIERRE FRANCK

1745-1821

I

Les vieux maîtres avaient fait de la thérapeutique la science essentielle : les autres branches de la médecine ne concouraient qu'à la glorification de celle-là.

Le diagnostic n'était pas inventé à seule fin de vérification par l'autopsie. L'amour-propre du clinicien ne se caressait pas à la dissection de pièces anatomiques dont la lésion avait été savamment discernée du vivant du malade. Un pis aller, l'amphithéâtre ! Le maître s'y rendait un peu honteux de n'avoir pu procurer à son client de sortie plus avantageuse. L'examen des organes auquel il se livrait était moins pour lui la satisfaction d'avoir deviné juste qu'une leçon pour l'avenir. Comment empêcher la mort une autre fois? Voilà ce qui le préoccupait.

Il n'a rien moins fallu dans ces vingt dernières années que l'impulsion de quelques maîtres convaincus pour ramener cette tradition disparue : la recherche des moyens de guérir. Avec les progrès de la science, ce côté des études médicales était devenu absolument négligeable. On commença de parler traitement : innovation qui parut déplacée, tant on s'était accoutumé, à la fin des descriptions de maladies qui emplissaient un volume, de ne voir accorder que trente lignes à l'exposé des médications.

Non pas qu'ainsi remise en honneur, la thérapeutique eût prétention d'accomplir des miracles; seulement la confiance en l'action médicamenteuse, c'était déjà beaucoup. De même que l'idée de la puissance augmente la puissance, l'idée de la guérison possible augmentait les chances de celle-là. Traiter quand même des maladies amène le médecin à les mieux traiter; d'avoir foi aux remèdes en fait rechercher et découvrir de meilleurs.

J.-P. Franck était né encore à la bonne époque. Au XVIIIe siècle, l'entraînement vertigineux qui précipitait, cent ans plus tard, les esprits dans l'étude de l'anatomie pathologique et des sciences micrographiques, cet entraînement n'était pas près d'opérer sur les praticiens qui se contentaient de formuler des prescriptions judicieuses au lit des malades.

On rencontrait de fort bons médecins en ce temps comme on en rencontrait déjà en plein XVIIe siècle. Cela, en dépit de Molière qui a eu tort de s'en moquer. Passons-lui cette faiblesse ; il ne pouvait faire autrement.

Ayant ridiculisé Descartes, forcément il devait s'en prendre aux médecins. Tourner en caricature ce qui est respectable a toujours valu les applaudissements des parterres.

Venu après Molière, et semblable en cela aux personnages dont se gaussait le public, Franck a écrit de très bonnes choses en latin, et en latin supérieur à celui du Malade imaginaire. On ne connaît en France que la Médecine pratique de Franck ; mais ses œuvres sont nombreuses et leur nomenclature tient plusieurs colonnes. Signalons un traité d'hygiène et de police médicale, un traité sur la manière d'élever les enfants et quantité d'observations médico-chirurgicales publiées dans les recueils de l'époque.

Les cours que fit Franck en qualité de professeur de clinique, d'abord à Goettingue, puis à Pavie et à Wilna, eurent un grand retentissement. La jeunesse appréciait la lucidité de cet enseignement où la pratique personnelle remplaçait l'érudition des livres. Surmené, le maître tomba malade. Sa santé délabrée l'avait conduit à Vienne en 1808, lorsque l'Empereur le consulta sur l'état du maréchal Lannes, blessé à Essling. En vain, Napoléon chercha-t-il à attirer Franck à Paris. La promesse d'une position brillante laissa froid le professeur qui ne quitta pas l'Allemagne et mourut à Vienne en 1821.

II

Franck était très ennemi des systèmes : le diagnostic posé, il ne dissertait pas longuement sur la pathologie générale : en termes très détaillés, il formulait le traitement. Ses vues étaient moins brillantes, les malades quand même bien soignés.

Se trouvait-il en face d'un pneumonique, il recommandait la saignée et seulement plus tard, les antimoniaux, tartre stibié, vin d'antimoine et kermès. Les expectorants lui semblaient nuisibles au début de la maladie.

Lorsque les saignées trop copieuses ou une autre cause avaient affaibli le malade, c'était au tour d'autres agents médicamenteux d'entrer en fonction : il recourait en ce cas au camphre, au sel volatil, à la décoction de polygala et à la solution gommeuse. Celle-ci était composée de huit grammes de gomme ammoniaque dissoute dans deux cent dix grammes de potion saline à laquelle on ajoutait quatre grammes d'antimoine. Des vésicatoires étaient également recommandés contre l'épuisement : curieuse, cette pratique, très répandue jadis, qui plutôt que l'action révulsive locale cherchait dans le vésicatoire une sorte de stimulation générale qui suivrait l'excitation des nerfs cutanés.

Dans le traitement des néphrites prennent rang les saignées et surtout les ventouses profondes scarifiées à la région lombaire. Pratique reprise, on le sait, par le prof. Renaut qui avait insisté, il y a quelques années, sur les anastomoses reliant les veines cutanées lombaires aux veines du rein.

Les teignes sont justiciables d'onguents et lotions divers, où le mercure joue le rôle de principe actif. Voici la composition d'une eau phagédénique très utile à cet effet : eau de chaux deux cent cinquante grammes, sublimé un gramme, mercure un gramme. Des cataplasmes tièdes d'eau de mauve (cent vingt grammes) à laquelle on ajoutait trente grammes de poudre de ciguë et quatre-vingt-dix grammes de beurre frais, favorisaient préalablement la chute des croûtes. Quant à la poudre de crapaud réputée efficace contre la teigne, Franck ne lui reconnaît aucune vertu.

Le diabétique est l'objet d'un traitement pharmaceutique rationnel : poudre de Dower, extrait de myrrhe et de valériane, asa fœtida, tous calmants du système nerveux et modérateurs de la nutrition. Le fer et le quinquina, le simarouba, le camphre formaient les adjuvants de la médication.

Intéressantes souvent, les observations que renferme le chapitre des hydropistes. Hydrométrie des femmes enceintes, hydropisies des trompes, l'auteur ne rapporte aucune forme morbide sans exemple à l'appui. Au sujet des kystes hydatiques du péritoine, Franck se demande si les hydatides ne seraient pas parfois, plutôt qu'à une origine parasitaire, dues à des amas de lymphe coagulable fournie par une sécrétion morbide.

Contre l'anasarque, les recettes abondent : trifolium fibrinum, quinquina, absinthe, quassia, baies de genièvre et surtout racine d'ononis spinosa (Bugrane) dont notre professeur dit avoir éprouvé la remarquable vertu diurétique.

L'électuaire diurétique que voici rendra aussi des services : Rob de sureau, hièble, genièvre : de chaque vingt-quatre grammes, poudre de scille composée, de concombre sauvage et de racine de byrone, de chaque deux grammes, thériaque d'Andromaque, un gramme.

A prendre gros comme une châtaigne trois fois par jour dans quatre-vingt-dix grammes d'une décoction de racines apéritives.

On prescrira encore la potion suivante : gomme ammoniaque huit grammes, dissolvez dans une solution de crème de tartre avec eau de persil et de genièvre : de chaque cent cinq gr., pulpe de scille un gramme, éther sulfurique, deux gr., sir. canelle, trente grammes.

Une ou deux cuillerées de deux heures en deux heures.

Administrées à l'intérieur, les cantharides ont paru à l'auteur plutôt diminuer qu'augmenter la sécrétion urinaire. Cependant, et M. Lancereaux qui préconise la teinture de cantharides dans les inflammations rénales, approuvera cette restriction, cependant Franck annonce qu'il connaît une hydropisie grave guérie par l'usage de deux décigrammes de cantharides mêlées dans cinq cents grammes d'une émulsion d'amandes. Une cuillerée d'heure en heure.

C'est aussi notre auteur, qui, le premier en Italie, a essayé les propriétés diurétiques de la digitale pourprée, et du digitalis lutea, ce dernier à dose double. Parfois ces médicaments restent impuissants quelle que soit la préparation usitée.

Quant aux ferrugineux, Franck était partisan de la teinture de Bestucheff, préparation qui continue à nous-même de donner journellement les meilleurs résultats. Lorsque ce ferrugineux est bien supporté, l'auteur en vient à la limaille de fer porphyrisée donnée dans un oléo-saccharure de cannelle. A remarquer cette efficacité de la cannelle dans la chlorose. Le médicament agit-il par des propriétés antiseptiques dans une maladie dont la cause la plus fréquente semble être une infection d'origine intestinale ?

III

Avant d'être professeur, Franck avait pratiqué à la campagne. Son diplôme français conquis à Pont-à-Mousson, il s'était installé à Bitche en Lorraine. Pendant deux ans, il exerça en rivalité avec un barbier chez qui affluait la clientèle. Franck ne gagnait pas de quoi vivre. Découragé, il retourna en Allemagne.

Un peu plus de constance eût récompensé ses peines. Sans doute le public des campagnes n'estime tout d'abord dans un médecin que les qualités dont une tournure d'esprit vulgaire lui permet l'appréciation : abord facile, échange de gros rires et d'énergiques poignées de mains.

Cette première impression toutefois n'est pas durable. Au médecin, il faut plus qu'une popularité qui repose sur la prodigalité du geste. De se livrer à chacun répand son homme.

Mais d'être connu ne fonde pas la solidité d'une clientèle. Plus indispensable au praticien que la popularité est l'autorité ; et celle-ci, il ne la conquiert qu'en concentrant son expansion dans les bornes d'une réserve polie qui n'exagère aucune manifestation d'amabilité.

Une certaine froideur ne messied même pas. Si elle n'attire pas la clientèle, au moins a-t-elle l'avantage d'établir une zone de respect autour du médecin qui s'y enferme. Rien de désobligeant pour une réputation comme les discussions auxquelles expose une personnalité trop pénétrée. Malades, les amis des médecins de campagne vont régulièrement consulter un médecin voisin. Leur confiance ne va pas à l'homme qu'ils fréquentent et dont ils aperçoivent les défauts au contact de l'intimité.

La meilleure manière de réussir serait sans doute pour le médecin de campagne d'amasser de la popularité pendant quelques mois, le temps de se montrer au monde, puis une fois connu, de se retirer chez lui, dans le travail silencieux du cabinet.

Il y aura toujours après les premières poussées de clientèle, un mouvement de recul ; c'est dans la troisième ou quatrième année qu'il s'opère, alors que le prestige de la nouveauté s'est dissipé. Seulement l'habitude intervient à son tour qui arrête les défections : la prévention due à l'accoutumance remplace celle qui sortait de la nouveauté. La situation prend l'aplomb, s'impose par sa durée et elle arrive même à s'étendre pour peu que les ressources du pays se prêtent à sa progression.

LA THÉRAPEUTIQUE

DE

PHILIPPE PINEL

1745-1826

I

Curieuse est la physionomie de Pinel par le contraste qu'elle révèle entre l'intelligence et le caractère : esprit médiocre, grand cœur. Et cependant l'ironie qui préside à la destinée des hommes a décidé que la renommée irait de son vivant, non pas au médecin affectueux et compatissant, mais aux propositions de l'écrivain.

La Nosographie philosophique, œuvre indigeste et essoufflée, a fait son tour d'Europe. Les réformes que Pinel apportait au régime des aliénés n'ont guère été appréciées que des spécialistes.

A vrai dire, le succès de la Nosographie philosophique était due à un trompe-l'œil qui abuse communément le lecteur. Sous de grands mots circulaient des idées acceptées. Drapée avec éclat, la banalité devenait quelque chose d'imposant et chacun était heureux de la saluer comme une connaissance au contact de laquelle il trouvait une reproduction superbe de ses opinions personnelles.

La renommée ne grandit en effet que les œuvres

qui confirment des données préalablement consenties. Hugo n'eût pas joui de sa popularité s'il n'eût bercé les foules à la rhétorique truculente dont des lieux communs fournissaient le thème. Rien que de très humain aux applaudissements que la Nosographie philosophique recueillait dans le monde médical. L'enthousiasme du lecteur contemplait avec toutes les délices qu'un pareil spectacle procure à l'amour-propre caressé, la traduction en sentences prestigieuses, de ses pensées de chaque jour.

La postérité qui ramène toute chose en son plan ne se souviendrait plus guère de ce livre si la réputation de celui-ci n'avait été sauvegardée par l'œuvre philanthropique de Pinel, qui, elle, émerge vaillamment de l'oubli.

Le premier, le médecin de la Salpêtrière, a rappelé que les fous étaient des hommes et qu'un encouragement formulé en son heure devenait un stimulant à la guérison. La pratique des brutalités était bannie d'un service où les paroles consolatrices et douces avaient ordre de remplacer les rigueurs des cabanons. Innovation qui fait grand honneur à celui qui l'a conçue. Il est vraiment regrettable que Pinel ne se soit pas contenté du titre de bienfaiteur de l'humanité. Il a prétendu élargir l'auréole de sa gloire en y faisant entrer la qualification qu'il s'octroie d'intelligence supérieure. En quoi il a trop présumé de ses forces.

II

Les vues puissantes que Pinel s'accorde en pathologie ne sont assurément plus considérées comme telles que par lui. L'horizon qu'il estimait étendu nous paraît mesquin. Le flambeau qu'il croyait tenir dégage une clarté de lampion.

Se glorifier du titre de philosophe ne suffit pas pour l'être. Pinel publie les trois volumes de sa Nosographie philosophique. Il s'est mis en garde, nous assure-t-il, contre l'erreur et commence par traiter de vaines et dégoûtantes la théorie sur l'impureté des fluides, les saletés gastriques et « autres jeux frivoles de l'imagination. »

Voilà certes des paroles peu appropriées à une plume philosophique. Un observateur philosophe sait fort bien qu'il risque d'examiner les faits selon les idées qu'il en a. On observe non d'après ce qu'on voit, mais d'après ce qu'on croit. Rien de rare comme une vision directe qui ne se déforme pas à travers le prisme des jugements préconçus.

Pinel se disait exempt de préjugés. Il en était bourré.

Il rejette, par exemple, l'existence de la fièvre puerpérale, comme entité morbide distincte. Pourquoi cette proscription ? Les faits la commandent-ils ? Non pas. Le raisonnement seul l'exige. Car si l'on admettait la fièvre puerpérale, il y aurait lieu également d'admettre une fièvre de dentition, une fièvre menstruelle, une fièvre de puberté, une fièvre de l'âge critique, une fièvre de nourrice. Et Pinel se campe formidable derrière les retranchements de son argumentation.

Rappellerons-nous sa Nosographie ? La gale est décrite à côté de la variole, dans le chapitre des phlegmasies cutanées. L'apoplexie précède la catalepsie dans le cadre des névroses cérébrales.

Quant à la thérapeutique, elle offre généralement un avantage : de ne pas être téméraire. Il faut livrer la nature à ses efforts salutaires quand elle tend à une terminaison favorable. Le rhumatisme articulaire guérit tout seul. On assistera à la guérison, sans chercher à soulager les souffrances du rhumatisant.

Contradiction bizarre : Pinel améliorant le régime des aliénés et se refusant à calmer la douleur. Aussi bien il est curieux de constater combien cet esprit tombe à l'occasion d'une prudence non motivée dans une hardiesse qui déconcerte. L'abstention thérapeutique est commandée dans le rhumatisme : le vésicatoire est ordonné dans le croup.

Le traitement des maladies mentales indique un homme en possession plus exercée de son sujet.

La manie aiguë se trouvera bien de l'obscurité du milieu et de la demi diète ; des bains tièdes, affusions froides, laxatifs sont recommandés au déclin de la maladie. Pour peu que le maniaque jouisse d'une lueur de raison, on lui marquera un intérêt affectueux. Le défendre contre les propos offensants ou actes de violence auxquels seraient enclins les gens de service, est de stricte obligation. Surtout pas de saignées : elles affaiblissent sans profit pour la guérison. Des boissons abondantes aiguisées d'un grain de tartrate antimonié de potasse suffisent le plus souvent comme médication interne.

Dans la démence, que l'auteur ne distingue pas de la confusion mentale, on recommandera l'usage des excitants soit internes, comme les aromatiques, les infusions amères, les solutions de muriate ammoniacal, etc., soit externes, tels les épispastiques à la nuque, les frictions sèches sur les membres ou avec une huile éthérée le long de l'épine dorsale. Dans le même but de stimuler les nerfs, Pinel essaya le galvanisme. Il dirigeait le courant par les oreilles, l'extrémité du nez, d'autres points de la tête. Dans la plupart des cas, il obtenait un effet stimulant, mais passager. « Je pense, conclut-il, qu'un moyen semblable doit être combiné avec beaucoup d'autres pour produire une nouvelle énergie qui soit solide et permanente, dans les fonctions intellectuelles. »

Quant à la mélancolie, les exemples sont nombreux de guérisons opérées au moyen d'artifices propres à détruire l'idée exclusive qui fait l'objet du délire. Une impression vive et brusque, des exercices de corps variés, des passe-temps agréables, des voyages, toutes conditions qui changent les habitudes journalières, constituent des agents thérapeutiques efficaces dans les cas où la mélancolie n'est pas trop invétérée. Le traitement s'inspirera parfois avec fruit de la cause évidente qui aura produit la maladie. Les mélancolies dues à la répercussion d'une affection cutanée, à la suppression d'une hémorrhagie habituelle, à la rétrocession de la goutte, commanderont des indications d'urgence. Le praticien n'y faillira pas.

III

La thérapeutique de Pinel manquait, on le voit, de ce qu'il appelle lui-même suffisance présomptueuse, c'est-à-dire d'initiative. Il ne s'était pas aperçu que la suffisance est le propre de tout homme de science; que de fois la modestie du savant n'est-elle pas un paravent qui abrite sa vanité! Dire que la modestie est une suffisance qui se dissimule, est une définition assez exacte.

L'homme vraiment intelligent n'a cure de jouer au modeste : il se présente tel qu'il est. Quoi de plus légitime que de manifester sans jactance la conscience qu'il ressent de sa force? La franchise d'allures doit-elle être considérée comme de la suffisance? A ce compte la modestie est bien proche de l'hypocrisie.

Et Pinel lui-même nous fournit un exemple frappant, de la parenté reliant ces deux pentes de caractère ; il reprochait sa suffisance à autrui et s'arrogeait le titre de philosophe. Hypocrisie inconsciente soit, mais hypocrisie quand même que cette façon d'accuser le prochain de défauts qu'on colporte avec soi. La vie de cet homme qui se connaissait si peu est tout entière en honneurs.

Successivement médecin de Bicêtre et de la Salpêtrière, professeur de pathologie interne à l'Ecole de médecine, membre de l'Institut en remplacement de Cuvier, Pinel mourut en 1826, à l'âge de quatre-vingt-un ans.

LA THÉRAPEUTIQUE

DE

JEAN-NICOLAS CORVISART

1755-1821

I

Dans le cortège des maréchaux qui suivent l'empereur, on a quelque peine à découvrir Corvisart. Est-ce bien lui, ce baron de l'Empire, à la poitrine constellée de croix? Son abord froid n'attire pas les confidences. L'interlocuteur qui se risquerait à le tirer de son mutisme se verrait, par un mot sec de réponse, découragé tout de suite, dans son désir de renseignements. Pas moyen de s'épancher en conversation familière avec un Monsieur aussi peu communicatif. Il avait autre chose à faire, Corvisart, qu'à prêter l'oreille aux bavardages de la Cour. Son esprit retenu auprès des malades s'impatientait d'une orientation vers un autre cours d'intérêts. De sympathie, le médecin de l'empereur n'en réservait guère aux fâcheux, il la dépensait avec ses amis. Très dévoué, il ne s'éparpillait pas en amabilités faciles; prodigue, il l'était non de paroles, mais d'actes. Promettre lui demandait réflexion : seulement ce qu'il promettait était tenu.

Rien du courtisan dans ses allures, mais le maintien d'un homme conscient de sa valeur et portant haut le sentiment de l'honneur professionnel.

Corvisart était né en 1755, dans un village de la Champagne, à Drécourt. Son père, procureur au Parlement de Paris, le destina au barreau et le fit entrer dans son étude. Triste satisfaction que la procédure aux impatiences d'un esprit curieux !

Une leçon d'Antoine Petit, à laquelle assista par hasard notre clerc, décida de sa vocation. Il étudia la médecine et fut reçu docteur en 1782. Tout d'abord le peu de souplesse de son caractère ne lui porta pas bonheur. Le refus de porter perruque l'empêcha de devenir médecin de l'hôpital que Necker venait de fonder. En 1788, seulement, sa mauvaise tête fut pardonnée à Corvisart. Il obtint, sans perruque, la place de médecin de l'hôpital de la Charité.

De là date l'inauguration de son célèbre enseignement : il fut suivi de nombreux élèves qui continuèrent d'applaudir le Maître quand il fut nommé professeur de clinique interne en 1795. Avec le Consulat affluèrent les honneurs. Corvisart fut nommé, en même temps que Barthez, médecin du gouvernement et, comblé de biens, entra dans l'amitié de Napoléon.

A la chute de l'Empire, il se retira à la campagne. Fidèle à ses affections, il ne les renia pas lors de l'établissement du nouveau régime. Et c'est même là une des caractéristiques de ce grand cœur : cette ascension aux plus hautes dignités que pût ambitionner un médecin, jamais il ne la favorisa par des servilités qui portassent atteinte à l'homme. Peut-être faut-il vraiment vivre sous l'œil d'un despote de génie, comme fut Napoléon, pour que la grandeur d'un caractère ne nuise pas à qui s'y obstine avec dignité. Une démocratie se montre plus ombrageuse : elle exige des diminutions morales de la part de ses favoris. Ne sont pour l'ordinaire estimés des foules que ceux qui consentent à les aduler dans les ondoiements de leurs opinions toujours émotives et changeantes.

II

Pour le monde médical, le grand titre de gloire de Corvisart est son Traité des Maladies du cœur. Ayant traduit et commenté l'ouvrage d'Avenbrugger sur la percussion, il transporta ses connaissances ainsi acquises au diagnostic des maladies de poitrine et étudia l'anatomie pathologique puis les symptômes des maladies cardiaques avec une précision que nul n'avait égalée avant lui.

La Thérapeutique est d'un homme moins convaincu : « Il est possible, dit Corvisart, de prévenir parfois la maladie de cœur, de la guérir jamais ». Soulager, c'est à quoi se borneront les efforts du praticien. Divers seront les traitements. Ceux-ci s'appliqueront aux maladies aiguës du cœur, aux maladies chroniques organiques qui sont le plus souvent des dégénérescences des maladies aiguës, aux affections organiques proprement dites.

Dans les maladies aiguës ne rentrent que la péricardite et la cardite aiguës. Seront efficaces contre elles les saignées générales et locales au début, renouvelées si elles ne produisent pas une amélioration sensible et si le pouls conserve ses premiers caractères. Les vésicatoires sur le point douloureux détermineront une révulsion favorable, moins peut-être que dans les pleurésies ou pleuro-pneumonies. Le malade calmera sa soif avec des boissons aqueuses, adoucissantes, antispasmodiques.

Au nombre des maladies chroniques organiques considérées comme dégénérescences des maladies aiguës, sont classées l'inflammation lente du cœur, l'épanchement du pus ou de sérosité dans le péricarde, les adhérences de cette membrane au cœur. L'inflammation lente du cœur se reconnaît entre autres signes par une raideur concentrée et permanente du pouls : cette maladie n'est guère justiciable que d'un traitement général qui combattra les conditions morbides coexistantes : cachexie, faiblesse, leucophlegmasie. Les remèdes antihydropiques conviendront à l'hydropéricarde ; la paracentèse du péricarde est une opération incertaine et périlleuse : mieux vaut s'en abstenir. Quant aux adhérences du péricarde, inutile de tenter de les combattre autrement que par des règles hygiéniques de conduite et de régime propres à ménager le travail du cœur.

Les anévrysmes passifs ou actifs, les rétrécissements et ossifications des orifices comprennent ce que Corvisart appelle les maladies organiques proprement dites. Bien que la méthode de Valsalva contre les anévrysmes ait été suivie de quelques succès, les effets des saignées répétées et de la diète rigoureuse sur lesquels elle est fondée, commandent la réserve dans son emploi. Les lésions des orifices se trouveront bien, surtout quand elles compliquent le rhumatisme, de l'application de révulsifs : vésicants, rubéfiants, sinapismes ; plus tard, quand le cœur commence à fléchir, l'immersion fréquente des bras dans l'eau chaude, les bains de pieds, tout ce qui peut diminuer la réplétion des gros vaisseaux, procureront du soulagement. A cette époque la rareté des urines, l'œdème des membres inférieurs, cèderont encore avec facilité aux diurétiques : boissons aqueuses nitrées, préparations scillitiques et aux purgatifs hydragogues. Malheureusement courte est l'amélioration ainsi produite. Les étouffements, l'enflure reparaissent, augmentent ; les malades, violacés, présentent un aspect subapoplectique. C'est alors que réussiront surtout les saignées locales ou générales, à condition qu'elles soient légères et assez rares, précaution que nécessite l'affaiblissement du malade. Corvisart se loue à ce moment de l'emploi du vin amer diurétique, qui figure encore dans nos formulaires, composé qu'il est de quinquina, d'écorce de Winter, de citron, de racine d'angélique, de scille sèche, de feuilles d'absinthe et de mélisse, le tout infusé dans du vin blanc. Seront encore prescrits les bols de savon composés où entrent le savon blanc, le jalap en poudre, l'aloès, le sirop de nerprun, et les pilules de Backer préparées avec l'extrait de myrrhe et d'ellébore et la poudre de chardon bénit. La digitale ne bénéficie pas d'une mention très élogieuse. « MM. Lerminier médecin de la Charité, et Husson, médecin de l'Hôtel-Dieu, nous apprend Corvisart, l'ont essayée dans leurs services. Quelques malades ont été assez promptement désinfiltrés, mais les résultats n'ont été ni plus marqués ni plus constants que ceux qui, dans les mêmes cas, ont été obtenus par les diurétiques indiqués ». A peine si par le ralentissement de la circulation qu'amène la digitale, on diminue de temps à autre les paroxysmes d'oppression qui font asseoir dans leur lit les malades haletants.

A la rigueur, des mouchetures aux jambes seront adjointes à l'action des diurétiques et des purgatifs : ce moyen de traitement est dangereux : malgré les pansements les plus soignés, il ouvre souvent la porte à la gangrène.

Inutile d'insister sur le régime : Tranquillité de l'esprit, nourriture légère, abstention des liqueurs fortes et des exercices violents, ce sont là précautions élémentaires que tout malade devra prendre.

III

« Il faut non seulement s'appliquer à l'étude de l'homme physique, mais encore de l'homme moral, et le plus grand médecin, à instruction égale, sera encore celui qui lira le plus profondément dans la pensée de ses malades. » Combien peu de médecins mettent en pratique cette pensée de Corvisart. Formuler suffit au grand nombre ; les médicaments sont consciencieusement opposés à la maladie, comme il est écrit dans les livres.

Est-il donc si nécessaire de répéter que ce qui commande l'indication thérapeutique est avant tout le malade lui-même ? S'imagine-t-on qu'un homme intelligent est impressionné par un agent infectieux de la même manière qu'un esprit moutonnier? Chez les premiers toutes conditions égales, les réactions sont plus énergiques, la fièvre plus vive, la guérison mieux assurée. Le placide, lui, reste désarmé vis-à-vis de l'infection qu'il accepte avec la même impassibilité qui lui faisait enregistrer, la veille, ses sensations d'homme bien portant.

Ces deux pathologies : celle des nerveux, celle des épais sont essentiellement distinctes. A la thérapeutique de compter avec ces différences. Les médicaments chez les nerveux seront réduits à leur plus simple expression : le traitement sera avant tout hygiénique, la nature vibrante de l'individu, se chargeant, livrée à ses seules forces, de faire victorieusement face à l'infection. La pharmacie sera plus spécialement réservée aux esprits épais : elle soutiendra leurs réactions paresseuses. La guérison sera due au coup de fouet dont elle aura cinglé les nerfs endormis. L'ingratitude envers les remèdes, voilà ce qui n'est pas permis aux médiocres.

LA THÉRAPEUTIQUE

DE

FRANÇOIS-JOSEPH BROUSSAIS

1771-1838

I

Le dédain dont les contemporains accablent Broussais enveloppe une légitime satisfaction : se débarrasser de la gloire d'autrui est toujours agréable. Et puis, Laënnec ne nous a-t-il pas donné l'exemple ? C'est de très haut qu'il toise les doctrines de son rival.

Or, n'en déplaise à la postérité, la face ardente de Broussais n'est pas si défigurée qu'il semble, par les attaques qui avaient tâche d'y imprimer des flétrissures indélébiles. Inspirée par l'humorisme ancien, la thérapeutique de Broussais avait sa raison d'être : les spoliations sanguines, l'abstinence, les boissons émollientes et acidules combattaient l'intoxication par déchets cellulaires ou toxines microbiennes, et cela, Laënnec ne l'avait pas prévu. Adversaires acharnés, les deux maîtres restent debout, victorieux sur leurs positions. Le legs de Laënnec nous est parvenu intact, et les recherches modernes ne l'ont pas entamé. Le souffle d'apôtre que Broussais apportait à la diffusion de ses idées projette des lueurs de vérités qui avaient échappé à ses détracteurs.

L'effacement temporaire subi par la personnalité de Broussais était un phénomène obligé : le promoteur de la médecine physiologique était riche d'idées. Toute idée, en science, étant une interprétation, c'est-à-dire l'effet d'une conception individuelle, ne s'impose pas de sa propre force. Lorsqu'elle n'éblouit pas comme le trait d'une intuition géniale, l'idée s'éteint avec son auteur. L'oubli les ensevelit tous deux.

Le fait, au contraire, une fois signalé, frappe les sens. Une constatation anatomique n'est guère dans sa sécheresse, matière à controverse. L'esprit le plus médiocre est à même d'apprécier la structure d'un tissu. Un fait, cela se voit; une idée, cela se comprend. Bien vue, une chose n'est guère modifiable dans ses grandes lignes; c'est ce qui différencie le fait de l'idée. L'idée n'est pas seulement fonction d'un sens tel que la vue; elle réfléchit surtout une synthèse intellectuelle.

Il est entendu que nous ne parlons pas de celui qui découvre le fait, mais de ceux qui le constatent après lui. Confirmer un fait est plus aisé que saisir la portée d'une idée. Il faut entrer par la méditation dans le cerveau qu'on veut comprendre, et cela n'est pas dispensé à chacun. L'orgueil humain a tourné cette difficulté : il déverse le ridicule sur ce qui dépasse l'entendement. Si Laënnec a été grand observateur de faits, Broussais a été grand créateur d'idées. Le génie qui découvre un fait est compris de ses contemporains; le génie qui enfante des idées est souvent méconnu. C'est que le fait vit d'une vie immédiate : l'idée géniale contient le fait en prescience. Elle ne prend son vol que du jour où le fait prévu est réalisé. Ce jour se lève pour Broussais. Juger ce polémiste par le haussement d'épaules coutumier est d'une critique un peu cavalière. Moins superbe est le geste de feuilleter l'œuvre du grand réformateur.

II

Dans le domaine thérapeutique, que de vues justes à glaner! Sans doute le mot employé n'est pas toujours exact : *gastrite* remplace communément le terme plus propre de *trouble stomacal*. Le pauvre Broussais a appris aux dépens de sa gloire qu'on ne se trompe pas impunément de mots. L'humanité ne raisonnant que sur des mots, l'ampleur de l'idée reste d'ordinaire méconnue derrière l'impropriété du terme. Cela a été le sort de Broussais.

Aujourd'hui que les passions se sont dissipées dans le recul du temps, plus d'un applaudira telle conception thérapeutique qu'abrite une étiquette mal venue.

On sait l'importance que l'auteur attribue à l'inflammation. Il est toujours dangereux, dit-il, de ne pas arrêter une inflammation à son début. La saignée sera l'arme de choix. L'abstinence, les boissons émollientes et acidulées, les révulsifs maintiendront pendant une période de succès inégale les effets de la déplétion sanguine.

Ce n'est pas d'aujourd'hui qu'on apprécie les bénéfices d'une hémorrhagie au début d'une pyrexie. Hippocrate avait signalé le fait. Broussais s'en est emparé. Avec sa doctrine des fièvres essentielles liées à la gastro-entérite, c'était là double motif de tirer la lancette : l'action favorable des hémorrhagies constatée cliniquement était corroborée par la découverte de la phlegmasie gastro-intestinale constatée anatomiquement. Une saignée opérée en pareil cas ne faisait que devancer un effort curatif qui, livré à son jeu naturel, pouvait être tardif ou insuffisant.

Mais de quelles réserves l'apôtre de la médecine physiologique circonscrit la nécessité de ces soustractions sanguines! Les phlegmasies anciennes, l'état anémique du sujet deviennent des contre-indications formelles. On surveillera l'application des sangsues chez les enfants, l'énergie de l'impulsion cardiaque dans le jeune âge risquant de prolonger l'hémorrhagie d'une peau richement irriguée.

En face de pareilles propositions, le clinicien s'incline. Il garde une attitude plus froide au conseil de pousser la saignée jusqu'à la syncope dans les inflammations récentes. Les sujets avaient beau être vigoureux et jeunes, nous préférons ne pas renouveler l'expérience.

Des axiomes d'un sens clinique très avisé s'empressent d'atténuer cette assertion de l'innocuité dont jouiraient, en certaines occasions, les soustractions sanguines exagérées. Nous saluons en Broussais un précurseur de génie quand il préconise le froid dans le traitement du typhus, le typhus étant, pour l'auteur, une gastro-entérite aiguë tombée dans la stupeur, le fuligo, la lividité. Utilisé dès le début du typhus, le froid est supérieur aux saignées. Il faut le prescrire à l'intérieur et à l'extérieur. On évitera ainsi l'affaiblissement provoqué par une perte de sang. Le danger est grand de saigner un organisme aux prises avec le poison putride du typhus.

Voilà, certes, une affirmation dont les typhiques ont tiré profit; leur entourage sera non moins reconnaissant à Broussais de l'avoir mis en garde contre les dangers de la contagion. Ces paroles semblent écrites d'hier : « Tout malade affecté de typhus peut devenir un foyer d'infection pour les personnes saines et leur communiquer sa maladie s'il est renfermé dans un local étroit et si ses émanations sont stagnantes autour de lui. Mais s'il est placé dans un lieu sain, bien aéré, cette communication est difficile. »

Broussais épidémiologiste mérite d'être cité. Il est moins remarquable que Broussais spécialiste des maladies de l'estomac.

De par ses fonctions, l'estomac est un organe fréquemment irrité. Au clinicien de ne pas aggraver cette irritation. Les purgatifs sont dangereux; les spoliations séreuses qu'ils déterminent sont accompagnées d'une irritation préjudiciable au malade. La thérapeutique doit se borner à guérir les maladies : inutile d'en créer. Que de fois le traitement anti-syphilitique n'est-il pas coupable de semblable méfait ? Le patient meurt guéri de sa syphilis, tué par la gastrite médicamenteuse. La crainte qui poursuivait Broussais d'exaspérer l'irritation stomacale lui faisait même, dans la fièvre intermittente, administrer le quinquina par la voie rectale.

S'il eût connu la médecine hypodermique, il en fût devenu un adepte enthousiaste. Il n'eût pas été réduit à ordonner la teinture alcoolique de quinquina en frictions sur la peau.

Ménager l'estomac est le souci majeur du thérapeute. L'estomac délabré est une porte ouverte aux complications de tout genre : l'hypocondrie s'installe ; heureux le malade qui échappe à la phtisie pulmonaire. Au cas où les sympathies morbides ne s'éveillent pas dans le cerveau ou le poumon, le patient a assez à faire de se défendre contre les lésions locales menaçantes : le squirrhe, le ramollissement, la perforation de l'estomac.

La doctrine des sympathies morbides que sollicite le trouble stomacal renferme en germe les doctrines des auto-intoxications et des réflexes d'origine gastrique. Broussais a esquissé l'ébauche de l'œuvre que Bouchard et puis Albert Robin ont parfaite soixante ans plus tard. Telle phrase du médecin de la grande armée rappelle à s'y méprendre la manière de dire de nos contemporains.

Lisez plutôt les lignes suivantes : « L'indication de relever les forces par une alimentation copieuse ne se tire ni de la maigreur ni de la faiblesse, mais uniquement de la rapidité de l'assimilation et de la prédominance de la composition sur la décomposition ». Ce précepte a été émis en 1820.

III

Toutes les théories sont fausses, objectait-on à Broussais. Et Broussais, de répondre qu'on avait raison. Il ne faisait pas de théories, lui ; il observait et sur ses observations édifiait des procédés de guérir. Broussais, se défendant d'être un théoricien, est un de ces traits qui trahissent l'homme ignorant de soi. Comment aurait-il pu se connaître ? Le tumulte des guerres impériales qu'il suivait en sa qualité de chirurgien avait violemment secoué sa sensibilité émotive naturellement vibrante. La paix conclue, l'excitation orageuse du milieu lui devint un besoin. Les polémiques dans lesquelles il jeta sa fougue exubérante écartèrent de lui l'atmosphère calme que recherche le penseur replié sur l'analyse de ses sensations. Sollicité par sa passion de combativité, il s'élançait au fort de la mêlée, multipliant les coups, et dans son emportement, ne prenait pas garde aux côtés vulnérables de sa personne que découvrait son geste de batailleur acharné à la riposte, rebelle à percevoir ses blessures.

Ce refus d'avouer la valeur des critiques qu'on lui opposait faisait la part vraiment belle aux ennemis de Broussais. Sa parole enflammée électrisait les assistants ; le prestige s'évanouissait, l'orateur disparu. L'envie ravala l'intelligence d'une conception dont les points faibles apparurent avec les progrès de la science. Le monument de la médecine physiologique se lézarda. Broussais mort, ce fut l'effondrement. La réaction s'opéra furieuse, exultante. Elle piétina les débris de cette œuvre grandiose. Dans les éclairs du génie elle ne vit que des propositions fantaisistes.

Les extraits que nous avons donnés de l'œuvre de Broussais témoignent que ce jugement est à réformer. Laënnec est resté grand. Broussais se relève et sur la grisaille des intelligences, resplendit superbement.

LA THÉRAPEUTIQUE

DE

GASPARD-LAURENT BAYLE

1774-1816

I

Laënnec considérait Bayle comme un praticien consommé. Éloge mérité, qui est un peu une réparation à l'effacement que la personnalité trop haute de Laënnec infligeait à son collègue.

Il n'est pas bon de vivre dans le voisinage des grands hommes ; malgré soi on est entraîné dans leur orbite ; les lois de la gravitation sont imposées aux talents. C'est tout au plus si à côté d'une étoile la postérité vous accorde la valeur d'un satellite de second ordre.

Malaisément les hommes se résignent à étiqueter à égal niveau dans leur estime des intelligences ayant vécu dans le même temps et s'étant exercées parallèlement à des travaux de même nature. Il faut toujours qu'une intelligence soit classée plus haut que sa rivale : ces différences d'élévation satisfont le besoin de hiérarchie familier aux cerveaux faciles. Dans ce groupement. Laënnec a été hissé au sommet ; Bayle a été oublié au-dessous, dans l'ombre. Pareille disposition ne répond pas à l'importance de la figure sacrifiée. Celle-ci vaut l'autre. N'oublions pas que l'œuvre de Bayle a précédé de quinze ans celle de Laënnec.

Que la première soit moins complète dans la solution du problème que posait l'unité de la phtisie tuberculeuse, rien que de fondé à cette critique. Encore faudrait-il rappeler que les plus hardis précurseurs ont été précédés dans leurs efforts. Toujours des pionniers avaient tenté d'ouvrir la voie, et ce sont ceux-là, les humbles, les ignorés, parfois les méconnus, qui ont indiqué la marche à suivre aux plus heureux dont se glorifie l'histoire.

Bayle, lui, n'est sans doute pas un ignoré. Seulement justice complète ne lui semble pas rendue. Qui sait, sans le secours de ses premiers travaux, si Laënnec eût parfait les siens ? Un peu plus de lumière sur la personne de Bayle, et les choses seront remises à leur plan.

Une nature bien exubérante que la sienne ! En 1793, elle prit feu. A dix-neuf ans, membre du conseil général du département, Bayle protesta contre les sanguinaires décrets de la Convention. De là, mise en accusation et fuite. A Montpellier, une vocation soudaine pour la médecine l'arrêta. Quelques années de séjour en province partagées entre l'école et le service des armées qu'il suivait en qualité d'officier de santé, et voici Bayle à Paris. Auditeur assidu de Corvisart, il fut nommé successivement en gradation d'honneurs, aide d'anatomie, médecin de la Charité et médecin par quartier de l'empereur. Il mourut peu après Waterloo.

Les recherches sur la phtisie pulmonaire constituent la grande œuvre de Bayle. Avant lui, les altérations anatomiques de la tuberculose pulmonaire avaient été mal étudiées : il eut encore le tort de décrire à part d'elle et comme formes spéciales, les phtisies granuleuse et ulcéreuse, mais nous lui devons une histoire très spécifiée des phtisies mélanique, calculeuse et cancéreuse. C'est aussi lui le premier qui nous a révélé l'existence de la pleurésie interlobaire que terminent les vomiques et de l'œdème de la glotte ou angine laryngée œdémateuse.

Voir un homme de l'imagination de Bayle se cantonner dans l'étude patiente de l'anatomie pathologique est fait pour surprendre. On s'étonnera moins si l'on veut songer au hasard des circonstances qui ont décidé de sa carrière. D'abord politicien, Bayle devint médecin. Elève de Corvisart, il partagea les goûts de son maître en anatomie pathologique, moins peut-être par attrait pour cette science que par suite de son affection au maître qui la prônait. L'impulsion aux recherches d'amphithéâtre, il la dut à cette expansion sympathique qui porte les âmes ardentes à embrasser les occupations des êtres qui leur sont chers. Une fois l'habitude de disséquer prise, Bayle y trouva de la joie : l'intelligence lui fit opérer des trouvailles où il ne s'était engagé que par élan du cœur. Et c'est ainsi qu'il devint un des maîtres de l'anatomie pathologique, en dépit d'un tempérament de poète.

Broussais n'avait point songé à cela. Son esprit d'une rectitude fanatique surbordonnait mathématiquement la fonction à l'intelligence : à l'anatomie pathologique, science étroite, ne s'adaptaient que des cerveaux étroits. Telle était la thèse de Broussais.

Comme s'il était donné à chacun de suivre ses aspirations! Il est rare qu'un tempérament fougueux atteigne la carrière qui lui convient : sollicité par son obsession d'activité, il empoigne la première besogne offerte, parfois, comme Bayle, par sympathie pour celui qui s'en occupait déjà. Une fois lancé sur cette voie, un semblable tempérament apporte son capital de qualités à un métier où il réussit et pour lequel il ne paraissait pas taillé. Les grandes découvertes dans les sciences ont fréquemment été la conséquence de ces ironies de la vie qui précipitent les intelligences à côté de la destination que leur affectait l'instinct. Ou plutôt est-ce encore la science, si positive ou minutieuse s'exerce-t-elle, qui mûrit les plus riches moissons de vues nouvelles dans les esprits que leur essor brillant semblait réserver exclusivement à une vocation littéraire ou artistique.

II

La thérapeutique des phtisies pulmonaires dépendra tout d'abord de leur nature : la phtisie cancéreuse sera traitée par les médicaments qui ont paru le plus convenables pour guérir les squirrhes ou pour ralentir la marche des maladies cancéreuses : extraits d'aconit, jusquiame, ciguë, belladone, pavot. La phtisie calculeuse semble due, dans la majorité des cas, à des concrétions de phosphate de chaux : elle est incurable et c'est tout au plus si on peut lui attribuer la thérapeutique de la phtisie granuleuse. On en pourrait dire autant de l'évolution très lente, mais fatale, propre à la phtisie avec mélanose : l'usage bien entendu et alterné des calmants, analeptiques, toniques et amers ne sera jamais d'un secours très efficace.

Restent les trois phtisies tuberculeuse, granuleuse, ulcéreuse. Un traitement univoque leur est applicable.

Observation des conditions préventives d'hygiène : aération convenable, alimentation tonique, habitude des bains et lavages froids, vie calme et régulière. On combattra par des révulsifs, saignées, vésicatoires, la congestion pulmonaire qui suit les fièvres éruptives. Seront prescrits les végétaux dont l'action est de diminuer l'irritabilité du poumon : phellandrium aquaticum, digitale pourprée, jusquiame noire et blanche, aconit napel, ciguë. Ces substances sont données isolément ou combinées : aux doses faibles succèdent progressivement des doses plus actives. Des voyages, l'exercice à cheval, une saison aux eaux minérales sulfureuses (Eaux-Bonnes, Cauterets, Bagnères, Mont-Dore), l'usage des carbonates alcalins, du muriate de baryte, des préparations savonneuses, martiales complèteront la liste des adjuvants hygiéniques ou médicamenteux qui tiendront en échec la maladie menaçante.

Que si celle-ci apparaît quand même, outre les recommandations précédentes, on instituera le traitement des diverses complications qui pourraient surgir. Contre l'embarras gastrique seront ordonnés des vomitifs plus ou moins réitérés, des purgatifs, des amers ; on opposera des sangsues et des vomitifs à la pléthore que traduisent la plénitude du pouls, l'oppression, la rougeur de la face. L'engouement du poumon sera favorablement influencé par l'application de sangsues, l'administration de vomitifs, de préparations scillitiques, de décoctions de lichen et de polygala. L'hémoptysie sera arrêtée par la saignée et les rafraîchissants et vers son déclin par de légers astringents : suc d'ortie, sirop de grande consoude. Un large vésicatoire complètera la médication.

La gelée de lichen d'Islande et les sirops préparés avec cette substance associée à l'opium et aux sudorifiques auront raison du catarrhe. Les résineux et balsamiques (eau de goudron, térébenthine, sirop de bourgeons de sapin, de tolu, etc.), seront réservés aux cas d'expectoration abondante, alors qu'elle n'est pas manifestement purulente et que le malade n'est pas trop excité.

On sait combien tenace est parfois la fièvre des phtisiques : Bayle la combat par le quinquina, des infusions amères et surtout l'usage des bains et de l'opium.

Les douleurs accusées par les phtisiques seront soulagées par des cataplasmes d'avoine bouillie dans du vinaigre, des frictions avec des liniments volatil, camphré, opiacé, des compresses d'éther. L'insomnie ne résistera pas aux bains de pieds, grands bains, à l'extrait d'opium. On aura soin de n'administrer les narcotiques que de deux jours l'un. Leur trop fréquent usage constipe et dispose aux sueurs. Au cas où celles-ci seraient trop abondantes, on les arrêterait par l'ingestion de deux grains de trochisques d'agaric et des tisanes amères. Les grands bains seront également utiles contre les sueurs.

Les vomissements des phtisiques dépendent d'une quinte de toux ou d'une irritation sympathique de l'estomac : de légers purgatifs, des boissons de chiendent acidulées, des amers, des toniques, seront employés : pour l'ordinaire, c'est l'instinct du malade qui décide du remède à choisir.

Voici le dévoiement des phtisiques : Bayle se loue de l'usage de la décoction de simarouba et du diascordium. Parfois se produit un œdème des membres inférieurs qui effraie beaucoup les malades : de la tisane de chiendent unie au nitrate de potasse, de légères mouchetures aux jambes débarrassent le phtisique de cette complication.

On le voit, les ressources abondent : le secours qu'on en retire est douteux. L'heureuse issue de la phtisie, assure Bayle, dépend de la nature et n'est pas un effet de l'art. « On se tromperait en l'attribuant aux remèdes dont le malade a fait usage. Il faut seulement en conclure qu'on ne doit pas toujours désespérer de la vie des phtisiques, lors même que leur maladie est incurable. » Téméraire, le médecin qui assurerait la guérison. Il ferait office de charlatan si, mandé à une période avancée de la maladie, il retranchait son impuissance derrière cet argument qu'il a été consulté trop tard.

III

C'était un homme fort pieux que Bayle; en quoi il se rapprochait de tant d'autres maîtres illustres : Baillou, Baglivi, Morgagni, Boerhaave, Haller.

Unir la science à la religion n'est pas inconciliable. Il suffit de considérer l'inconnu qui reste inexploré. Cet inconnu, la religion l'explique à sa manière. Elle en fournit une solution immédiate. La science recule cette solution dans l'avenir.

Peut-être les problèmes d'aujourd'hui les élucidera-t-elle demain! Le mystérieux disparaît de notre monde. Sur les seuils troublants des choses ignorées, au mot :

Miracle, les découvertes modernes substituent peu à peu le terme de : Loi.

C'est là une constatation que nul ne méconnaît.

Seulement les lois formulées par l'homme nous livreront-elles jamais le dernier mot de tout ? Non, proteste Bayle, et avec lui les maîtres que nous avons cités.

Admettre que la science percera le sens profond de l'énigme est se payer d'une hypothèse. C'est pousser l'induction à des conséquences qui ne sont pas autorisées. Ce qu'est la vie, en avons-nous quelque notion précise pour que nous décidions que nos fils la créeront à leur fantaisie dans leurs laboratoires futurs.. Puisque le malheur veut que notre science humaine soit toujours une demi-science, comme l'a dit tristement M. Fouillée, puisque nos spéculations flottantes ne sont que chimères dans la nuit, hypothèse pour hypothèse, en face de ces incertitudes et de ces faillites de nos prétentions, autant s'en tenir, concluent certains esprits, à l'hypothèse religieuse. Un double avantage élève celle-ci au-dessus de sa rivale. Enveloppée qu'elle est d'un dogme moral, elle baigne encore dans l'idéal. Des gens comme Bayle, emprisonnés dans le cadre de leurs travaux positifs, ont parfois soif de rêve et se laissent bercer à la ferveur du sentiment religieux. Rien que de très élevé dans ce besoin de l'au-delà. Cléricalisme, articulera un esprit fort.

A cette exclamation, Bayle eût tourné la tête et l'œil curieux, eût examiné son interlocuteur comme on regarde quelqu'un dans la voix duquel on cherche une insulte qu'on ne comprend pas.

LA THÉRAPEUTIQUE

DE

R.-T.-H. LAËNNEC

1781-1826

I

En place du masque d'Hippocrate à la chevelure et à la barbe calamistrées, c'est le profil émacié de Laënnec dont le médaillon commence à figurer sur la couverture en toile chagrinée de quelques livres de médecine. Innovation très judicieuse ! Au moins ceux qui l'ont conçue savent-ils discerner la valeur des hommes et c'est plaisir à les voir pratiquer avec une telle entente la culture de leur intérêt propre. Il n'est pas donné à chacun de comprendre l'avantage qu'il peut retirer du voisinage d'un grand nom.

Hippocrate est bien loin de nous et l'on a un peu abusé, n'est-ce pas ? du père de la médecine. Foule de générations médicales se sont réclamées de lui. Laënnec au contraire n'est pas si reculé dans le passé, et le reflet dont il éclaire ses disciples n'est pas éteint par les siècles ; en sorte qu'une ambition trouve encore à s'y chauffer et cela plus sûrement qu'auprès du foyer hippocratique fréquenté depuis deux mille ans, et, de par sa vétusté même, légèrement refroidi.

Or, l'auteur qui soigne son petit amour-propre n'entend pas être frustré; il veut profiter de la gloire du maître et chante avec conviction celle qui lui réserve la place la plus large dans son auréole. En vérité, il a raison cet homme. Je ne comprends pas qu'on maintienne le buste d'Hippocrate sur nos ouvrages de médecine. C'est Laënnec qu'il faut mettre, et M. le Pr Dieulafoy, qui est homme d'esprit, n'y faillira pas à la prochaine édition de son manuel.

Disciple de Laënnec, cela montre tout de suite le personnage qu'on est : calme et génial. Seulement la fonction est ardue à tenir. Il ne suffit pas d'ausculter un thorax les sourcils plissés, de se redresser lentement, de déclarer avec la solennité d'un oracle qu'on a entendu du gargouillement ou telle autre belle chose. Laënnec entendait tout cela aussi, j'en conviens. Nous sera-t-il permis d'insinuer que si son oreille était conformée de même, son intelligence pourtant apparaissait d'une ressemblance un peu moins frappante? Ce qui distingue Laënnec de ses élèves, et par quoi, il continuera de s'attirer l'admiration des siècles, c'est en effet moins la découverte de l'auscultation elle-même que les conséquences légitimes qu'il en a tirées. Avant lui, des gens avaient appliqué leur oreille contre un thorax. Hippocrate lui-même s'y était essayé. Les résultats de ces tentatives étaient restés stériles. Le rapport entre le bruit perçu par l'oreille et la nature de la maladie où ce bruit se faisait entendre, ce rapport n'avait pas été saisi et c'est Laënnec qui l'a révélé. Découverte féconde s'il en fut, car elle avait trait non pas à la constatation sèche d'un fait, mais à la connexité de ce fait avec d'autres faits qui lui avaient semblé étrangers jusque-là. Laënnec n'a usé de l'auscultation que pour s'élever à la connaissance de relations unissant des phénomènes épars, et il a apporté à l'établissement de ces relations tous les moyens d'investigation dont dispose le clinicien.

Qu'est-ce que l'histoire de la phtisie pulmonaire, des épanchements pleurétiques, de l'emphysème, de l'œdème du poumon et de tant d'autres maladies que Laënnec a dégagées du fouillis nosologique où elles étaient perdues? qu'est-ce encore que l'histoire de la dilatation des bronches, de la gangrène et de l'apoplexie pulmonaire, sinon la traduction plastique des liens qu'avaient créés les observations comparées de l'amphithéâtre, de la symptomatologie et de l'auscultation ?

En prolongeant la science avec l'aide du rapport imprévu qu'elle venait d'émettre, l'auscultation resserrait d'autre part entre eux les rapports déjà anciens fournis par la clinique et les autopsies. Ce résultat était à prévoir ; car il suffit que l'acuité de la pensée soit éveillée en un point pour que tout le champ de l'intelligence soit ébranlé ; l'initiative qui donne la clef d'un rapport n'ouvre pas rien qu'une porte. Elle s'exerce encore ailleurs. Laënnec a reçu de l'auscultation qu'il pratiquait une impulsion qui a été, à son tour, le point de départ d'une reprise d'élan. Ce qu'entendait l'oreille éclairait l'évolution du mal et cette évolution, interprétée dans un sens plus rigoureux, se trouvait ensuite reconstituée anatomiquement à toutes ses périodes par les lésions finales recherchées plus minutieusement au moyen du scalpel.

Pareille méthode d'investigation qui opérait dans un domaine mal et incomplètement parcouru ne pouvait manquer d'aboutir à des trouvailles incomparables. C'était une veine très riche sur laquelle Laënnec mettait la main ; il y puisait sans crainte de tarir le filon, et les trésors qu'il en extrayait, expliquent l'abandon où le maître délaissait le clinquant des hypothèses.

L'hypothèse a surtout droit de cité dans la science pour conduire à des territoires inexplorés alors que les vieux domaines ont été exploités. A Laënnec était échu un domaine vierge. Il s'y enferma et eut raison.

Broussais eut beau le harceler de ses épigrammes. De temps en temps le maître relevait la tête, haussait les épaules et se remettait à l'ouvrage. Ce calme dans la riposte exaspérait jusqu'à la rage l'adversaire convaincu, mais mal informé qu'était Broussais. Il n'entrait pas assez dans l'esprit de Laënnec et s'arrêtait trop obstinément aux idées qu'il avait faites siennes. L'auscultation, il ne saisissait ni quelles conséquences cliniques elle allait amener, ni de quelle intensité de pénétration elle avertissait chez son inventeur. Il s'en tenait à son dogme de l'irritation et de la gastrite et refusait d'admettre autre chose.

Original quant à soi, il offrait un esprit étroit aux conceptions qui n'émanaient pas de lui. Au lieu de considérer l'anatomie pathologique à la façon de Laënnec comme un simple chapitre propre à éclairer la nature de la maladie, Broussais reprochait à son adversaire d'en faire une sorte d'oracle qui répondait à tout, dispensait de toute autre recherche. Cela, Laënnec ne l'avait pas prétendu et Broussais se réservait vraiment la tâche un peu facile en accablant son rival sous des propositions que ce dernier n'avait jamais émises.

II

Clinicien merveilleux, Laënnec, semble-t-il, s'est moins imposé comme thérapeute. C'est que sa méthode de recherches, toute faite de rapprochements et de comparaisons, pouvait fort bien convenir à la pathologie, mais la thérapeutique y trouvait moins son compte. Les risques d'erreur, en effet, se multiplient dès qu'il s'agit d'interpréter l'efficacité d'une médication : deux éléments se trouvent alors en présence : l'évolution du mal, l'intervention du médecin, et, dans quelle mesure l'une est corrigée par l'autre n'est pas problème aisé à tirer au clair. Dans la pathologie, ces deux éléments se trouvent réduits à un : l'évolution du mal. Le traitement n'intervient pas. La question se trouve simplifiée de ce fait : pour la résoudre, il importe que l'observateur se laisse impressionner par la vision directe des faits et leur place relative parmi les choses. Laënnec, nous l'avons dit, s'est acquitté supérieurement de ce rôle.

— Dès que la thérapeutique entre en jeu ces qualités d'acuité dans la vision ne demeurent plus isolées. La personnalité de l'observateur, j'entends son jugement, non pas impersonnel, comme celui du pathologiste qui s'aliène de soi, mais un jugement déterminé par le sentiment de l'auteur, ses antipathies, ses préférences, un tel jugement manifeste à son tour l'impression ressentie. L'inconnu en thérapeutique détient une plus large place qu'en pathologie : cette place, l'auteur l'occupe avec son imagination. Il ne voit plus, mais croit voir. Car la complexité des procédés curatifs mis en œuvre par la nature, cette complexité embrouillée encore par l'immixtion du thérapeute, cache si bien et dans une telle intimité ses rouages que l'observateur ne constate que les effets de la machine, je veux dire la guérison et celle-là, il lui est bien difficile de démêler à quel moteur elle appartient : à la nature ou au thérapeute. Une attention longue, minutieuse, incessante est nécessaire pour autoriser une décision, mais cette attention réclame bien souvent plus que la vie trop courte d'un homme qui, pressé d'autre part de juger, conclut alors moins sur les faits, que d'après ses sympathies qui se font jour. Et cela était encore plus vrai à l'époque de Laënnec. On ne connaissait pas alors la pathogénie comme aujourd'hui. Les médications portaient la marque de cette incertitude : à la science imparfaite suppléait l'intervention passionnelle et accrue du sentiment, c'est-à-dire l'introduction d'un élément d'appréciation essentiellement mouvant et versatile. C'est sous forme de spéculations hypothétiques que ces éléments d'appréciation prenaient corps.

— Dédaigneux des hypothèses dont le dispensait le trésor de faits qu'il mettait en chantier, Laënnec réprimait tout élan de son imagination. Il avait discerné les lacunes qu'avaient créées les théories de

Brown, et de Broussais, et ces lacunes, il le savait bien, ne provenaient que des faiblesses d'une généralisation construite hâtivement sur des faits particuliers. Peut-être eut-il tort de ne pas voir assez le bénéfice que la science retirait de ces systèmes élevés à grand fracas, mais qui ne laissaient pas que de renfermer dans leurs murs branlants des intuitions d'une haute portée pratique : ainsi les maladies sthéniques et asthéniques de Brown, l'irritation et la gastrite de Broussais.

Parti d'un tel pied, on comprend que Laënnec ne se soit pas arrêté au maniement des idées générales. Même celles qui guidaient la thérapeutique depuis des siècles ne lui disaient rien qui vaille. Telles les idées hippocratiques sur la fièvre salutaire et celles sur la striction et la laxité qui avaient inspiré les préceptes hygiéniques de l'école méthodiste.

Comme si toute spéculation doctrinale était à rejeter de parti-pris : il convient pour le moins de choisir entre elles, de séparer celles qui sont l'œuvre sévère des siècles et l'œuvre à vérifier d'un homme. Laënnec n'a admis ni les unes, ni les autres.

— De là ce manque d'idée directrice à sa thérapeutique et le terre-à-terre où il la confine et auquel s'étaient refusés Brown et Broussais. S'il ne s'expose pas, à leur exemple, à tomber dans les exagérations de système, aussi ne s'élève-t-il pas comme eux. Il n'échappe à la critique, qu'à la condition de ne pas s'attirer l'éloge.

Néanmoins, si des tentatives vers des médications originales ne signalent pas la thérapeutique de Laënnec, quand même enroule-t-il autour de ses pratiques nombre d'aperçus ingénieux. Il réprouve les vésicatoires dans la période aiguë du catarrhe muqueux bronchique, les accuse à ce moment d'augmenter la fièvre et la congestion bronchique. Même condamnation dans la péripneumonie et pour les mêmes raisons de la révulsion cantharidienne. « L'emploi des vésicatoires et de leurs succédanés doit être borné aux cas où, après la période d'acuité, une pneumonie se résout trop lentement et à ceux de la pneumonie chronique. »

Au début du catarrhe muqueux aigu réussiront l'ipécacuanha surtout utile chez les enfants et des infusions chaudes de violette alcoolisées avec une once ou une once et demie de bonne eau-de-vie. Cette méthode d'administrer les spiritueux dans les rhumes commençants n'offre nullement les dangers dont on l'accuse : elle ne change pas, comme les praticiens le redoutent, le rhume en péripneumonie et a cet avantage de guérir souvent le rhume dès le premier jour.

Dans le catarrhe muqueux chronique, mieux que les infusions alcoolisées, soulagent les vomitifs répétés. Laënnec se félicite d'en avoir fait prendre jusqu'à quinze en un mois à une dame de quatre-vingt-cinq ans; des balsamiques, baume de tolu, de copahu, de térébenthine, aux doses de dix-huit à trente-six gouttes par jour complèteront la médication ; si la gêne de la respiration devient excessive, les narcotiques, poudre de belladone, de datura stramonium, aux doses d'un demi-grain à un grain sont les meilleurs moyens de l'atténuer. C'est également la belladone qui constitue le remède le plus énergique contre la coqueluche; on en ordonnera jusqu'à un demi-grain matin et soir, car elle diminue la dyspnée, ce qui la rend encore précieuse dans l'asthme nerveux, combat le spasme des bronches, calme l'irritation qui produit la congestion sanguine et séreuse, tarit la sécrétion augmentée des bronches. L'extrait de narcisse des prés, proposé comme spécifique de la coqueluche, est d'action plus infidèle.

— Le plus souvent, Laënnec réflechit dans ses médications les jugements de son temps; en quoi sa pratique se montre parfois inférieure à celle des anciens. Ceux-ci regardaient en effet la saignée dans la péripneumonie comme suspecte après les premiers jours, et ils avaient raison. Laënnec n'hésite pas à proclamer l'opinion inverse : à savoir que l'on peut faire très utilement des saignées assez abondantes dans des pneumonies avancées, parvenues même au degré de suppuration. Il se loue du reste de l'emploi du tartre stibié prescrit suivant la méthode Rasorienne et affirme n'avoir pas souvenir d'avoir vu mourir un homme attaqué de pneumonie aiguë et qui eût pris le tartre stibié assez longtemps pour en éprouver les effets. Une série singulièrement heureuse que celle où il était tombé ; l'infection pneumococcienne se trouvait en ce temps-là de bonne composition.

Depuis Laënnec, nous avons appris que la pneumonie évolue sans grand souci des médications qui lui sont opposées : de même aussi le pneumothorax contre lequel notre maître ne recommande guère la ponction, persuadé qu'il est que l'épanchement aériforme peut être résorbé spontanément. Peut-être l'empyème convient-il à certains cas de pneumothorax, compliqués d'épanchement liquide ; mais là encore le résultat est aléatoire et mieux vaut s'en rapporter à la nature, qui montre plus d'habileté que les médecins à organiser ses procédés curatifs.

Cela, Laënnec semble parfois l'avoir oublié. Qui pis est, au lieu d'aider la nature, il complique sa tâche dans le traitement du croup. Il y recommande les vésicatoires et les saignées. Moins dangereuses, mais d'effet douteux à coup sûr, les frictions mercurielles faites à doses assez fortes pour produire promptement la salivation, reçoivent aussi son assentiment. Le praticien, ajoute Laënnec, ne doit jamais oublier d'employer ce dernier moyen concurremment avec la saignée et les vomitifs. Heureusement que certains enfants soi-disant atteints de croup ne devaient présenter qu'une laryngite striduleuse : très bénigne, la maladie résistait au traitement qui, en moins favorable occurrence, eût sans doute singulièrement aggravé le pronostic.

Quoi qu'il en soit de ces lacunes, et en ne considérant que les bons côtés, il ne ressort pas moins de la thérapeutique de Laënnec cette impression rassurante qu'un médecin peut être utile à ses malades sans pour cela se poser en réformateur, et qu'un remède modeste appliqué en son temps, même s'il n'est pas inspiré par une doctrine originale, a pouvoir de produire son effet.

III

Laissons de côté le thérapeute et de ce que nous venons de dire, dégageons davantage la personnalité du savant. Laënnec a été analyste : ses descriptions de maladies en font foi ; mais il a encore été un esprit synthétique comme en témoigne la constitution des cadres morbides qu'il a établis. Or, et c'est la qualité de premier ordre, son esprit synthétique s'est directement ajusté aux contours de ses recherches d'analyse, il ne les a pas débordées en interprétations qui s'égaraient au delà d'elles. Trier correctement le détail pour le grouper ensuite en une série d'ensembles qui embrassent chacun étroitement les matériaux de détail qui lui sont affectés, constitue une besogne où se reconnaît la main du Maître. Laënnec y a tout à fait réussi.

Dans les temps plus proches de nous, un autre grand esprit s'y est également exercé. Comme Laënnec, Charcot a fait converger les résultats de la clinique et de l'anatomie pathologique à la création d'entités nosologiques nouvelles ; seulement il n'a pas toujours été aussi heureux dans ses tentatives que l'inventeur de l'auscultation. Parfois son esprit d'analyse l'abusait : il isolait ce qui n'était pas isolable : le tabes spasmodique de l'adulte, par exemple. Dans son œuvre de reconstruction, l'esprit synthétique de Charcot le leurrait aussi : tout le monde a présentes à l'esprit ses leçons sur la maladie de Morvan. Il en faisait, avec M. le professeur Joffroy, un symptôme inséparable de la syringomyélie ? Or, le panaris analgésique n'existe pas dans les quatre cinquièmes de la France ; bien plus appartient-il à la lèpre qu'à la syringomyélie (Zambaco).

— Avec le tabes spasmodique, erreur d'analyse ; avec la maladie de Morvan, erreur ou tout au moins imprudence de synthèse. Plus circonspect, peut-être parce qu'il fut moins adulé, plus impressionné aussi par la relativité des phénomènes observés, peut-être parce qu'il vivait plus retiré, Laënnec eût sans doute évité pareille faute. C'est dire que la manière dont l'homme de science arrange sa vie influe toujours sur ses œuvres et cela, quoiqu'il en ait.

LA THÉRAPEUTIQUE

DE

LOUIS ROSTAN

1790-1866

I

C'est alors qu'elles commencent à branler de vétusté, que les doctrines logent leurs partisans les plus décidés. Si longtemps ont-elles duré qu'on les estime inattaquables et c'est un asile toujours convoité que celui qui fournit des maximes toutes faites et solidement défendues ; au moins circulent-elles à l'abri des bouleversements qui contrarient les habitudes familières de penser.

Le solidisme, qu'elle forteresse ! Depuis deux siècles, en dépit des tentatives de l'animisme et du vitalisme, elle dominait, et voici que l'anatomie pathologique vint la cuirasser du blindage de ses découvertes. Comment ne pas juger, de retraite sûre, une position que défendaient de pareils retranchements ? Un homme de science pouvait se retirer là-dedans, sans crainte d'être dérangé ; sa réputation n'était pas mise en péril et les contemporains le baptisaient grand homme pour peu qu'il eût creusé plus profondément un fossé, surélevé quelques talus. Seulement peut-on se garer des coups de foudre de l'imprévu ? Un matin tout croula : murailles, bastions, casemates. Une orientation neuve de la science avait servi d'engin destructeur : l'inondation de l'humorisme ressuscité renversait le solidisme triomphant.

Rostan n'a pas eu le temps de voir la ruine de la citadelle d'où il enseignait la médecine. Professeur de clinique interne à la Faculté de Paris, il mourut en 1866, laissant son nom à l'histoire du ramollissement cérébral et avant la naissance des auto-intoxications et des poisons microbiens. Sa foi en l'infaillibilité étiologique de l'anatomie pathologique n'avait pas été ébranlée par les découvertes posthumes qui subordonnaient l'intégrité de l'organe à celle de la nutrition et la guérison de la maladie infectieuse à l'élimination heureuse des toxines.

A l'époque où vivait Rostan, on croyait tout savoir; la présomption naît du progrès arrêté; il y a deux siècles déjà, on reprochait à Stahl d'apporter sa pierre à un édifice que l'on jugeait achevé, et bien avant Stahl, Hippocrate estimait qu'en son temps la médecine avait fait tous les progrès qu'on en pouvait attendre, — périodes d'illusions où l'on s'imagine que la forêt a été fouillée en tous sens parce qu'on y parcourt un sentier battu.

Rostan n'échappe pas à ce travers : assez intelligent est-il pour déclarer qu'il est téméraire d'assurer qu'il n'existe rien où nous n'avons rien vu et cependant le voilà qui rejette comme chimériques les propriétés vitales sous prétexte qu'elles ne sont pas perceptibles à nos sens. Contradiction qui établit un conflit entre le mot et l'idée. On parle en sage, on pense en enfant.

II

Au surplus un grand nombre de propositions énoncées par Rostan ont fait leur temps : dire qu'il ne peut exister de maladies sans altération d'organes est supprimer trop prestement le trouble fonctionnel qui précède communément la lésion organique. Les maladies de la nutrition ne sont nullement organiques à leur début : elles ne témoignent que d'une surveillance inattentive, d'une lassitude, d'une indifférence du système nerveux qui laisse opérer des mutations anomales dans les échanges. La lésion de l'organe n'apparaît que plus tard : elle est la consécration anatomique du trouble nutritif réalisé primordialement en dehors d'une altération quelconque des tissus.

Nonobstant ces lacunes excusables dans l'ère aveugle où il exerçait, Rostan n'en pratiquait pas moins une thérapeutique en quête de certitude : il rejette la médecine des symptômes. La règle imposée est de s'en tenir aux indications thérapeutiques : celles-ci seront fournies par le diagnostic, les causes, la nature, la marche de la maladie et aussi par les forces, l'âge, le sexe, les habitudes, les antécédents morbides du patient. Non pas que toutes ces indications soient d'une clarté très éprouvée : les causes des maladies, en particulier, sont obscures. La prise que nous avons sur elles est restreinte : on évite un poison, un venin, mais les maladies épidémiques, comment s'y soustraire? L'ignorance où Rostan était de leur nature microbienne, lui fait néanmoins insister sur la nécessité de l'hygiène préventive. A quoi nous applaudissons encore aujourd'hui, mais dont se souciaient peu les administrations de l'époque. Rostan nous dénonce un préfet de la Seine qui avait publié une statistique triomphante : il y était démontré que l'aération et la propreté n'exercent aucune influence sur la mortalité. Les décès s'alignaient aussi nombreux dans les colonnes consacrées aux quartiers riches que dans celles où étaient rangés les cloaques. Encore un fonctionnaire idoine à ses fonctions, ce préfet-là.

Pour Rostan, les médications sont générales, spéciales, spécifiques.

Dans les premières prend place l'eau froide. Rostan ne l'emploie que dans les inflammations extérieures, ou dans les maladies chroniques dont sont porteurs des sujets pâles, aux glandes engorgées. Depuis Cullen, la thérapeutique avait subi un recul : le professeur d'Edimbourg n'hésitait pas à préconiser le froid dans le traitement des fièvres : audace que réprouve Rostan.

Les médications révulsive, tonique, débilitante, excitante, complètent le chapitre des médications générales.

Les médications spéciales ont trait aux médications du tube digestif (vomitifs, purgatifs), de l'appareil circulatoire (digitale), de l'appareil sécrétoire (diurétiques), etc.

Aux maladies inconnues (variole, fièvres palustres, syphilis) conviennent les médications spécifiques (vaccine, quinine, mercure). Ce qu'on ignore le plus est ce qu'on guérit le mieux.

Encore avons-nous appris depuis Rostan comment la quinine agit dans le paludisme. Quant au reste, nous ne sommes guère plus avancés. La certitude que nous saurons dans l'avenir est toutefois la meilleure objection au scepticisme. Elle n'est pas fondée cette remarque de Rostan que les hommes supérieurs de tous les temps sont restés réfractaires à la croyance des vertus médicamenteuses. La thérapeutique a eu ses apôtres. Ils avaient la foi, mais une foi qui ne s'abuse pas forcément. On peut être fanatique et douter : fanatique de ce qu'on croit vrai, douter de ce qui demeure obscur. C'est autre chose, douter de ce qu'on ne connaît pas ou douter de tout, même de ce qui est vérifié, parce qu'on ne connaît pas tout.

Ajoutons que le scepticisme thérapeutique un peu affecté de Rostan ne l'empêchait pas d'entrer dans des détails minutieux sur un traitement à instituer.

Voici, par exemple, une de ses ordonnances. Il s'agit d'un cas d'hystérie, caractérisé par un spasme généralisé, un sentiment de strangulation, de l'aphonie, etc. La maladie était ancienne et avait résisté à toutes les médications. Rostan conseille :

1° Des bains d'infusion de tilleul à 28°, prolongés

pendant plusieurs heures, la malade demeurant chaque jour plus longtemps dans le bain, d'abord deux, puis trois, puis quatre heures et même davantage si le mieux ne se produit pas ;

2° L'usage d'une infusion de fleurs de pêcher ou de feuilles de laurier cerise. On fait infuser deux ou trois feuilles de laurier cerise ou une pincée de fleurs de pêcher pendant dix minutes environ dans un litre d'eau bouillante ;

3° L'emploi de la poudre de belladone dirigé de la manière suivante : cinq centig. par jour pendant quatre jours, dix centig. par jour pendant quatre autres jours ; quinze centig. par jour (en trois doses) pendant quatre autres jours ; vingt centig. par jour pendant quatre autres jours (dix centig. le matin et dix centig. le soir). Augmenter ainsi la dose de cinq centig. tous les quatre jours jusqu'à concurrence de soixante centig. par jour. Avoir soin de surveiller attentivement l'action du médicament ; en diminuer ou suspendre l'emploi s'il se produit des signes d'intoxication. Dans le cas d'insuccès, essayer l'indigo sous forme de bols aux doses progressives de un gramme à seize grammes par jour.

III

En dépit de ses théories, Rostan n'en agissait donc pas moins comme un praticien convaincu ; son tempérament de croyant éclatait dans la discussion. Les formules affirmatives « Il faut avouer, il est évident » soulignent la valeur du moindre raisonnement.

Tendance familière que celle-là à nombre d'esprits intelligents, mais d'une intelligence qui se nourrit des idées acceptées d'une époque. Parce qu'on pense comme le voisin, on s'imagine penser juste. Le préjugé s'impose dès l'instant où le voisin l'admet. Quant au scepticisme, il n'atteint que les idées non vulgarisées par la coutume.

Rostan toutefois n'était pas subjugué par ses opinions à ce point qu'il se refusât à la contradiction. Il était entré en polémique courtoise avec Broussais. Le succès de la lutte lui semblait assuré.

Si l'histoire ne partage pas pleinement cette illusion de Rostan, au moins lui sait-elle gré de l'estime qu'il témoignait à Broussais. Reconnaître le mérite d'un adversaire n'est pas donné aux tout médiocres.

Avec Rostan se termine la série de nos études. Aller plus loin serait empiéter sur la période contemporaine.

CONCLUSIONS

Les divers facteurs qui ont créé l'histoire de la médecine se sont pénétrés mutuellement. Le milieu et le livre ont réagi sur l'homme avec la manière de sentir et de comprendre qui émanait d'eux. L'homme leur a répondu. Il a imprimé sa marque personnelle aux usages et croyances du milieu, aux idées traduites par le livre et le tout ainsi modifié, il l'a renvoyé prendre place dans l'atmosphère pensante de l'époque avec les œuvres qu'il avait signées à son tour. De ces courants échangés entre l'individu et le centre intellectuel ambiant, sont nées les fluctuations de la science avec ses reculs et ses progrès. C'était le recul quand l'individu s'abandonnait à l'inertie et respirait sans rien rendre, je veux dire acceptait tête courbée la tradition. Car subir la tradition, c'est mépriser la recherche, c'est en place de l'observation installer le culte des arguments et on sait où celui-ci a conduit le moyen-âge. Il croyait progresser en défendant les Arabes et marchait en arrière, inconscient et grotesque de faconde prétentieuse. Le progrès, au contraire, apparaissait avec l'individu vraiment vivant, essayant ses forces, s'impatientant contre la langueur des esprits, secouant le joug des dogmes enseignés. Avant la venue du livre le recul était ordinaire.

Dans la renaissance médicale du XVIe siècle, l'imprimerie avait sa part, la réforme aussi. Et cette influence leur était dévolue à l'une et à l'autre à la suite des siècles d'immobilité auxquels s'était condamné le moyen-âge. Trop longtemps on avait exalté les exercices physiques. Il y avait autre chose que le maniement du glaive et les prouesses de chevalerie. Quoi ? Le livre l'apprit. Il s'ouvrait devant des générations vieilles sous le costume de guerre, jeunes par le cerveau. Une ardeur d'étude enflamma les esprits. Ils s'emparèrent du livre comme un enfant d'un jouet merveilleux dont il n'a pas encore vu le pareil. Et ce jouet, le libre examen issu de la Réforme permettait de le manier, de le feuilleter en juge, d'en vérifier la texture, d'en tirer des applications imprévues.

Chacun se précipitait sur le livre : les uns tenaient pour celui-ci, les autres pour celui-là. Les goûts du lecteur se dessinaient dans le choix préféré. Au milieu du XVIe siècle, Fernel, écrivain disert, défendait Galien, dialecticien accompli. Dans le camp opposé, Houllier, Baillou, Duret se serraient autour d'Hippocrate ; moins littéraires, ils manifestaient en faveur du maître sobre dont ils répandaient la doctrine, accordaient la suprématie à la valeur du fond sur la richesse de la forme.

De part et d'autre, on accumulait des arguments, et mieux est, on les fortifiait par des faits. La discussion éloquente ne suffisait plus : le savant devenait indiscret; il demandait ce qui se cachait derrière la rhétorique.

Très vaillamment il se mit à la besogne, reprit la science par ses bases, corrigea, compléta, découvrit. Vésale refit l'anatomie; Servet décrivait la petite circulation ; Ambroise Paré réhabilita la chirurgie, Paracelse introduisait en thérapeutique l'agent médicamenteux actif. Les cliniciens multipliaient leurs observations.

Professeurs, simples praticiens, ils apportaient chacun leur tribut avec la parole de l'enseignement, ou dans la matière du livre.

Partis de côtés différents, les uns des sciences accessoires, les autres de la clinique, ici de la chaire du professeur, là de la pratique courante, tous se réunissaient dans la connaissance plus approfondie à laquelle ils aboutissaient de l'homme malade. Au XVIIme siècle cette rencontre s'opérait plus saisissante encore avec l'apport de Harvey. La grande circulation était découverte. Elle souleva un redoublement d'enthousiasme; une coalition d'efforts superbes pensa atteindre aux confins de la science.

Les recherches devenaient l'origine de doctrines; des idées neuves s'élevaient sur les faits; et chacune de ces idées créait un centre de raisonnement auquel correspondaient des déductions secondaires.

Les écoles mécanique, chémiatrique, attribuaient une action prépondérante les premières au jeu des forces physiques, les secondes aux effets des combinaisons chimiques. La thérapeutique exécutait en servante empressée les prescriptions qui dérivaient de ces spéculations.

Elle apportait le secours des agents physiques aux troubles mécaniques, combattant la pléthore par la saignée, les purgatifs, les éliminateurs de toute sorte, tandis qu'elle apprêtait les remèdes chimiques, antimoine, et mercure, pour les sectateurs de la chémiatrie.

Plus tard vint l'animisme de Stahl, le vitalisme de Barthez, l'incitabilité de Brown, l'inflammation de Broussais. Sous d'autres noms, l'animisme de Stahl, le vitalisme de Barthez ressuscitaient la doctrine hippocratique sur le respect dont il importait d'entourer les actes naturels de la maladie. La thérapeutique se réduisait de ce fait, surveillait plutôt qu'elle n'intervenait d'une façon immédiate, se tenait sur l'expectation armée.

Au rebours de ces pratiques, celles que prônaient Brown et Broussais se montraient singulièrement aggressives. Leur théorie se réclamait non d'une conception philosophique comme celle de Stahl et de Barthez, mais de l'individualisation d'un symptôme érigé en une sorte de divinité constamment répréhensible : la diathèse asthénique et sthénique de Brown, l'inflammation de Broussais, commandaient les exercices thérapeutiques toujours de fonction, soit qu'ils eussent à augmenter ou à diminuer l'incitation, soit que dirigés par l'inflammation, ils eussent à s'entraîner vers la saignée.

Le tort de ces doctrines était de n'appeler l'attention que sur les idées qui en composaient la trame et si ces idées, la doctrine les faisait bien voir, si elle en tirait des applications souvent judicieuses, elle avait l'inconvénient de ne pas laisser voir autre chose, de réduire le champ de vision, d'interdire à l'esprit de s'étendre en toute liberté.

A la vérité cette intolérance de la doctrine comportait son correctif immédiat ; la tyrannie du dogme empêchait sa durée. La doctrine naissait brillante et fragile, et parce qu'elle s'éteignait tout de suite, les erreurs qu'elle aurait pu propager n'avaient elles-mêmes qu'une vie éphémère.

Mais comme tout n'était pas erreur dans la doctrine, tout ne disparaissait pas avec elle. Le bon survivait, le mauvais s'effaçait, et l'observateur mis en possession de l'un, débarrassé de l'autre, se faisait ainsi peu à peu une expérience éclectique où entraient les principes à conserver et à défendre.

D'ailleurs les doctrines amenaient dans la science un bouleversement plus en surface que profond. A part les disciples trop zélés qui poussaient à l'extrême les théories du maître, les praticiens vrais demeuraient en général fidèles aux préceptes d'Hippocrate.

Et ils avaient raison ; car leurs malades guérissaient. La bonne nature dont nous n'avons pas pénétré les ressorts intimes ne se montrait pas sévère à leur ignorance. Elle poursuivait son rôle tutélaire, suivait le mal dans la voie que lui ouvrait la constitution antérieure du sujet : voie favorable ou funeste au hasard des forces ou des tares rencontrées. Au-dessus de la chimie, au-dessus de la mécanique, il y avait la vie dont la santé traduit le travail normal, dont la maladie représente le trouble. Et cette vie dérangée par le mal dans ses fonctions naturelles revenait le plus souvent d'elle-même et grâce à la nature vigilante, à son équilibre primitif, pourvu que le médecin ne s'immisçât pas d'une façon trop importune dans ses mouvements. Suivre la nature, Hippocrate avait dit le grand mot.

Aider la nature dans ses procédés curatifs, c'est à quoi tendaient ses efforts et ceux de ses disciples.

L'absence de notions pathogéniques précises les empêchait tous de fournir la raison exacte qui inspirait leurs médications : n'ayant connaissance que des symptômes, c'est d'après eux qu'ils se guidaient : en sorte que non admis à discerner la cause, ils s'attachaient aux effets.

Et c'est le motif pour lequel la thérapeutique médicale n'a pas progressé depuis Hippocrate comme il eût été désirable. Les moyens d'investigation étaient demeurés dans l'enfance, la chimie était rudimentaire, le microbe inconnu. Humeurs de l'organisme, maladies infectieuses, tout cela n'était constatable dans ses troubles et ses lésions que par des altérations déjà avancées.

Ne sachant au juste ce qu'il fallait combattre, désespérant de réduire l'ennemi derrière ses barrières ultimes, on se contentait de surveiller ses incursions et d'en réfréner les ravages trop étendus; pour l'atteindre cet ennemi, l'absence de principes médicamenteux actifs ne permettait de disposer que d'armes imparfaites; mais ces armes, tant grossières fussent-elles, gardaient leur efficacité relative. Elles servirent depuis Hippocrate jusqu'à la période contemporaine.

Moins soucieuse de la pathogénie, la chirurgie possédait son agent actif dans le bistouri ; elle tailladait, enlevait le mal qui était évident et palpable, opérait avec succès avant que la médecine pût intervenir en aussi robuste assurance.

La période moderne n'a pas rendu le chirurgien plus habile, mais elle a légitimé ses hardiesses par les succès qu'il devait à l'usage de l'asepsie et de l'antisepsie opératoires.

La médecine à son tour entre dans une ère nouvelle; comprenant mieux la nature du mal, chaque jour elle en déjoue les effets avec plus de certitude et arrive même à le prévenir. Les échéances morbides sont évitées; et au cas qu'il soit trop tard pour s'y soustraire, le règlement en est effectué argent comptant et sans risques. La sérothérapie vaccine, elle guérit aussi. Demain nous trouverons autre chose; de nouveaux spécifiques sans doute. Le cancer disparaîtra après une médication interne comme la syphilis traitée par le mercure. A nos fils l'honneur de cette découverte. Nous nous contentons de travailler à l'aube. La splendeur du soleil rayonnera pour eux.

INDEX BIBLIOGRAPHIQUE ET NOTES

OUVRAGES CONSULTÉS

Histoire de la Médecine

Th. de Bordeu. — Recherches sur l'histoire de la Médecine. Réimpression chez Auguste Ghio, éd., Paris, 1882, in-8°.

Kart Sprengel. — Histoire de la Médecine depuis son origine, jusqu'au XIXme siècle. Traduite de l'allemand, par Jourdan. Paris, 1815, 9 vol. in-8°.

Édouard Auber. — Traité de Philosophie Médicale. Paris, 1839, in-8°.

Daniel Leclerc, Éloy, etc. — Biographie Médicale mise dans un nouvel ordre, revue et complétée par MM. Bayle et Thillaye. Paris, 1855, Adolphe Delahaye, édit., 2 gros in-8°.

Dechambre. — Dictionnaire encyclopédique des Sciences Médicales. Articles. Histoire de la Médecine, par L. Boyer et Biographies aux noms des auteurs.

Daremberg. — Histoire des Sciences Médicales. Paris, 1870, 2 vol. in-8°, J.-B. Baillière, édit.

J.-M. Guardia. — Histoire de la Médecine. Paris, Oct. Doin, in-8°, 1884.

P. Dignat. — Histoire de la Médecine et des Médecins à travers les âges. Paris, Laurens, édit., 1888.

Histoire Naturelle. Matière Médicale. Chimie. Pharmacologie

André Mathiolus. — Les commentaires sur les six livres du Dioscoride. Lyon, 1620, in-folio.

Baumé, Maître apothicaire de Paris. — Chimie expérimentale et raisonnée. Paris, 1773, 3 vol. in-8°.

Moyse Charas. — Pharmacopée Royale galénique et chimique. Lyon, 1693, 2 vol. in-4°.

Lemery. — Dictionnaire universel des Drogues simples. Paris, 1759, in-4°.

ŒUVRES CONSULTÉES DES AUTEURS ANALYSÉS

Hippocrate. — Traduction des Œuvres médicales sur le texte grec d'après l'édition de Foès, Toulouse, 1801, 4 vol. in-8°.

Galien. — Galeni Opera, 8 vol. in-folio réunis en 4 vol. Froben, Bâle 1549, et Daremberg. Œuvres anatomiques, physiologiques et médicales de Galien, 2 vol. J.-B. Baillière, 1854.

Paul d'Egine. — Æginetæ Pauli, de re medica libri septem, Parisiis, 1532, in-4°.

Celse. — Aur.-Corn. Celsi de Medicina libri octo, Amstelaedami, 1713, in-18. Les endroits où se révèle la personnalité scientifique de l'auteur se trouvent L. VII, C. VII, L. IV, C. XIX, L. III, C. V. Consulter aussi Broca : Celse, in Conférences histor. de la Faculté de médecine, Paris, 1866, Germer Baillière, in-8°.

Cælius Aurélianus. — Cælii Aureliani libri V S. chronicarum passionum. Amstelaedami, 1755, in-4°.

Avicenne. — Avicennæ opera, Lib. Canonis Venetiis apud Juntas, 1555, in-folio. Lire le remarquable chapitre que Sprengel consacre à Avicenne dans son T. II, loc. cit.

École de Salerne. — Medicina Salernitana, Stoer, 1599, in-32, et l'école de Salerne avec commentaires par Daremberg, Paris, 1857, J.-B. Baillière, in-12.

Fracastor. — Fracastorii (Hieron) Opera omnia Venetiis Junta, 1584, in-4°, et les trois livres de Jérome Fracastor, traduction et notes par Léon Meunier, Paris, Société d'Editions Scientifiques, 1893, in-18.

Paracelse. — Paracelsi (Bombast ab. Hohenheim, Aureoli Phil.-Theoph.), Opera medico-chemico-chirurgica, Genevae, 1658, 3 vol. en 2 vol. in-folio, et la grande Chirurgie de Philippe Aureole, Theophraste Paracelse, trad. de Claude Dariot, Lyon, 1589, p. 167, 168 (Renseignements bibliographiques dus à l'amabilité de M. Dureau).

Jean Fernel. — Ferneli Medicina, 2 vol. in-8°. Lugduni Batavorum, 1644. L'ouvrage de Torella où il est pour la première fois fait mention du traitement de la syphilis par le mercure, a pour titre : Tract. cum consiliis contra pudendagram sivæ morbum gallicum Romæ, 1497, in-4.

Leonhard Fuchs. — Leonharti Fuchsii de medendi methode libri quatuor, Parisiis, 1539, petit in-8°. — Institutionum medicinae ad Hippocratis, Galeni, aliorum que veterum scripta recte intelligenda mire utiles, libri quinque, Bâle, 1567, in-8°. Opera didactica, Franco furti, 1604, in-fol.

François Valleriola. — Francisci Valleriolae, observationum medicinalium lib. V J. Lugduni, in-12, 1605.

Alexandre Massaria. — Alexandri Massariae practica medica, Lugduni, 1616, in-4°.

AMATUS LUSITANUS. — Amati Lusitani curationum medicinalium centuriae septem, Burdigalae, 1620, in-4°.

JACQUES HOULLIER. — Jacobi Hollerii omnia opera medica, Genevae 1623, et Albertus (Fabre de Commentry), Un médecin Français au XVIme siècle, Gaz. Medi., Paris, 1889, p. 229, 241, 265.

JÉROME MERCURIALI. — Mercuriali (Hieron.) De Arte gymnastica libri sex., Amstelod. 1672, 1 vol. in-4°, et Medicina practica Lugduni, 1623, in-4°.

FÉLIX PLATER. — Felicis Plateri Praxeos, Basilae, 1656, 2 vol. in-4°.

JODOCUS VAN LOMM. — Lommii Commentarii de Sanitate tuendâ, Lovanii, 1558, in-18 et de Curandis febribus Continuis, Autverpiae, 1563, in-18 et Observationum medicinalium libri tres, venetiis in opera omnia, in-4, 1748.

FABRICE D'AQUAPENDENTE. — Hieronymi Fabritii ab Aquapendente opera chirurgica, Francofurti, 1620, in-4°.

GUILLAUME BAILLOU. — Épidémies et Éphémérides traduites du latin par Prosper Yvaren. J.-B. Baillière, 1858. in-8°. Les observations sur le croup se trouvent p. 369.

DANIEL SENNERT. — Autore Daniele Sennerto De Febribus lib. IV, Francofurti et Wittebergae. 1653, in-4° et Medicina Practica Wittebergae, 1662, 3 vol. in-4° et Institutionum Medicinae libri V, Wittebergae, 1644, in-4°.

VAN HELMONT. — Ortus Medicinae, authore Joanne-Baptista Van Helmont, Amsteradami, 1652, in-4°.

GRÉGOIRE HORST. — Gregorii Horstii opera Medica 3 vol. in-4°, Goudae, 1661.

LAZARE RIVIÈRE. — Lazari Riverii opera Medica universa Lugduni, 1663, in-folio.

NICOLAS TULP. — Nicolai Tulpii observationes Medicæ Amstelredami, 1672, in-18.

GUY PATIN. — Lettres choisies, 3 vol. in-18, La Haye, 1707, et Conservation de la Santé par un bon régime, 1632. Consulter aussi Ste Beuve, Causeries du lundi, t. VIII, 1855, Garnier, édit., Paris.

M. le Dr Dureau, le savant bibliothécaire de l'Académie de Médecine de Paris, a bien voulu nous communiquer l'intéressante note suivante : « Il n'existe pas d'édition complète des Lettres de Guy Patin. Un certain nombre de missives de ce spirituel et peu commode confrère ont été retrouvées depuis la publication de l'édition donnée par Réveille-Parise et cette édition est loin d'être irréprochable. Un érudit, feu de Montaiglon, avait en sa possession un recueil manuscrit de diverses lettres de Guy Patin, la plupart inédites. Il serait à désirer que ces lettres fussent publiées. »

FR. DELEBOE DIT SYLVIUS. — Deleboe opera medica, Amstelodami, 1680, in-4° et Gubler. Sylvius et l'iatrochimie, in Conférences historiques de la Faculté de Médecine de Paris, 1866, Germer Baillière, in-8°.

STALPART VAN DER WIEL. — Stalpartii van der Wiel observationum rariorum medic-anatomic-chirurgicarum centuriae posterioris pars prior. Leidae, 1727, 2 vol. in-18.

THOMAS WILLIS. — Willis opera Medica et physica. Lugduni, 1676, 2 vol. in-4°.

THOMAS SYDENHAM. — Médecine pratique traduit par Jault, Paris, 1784, in-8°.

BERNARDIN RAMAZZINI. — Bernardini Ramazzini opera omnia medica et physiologica. Genevae 1716, in-4° (p. 28, citation du début; p. 95 l'apologie du quinquina, Essai sur les maladies des artisans, trad. Fourcroy, Paris, 1777, in-12).

CARLO MUSITANO. — Caroli Musitani, de Morbis mulierum tractatus. Coloniae Allobrogum. 1709. in-4°. Le traitement de la stérilité est exposé p. 110 et suivantes. Le lecteur constatera combien nous avons dû atténuer la pornographie candide du texte. Opera medico-chymico-practica, Ibid. 1718, 3 vol. in-4°.

JEAN-MARIE LANCISI. — Opera omnia Genevae, 1718, 3 vol. in-4°.

GUILLAUME MAUQUEST DE LAMOTTE. — Traité des accouchements naturels, non naturels et contre nature, Paris, 1715, in-4° et Traité complet de chirurgie, Paris, 1771, 2 vol. in-8°.

G.-E. STAHL. — Œuvres médico-philosophiques et pratiques. Traduction Blondin, Paris, 1863-1865. J.-B. Baillière, 5 vol. in-8°. Consulter aussi l'article Stahlisme in Dict. des Sciences medic. T. LIIe, 1821.

GEORGES BAGLIVI. — Georgii Baglivi Opera omnia medico practica et anatomica. Lugduni, 1704, in-4°. Consulter aussi M. Fabre (de Commentry). Un médecin italien de la fin du XVIIe siècle, broch. 1896. Steinheil édit.

HERMANN BOERHAAVE. — Institutions de médecine, 8 vol. in-18. Paris, 1750. Des maladies des yeux. Introduction à la pratique clinique. Leçons sur la pierre, Paris, 1749, in-12. Tractatus de viribus medicamentorum, Parisiis, 1740, in-12.

JEAN ASTRUC. — Traité des maladies de femmes, Paris 1761-1765, 6 vol. in-12. Traité des maladies vénériennes, Paris, 1755, 4 vol. in-12.

VAN SWIETEN. — Gerardi Van Svieten Commentaria in Hermanni Boerhaave Aphorismos. Parisiis, 1759, 5 vol. in-4° et traduction en français par Moublet, 6 vol. in-12, Lyon, 1772.

JOSEPH LIEUTAUD. — Précis de médecine pratique, Paris 1769, 2 vol. in-8°. Ce que dit Lieutaud des hépatiques et de la scolopendre se trouve supprimé de cette édition française et ne se trouve que dans l'édition latine, Amsterdam, 1765, 2 vol. in-4°.

WILLIAM CULLEN. — Éléments de Médecine pratique traduits par Bosquillon. 3 vol. in-8. Paris, 1819.

ANTOINE PETIT. — Traité des maladies des femmes enceintes, des femmes en couche et des enfants nouveau-nés. Paris, an VII, 2 vol. in-8° (publié par les citoyens Baignères et Perral). RAULIN. Traité des maladies des femmes en couche. Paris 1772, in-12. CHAMBON DE MONTAUX. Des maladies des femmes, Paris, 1784, 2 vol. in-12.

ZIMMERMANN (J.-GEORGES). — La Solitude traduit de l'Allemand par Jourdan. Paris, 1825. Traité de l'expérience en général et particulièrement dans l'art de guérir traduit par Lefebvre de Villebrune, Avignon 1797, 3 vol. in-16. Traité sur la dysenterie (traduit par le même), Paris, 1775, un vol. in-12°.

BARTHEZ (PAUL-JOSEPH). — Nouveaux éléments de la science de l'homme. Paris, 1806, 2 vol. in-8°, seconde édition. Discours sur le génie d'Hippocrate, Montpellier 1801 in-4°. Traité des maladies goutteuses 1819, 2 vol. in-8°, seconde édition. Consultations de Médecine. Paris, 1810, 2 vol. in-8°.

PIERRE POMME. — Traité des affections vaporeuses des deux sexes, 2 vol. in-8°. Paris, an VII.

FRANÇOIS CHOPART. — Traité des maladies chirurgicales et des opérations qui leur conviennent (en collaboration avec Desault). Paris, an IV, 2 vol. in-8°. Traité des maladies des voies urinaires. Paris, 1821, 2 vol. in-8°.

MAXIMILIEN STOLL. — Médecine pratique, traduite par Mahon, 3 vol. in-8. Paris, 1809. Consulter l'article de Parrot sur Stoll, in Conférences histor. de la Faculté de Médecine. Paris 1866, Germer Baillière, édit.

J.-P. FRANCK. — Traité de médecine pratique, traduit par Goudareau, Paris, 1842, 2 vol. in-4°.

PHILIPPE PINEL. — Nosographie philosophique, 1818, 6me édit. 3 vol. in-8°. Traité médico-philosophique sur l'aliénation mentale, Paris, 1809, in-8°. Médecine Clinique. Paris, 1815, in-8°.

J.-N. CORVISART. — Essai sur les maladies et les lésions organiques du cœur et des gros vaisseaux, 3me édit. Paris, 1818, in-8°.

F.-J. BROUSSAIS. — Examen des doctrines médicales et des systèmes de nosologie, Paris, 1821, 2 vol. in-8°. Histoire des phlegmasies ou inflammations chroniques. Paris, 1826, 3 vol. in-8°.

G.-L. BAYLE. — Recherches sur la phtisie pulmonaire, suivies de ses travaux et mémoires. Paris, Delahaye, 1855, in-8° (Réuni en volume avec les Traités de Corvisart sur les lésions organiques du cœur et la Nouvelle Méthode pour reconnaître les maladies internes de la poitrine par la percussion de cette cavité de Avenbrugger).

R.-T.-H. LAENNEC. — Traité de l'auscultation médiate, Paris, 1826, seconde édition, 2 vol. in-8°, et Chauffard : Laënnec, in confér. histor. de la Faculté de médecine, 1866, Germer Baillière, in-8°.

LOUIS ROSTAN. — Recherches sur le ramollissement du cerveau, Paris, 1819, in-8°. — Cours de médecine clinique, 2me édit., Paris, 1830, 3 vol. in-8°. — Jusqu'à quel point l'anatomie pathologique peut-elle éclairer la thérapeutique des maladies, Paris, 1833, in-8°. Thèse de concours.

TABLE DES MATIÈRES

FIN DE LA TABLE DES MATIÈRES

A LA MÊME SOCIÉTÉ D'ÉDITIONS

Lille. — Imp. Le Bigot frères.

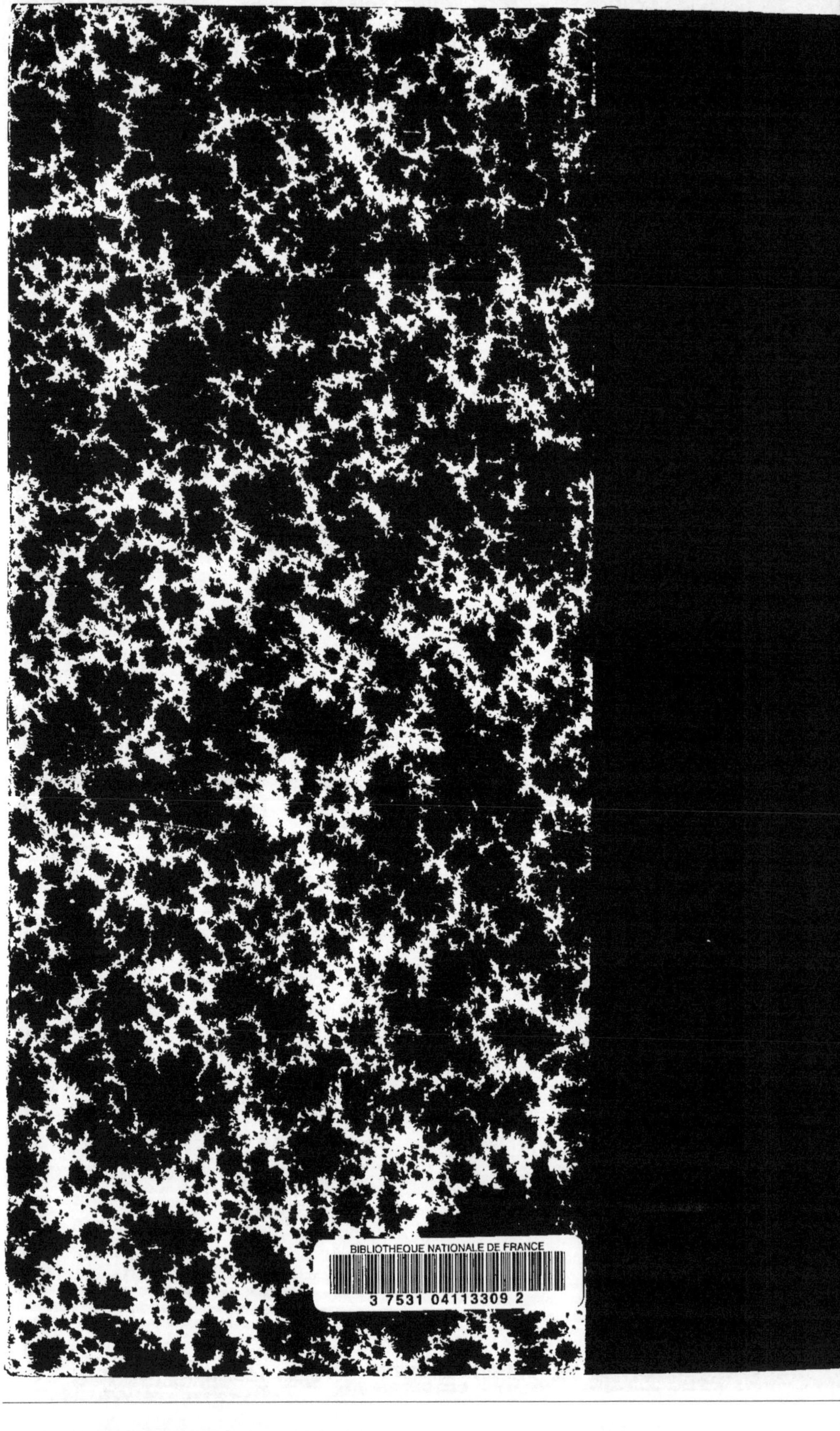

www.ingramcontent.com/pod-product-compliance
Ingram Content Group UK Ltd.
Pitfield, Milton Keynes, MK11 3LW, UK
UKHW022327190726
13856UKWH00001B/254